Bulgarisch-Deutsch für die Pflege zu Hause

Bulgarisch-Deutsch für die Pflege zu Hause

Nina Konopinski-Klein

Bulgarisch-Deutsch für die Pflege zu Hause

Българо- немски разговорник за обгрижване на пациенти в

домашни условия

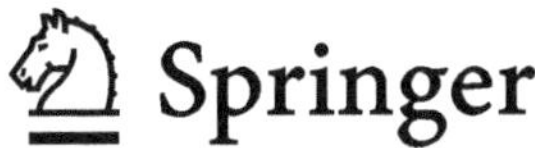

Nina Konopinski-Klein
Heilsbronn, Deutschland

ISBN 978-3-662-60947-7   ISBN 978-3-662-60948-4 (eBook)
https://doi.org/10.1007/978-3-662-60948-4

Die Deutsche Nationalbibliothek verzeichnet diese Publikation in der Deutschen Nationalbibliografie; detaillierte bibliografische Daten sind im Internet über http://dnb.d-nb.de abrufbar.

Übersetzung: Firma Medatio EooD, Mitarbeiterin Snezhana Mitova

Springer ist ein Imprint der eingetragenen Gesellschaft Springer-VerlagGmbH, DE und ist ein Teil von Springer Nature.
Die Anschrift der Gesellschaft ist: Heidelberger Platz 3, 14197 Berlin, Germany

Vorwort zur 1. Auflage – *Предговор към първото издание*

» Im Dezember 2017 waren in Deutschland 3,41 Millionen Menschen pflegebedürftig im Sinne des Pflegeversicherungsgesetzes (SGB XI).
Mehr als zwei Drittel (76 % oder 2,59 Millionen) aller Pflegebedürftigen wurden zu Hause versorgt. […]
Von diesen erhielten 1,76 Millionen Pflegebedürftige ausschließlich Pflegegeld – das bedeutet, dass sie in der Regel allein durch Angehörige gepflegt wurden."
Statistisches Bundesamt, Deutschland. Pressemitteilung Nr. 19 vom 18.12.2018. (Zahlen wurden für die zweite Auflage aktualisiert).

» *През декември 2017 в Германия имаше 3,41 милиона, нуждаещи се от специални грижи по смисъла на закона за социални осигуровки (SGB XI).*
Повече от две трети от тях са обгрижвани в домашни условия.
От тях 1,76 милиона нуждаещи се от такава грижа получават помощ – това означава, че за тях се грижат членове на семействата им."
Статистическа федерална служба на Германия, съобщение на преслужбата N: 19 от 18.12.2018,(числата са актуализирани за второто издание).

Liebe Leserin, lieber Leser,

Скъпи читателки и читатели,
    Wenn Sie dieses Buch in der Hand halten, überlegen Sie oder haben sich bereits entschieden, künftig in Deutschland als Pfleger(in) älterer Menschen zu arbeiten.
    Ако държите тази книга в ръцете си Вие смятате или вече сте решили да работите в Германия като болногледач в Германия.
    Da ich selbst vor 30 Jahren mit Sprachkenntnissen nahezu an der Nullgrenze nach Deutschland kam, kann ich sehr leicht nachvollziehen, wo die größten sprachlichen Hürden liegen. Ich möchte Sie dabei unterstützen, die Verständigung zu erleichtern und sich dadurch besser in Deutschland einzuleben.
    Тъй като аз самата пристигнах в Германия преди 30 години с езикови познания, граничещи с нула, мога много добре да разбера, къде са крият най- големите езикови затруднения. Бих желала да Ви помогна, да Ви улесня при комуникацията на немски език, за да можете по този начин да се интегрирате в Германия.

❯ Dieses Buch wird Ihnen helfen, sich in Alltags- und Pflegesituationen zurechtzufinden.
    Тази книга ще Ви помогне да се справите с ежедневните ситуации, възникнали при грижата за пациентите.

Die Ausschreibungen diverser Firmen bei der Suche nach geeignetem Personal zur Pflege deutscher Patienten setzen Kenntnisse der deutschen Sprache voraus. Ich gehe davon aus, dass Sie bereits einen Kurs absolviert haben oder gerade dabei sind, sich auf irgendeine Weise mit Deutsch auseinanderzusetzen. Trotzdem fange ich in diesem Buch mit Basisinformationen an – mit der Aussprache, Begrüßungssätzen und leichten Gesprächen. Über die Tiefe der Unterhaltung können Sie jedoch selbst entscheiden, ich habe auch anspruchsvollere Vokabeln eingebaut.

Изискванията на всякакви фирми, търсещи подходящ персонал за обгрижване на немските пациенти поставят на първо място познанията по немски език. Считам, че Вие сте завършили вече курс по немски език и вече сте готови да се справяте с немския език по някакъв начин. Въпреки това аз започвам тази книга с основна информация – с произношението, поздравителни изречения, и елементарни разговори. За задълбочаване на разговорите можете сами да решавате, аз съм използвала и по специални думи.

Die Gliederung des Buches ist an Ihr tägliches Leben mit Ihrer Pflegeperson angepasst. Sie finden Beispiele für die Kommunikation mit Personen in unterschiedlicher Pflegebedürftigkeit. Es kann passieren, dass sich Ihre Pflegeperson aufgrund ihres Zustandes nicht gut mit Ihnen unterhalten kann. Sie werden trotzdem Gelegenheit haben, zu sprechen: mit der Familie der Person, mit gesetzlichen Vertretern oder mit den Nachbarn und dem Arzt. Hierfür sind Sie gut gewappnet. Es kann aber auch sein, dass Ihre Pflegeperson nur körperlich eingeschränkt, dafür aber immer noch sehr fit im Kopf ist. Mit diesem Buch sind Sie auch für diese Möglichkeit gut ausgerüstet. Auf den folgenden Seiten entdecken Sie mehrere Beispiele, worüber Sie sich unterhalten können und was Sie gemeinsam unternehmen können.

Съставянето на тази книга е съобразено с ежедневието с Вашия пациент. Вие ще намерите примери за комуникация с хора, с различна степен на инвалидност. Може да се случи така, че Вашият пациент не може добре да говори с Вас, поради своето заболяване. Вие обаче ще имате възможност да говорите: със семейството на пациента, с неговия законен попечител или със съседите и с лекаря. С този наръчник Вие сте чудесно подсигурен. Може обаче и да се случи Вашият пациент да е само физически увреден, но за сметка на това да е съвсем ментално здрав. С тази книга Вие сте подготвен и за тази ситуация. На следващите страници Вие ще намерите повече и различни примери, за какво да си говорите и какво бихте могли да предприемате заедно.

❯ Das Buch ist so aufgebaut, dass Sie es, falls Sie Ihr Gegenüber nicht richtig verstehen, Ihrem Gesprächspartner vorlegen und ihn bitten können, entsprechende Wünsche und Formulierungen zu zeigen.

Книгата е направена така, че, ако Вие не разбирате правилно този, с когото говорите, можете да му я покажете и да го помолите, да Ви посочи съответните желани формулировки.

Mit diesem Buch möchte ich nicht nur bewirken, dass Sie in jeder Situation des Pflegealltags schnell nachschlagen können, sondern auch dazu beitragen, dass Sie Ihre bereits vorhandenen Deutschkenntnisse verbessern bzw. perfektionieren. Nutzen Sie die breiten, leeren Seitenränder des Buches für eigene Bemerkungen, Vokabeln oder Notizen und machen Sie es so zu Ihrem ganz persönlichen Sprachbuch!

Ich möchte Sie dazu ermuntern, die deutsche Sprache zu lernen und dank dieser Fertigkeit so viele Kontakte wie möglich zu knüpfen.

С тази книга желая не само да Ви улесня при всяка ситуация от ежедневието да намерите отговор в нея, но и да допринеса да подобрите Вашите знания по немски език т. е. да ги перфекционирате. Използвайте широките странични полета на книгата за да си запишете Вашите бележки, думи или си правете коментари, които са за Ваша информация и я превърнете в свой собствен речник.

Желая да Ви предизвикам, да учите немски език и благодарение на тези умения да създавате колкото е възможно повече контакти.

Sollten Sie Anregungen, Ergänzungen und Ideen zu diesem Buch haben, schreiben Sie mich an. Ich freue mich und werde versuchen, diese in der nächsten Auflage einzuarbeiten. Dieses Buch gibt es auch in anderen Sprachen: Polnisch, Russisch, Slowakisch, Kroatisch und Rumänisch.

Ако имате идеи, допълнения към тази книга, пишете ми.

Ще се радвам и ще се опитам да ги включа в следващото, преработено издание. Тази книга я има и на други езици: полски, руски, словашки, хърватски и румънски, български.

info@cct-konopinski.de

Ein deutsches Sprichwort sagt – *Една немска поговорка казва:*

» Das beste Deutsch ist das, das von Herzen kommt!
Най – добрият немски е този, който идва от сърцето

Ich wünsche Ihnen viel Erfolg und Glück in Deutschland.
Пожелавам Ви много успех и късмет в Германия.

Nina Konopinski-Klein
Heilsbronn im Mai 2020

Die Autorin – *Авторката*

- **Nina Konopinski-Klein**

Geboren in Oberschlesien / Polen. Lebt seit 1981 in Deutschland. Studierte in Deutschland Betriebswirtschaft, Informatik (VWA) und Psychologie. Hat in einem forschenden Pharmaunternehmen über 20 Jahre in den Bereichen wissenschaftlicher Informationsdienst, Marktforschung und zuletzt als leitende Angestellte im Marketing gearbeitet.

Arbeitet seit 2012 als selbstständige Beraterin und Trainerin im Gesundheitsbereich (Ärzte, Apotheker, Praxispersonal und Pharmafirmen) sowie als Autorin für Bücher und Fachzeitschriften.

- **Нина Конопински-Клайн**

Родена в Горна Шлезия / Полша. Живее от 1981 година в Бавариа. Следва в Германия икономика и информатика и психология.

Работила в изследователско фармацевтично предприятие над 20 години в областта на научно-информационна служба, проучване на пазара и накрая като ръководител на отдела по маркетинг.

От 2012 работи като независим съветник и треньор в областта на здравето / с лекари, аптекари, медицински персонал и фармакологични фирми/ както и като писателка на книги и профилирани списания.

Danksagung – *Благодарност*

Dieses Buch war für mich eine besondere Herausforderung und gleichzeitig eine persönliche Bereicherung. Den Personen, die mich dabei unterstützt haben, meiner Familie und meinen Freunden, insbesondere Dagmar Seitz und Joanna Konopinski, möchte ich an dieser Stelle herzlich danken. Euer motivierender Zuspruch, unsere fachlichen Diskussionen, Eure Hilfsbereitschaft und konstruktiven Anregungen sowie das sorgfältige Korrekturlesen trugen in hohem Maße zum Gelingen dieses Buches bei. Es hat mir viel Spaß gemacht, mit Euch allen zu arbeiten.

Тази книга беше голямо предизвикателство за мен и същевременно духовно обогатяване. На това място искам сърдечно да благодаря на хората, които ме подкрепиха, на моето семейство и приятели, по – специално на Дагмар Зейтц и Йоанна Конопински! Вашето мотивиращо съгласие, специализираните дискусии, готовността да помогнете, конструктивните коментари както и внимателното четене за редакция допринесоха в голяма степен за този наръчник. Беше огромно удоволствие за мен да работя с всички Вас.

Inhaltsverzeichnis – съдържание

1	**Hinweise – Указания**	1
2	**Vorstellung – Представяне**	9
2.1	Begrüßung und Abschied – Поздрави и сбогуване	10
2.2	Verständigung – Разбиране	11
2.3	Person – Личност	11
2.4	Familie – Семейство	12
2.5	Wohnort – Местоживеене	14
2.6	Beruf und Ausbildung – Професия и занаяти	15
2.7	Interessen – Интереси	17
2.8	Erfahrung – Опит	20
2.9	Das erste Treffen – Първата среща	21
3	**Gespräche – Разговори**	25
3.1	Allgemeine Fragen – Общи въпроси	26
3.2	Wichtige Sätze – Важни изречения	27
3.3	Befinden – Самочувствие	28
3.4	Grüße und Glückwünsche – Поздравления и пожелания	29
3.5	Wetter – Метеорологично време	29
3.6	Religion – Религия	30
4	**Allgemeines – Обща информация**	33
4.1	Zahlen – Числа	34
4.2	Maßeinheiten – Мерки	37
4.3	Temperatur – Температура	38
4.4	Wochentage und Tageszeiten – Дните на седмицата и частите на деня	39
4.5	Monate und Jahreszeiten – Месеци и сезони	39
4.6	Feiertage – Почивни дни и празници	39
4.7	Uhrzeit – Часово време	45
4.8	Farben – Цветове и бои	47
4.9	Eigenschaften – Качества	48
4.10	Gefühlszustände – Чувства	63
4.11	Positionen – Местонахождение	65
5	**Der menschliche Körper – Човешкото тяло**	71
5.1	Kopf – Глава	72
5.2	Körper – Тяло	73
5.3	Gliedmaßen – Крайници	75
5.4	Innere Organe / Organsysteme – Вътрешни органи / Система на органите	76
6	**Gesundheit und Befinden – Здраве и самочувствие**	77
6.1	Befinden allgemein – Самочувствие	78
6.2	Schmerzen – Болки	79

6.3   **Häufige Erkrankungen und Beschwerden – Често срещани заболявания и оплаквания** ... 81
6.3.1   Allergien – Алергии ... 82
6.3.2   Erkrankungen der Atemwege – Заболявания на дихателните пътища ... 83
6.3.3   Erkältungskrankheiten – Простудни заболявания ... 84
6.3.4   Hauterkrankungen – Кожни болести ... 86
6.3.5   Erkrankungen des Herz-Kreislauf-Systems und der Blutgefäße – Заболявания на сърдечно-съдовата система и на кръвоносните съдове ... 89
6.3.6   Infektionskrankheiten – Инфекциозни болести ... 91
6.3.7   Neurologische Erkrankungen – Неврологични заболявания ... 93
6.3.8   Erkrankungen der Nieren und der Blase – Заболявания на бъбреците и пикочния мехур ... 96
6.3.9   Erkrankungen des Skeletts, der Knochen und des Muskelapparates – Заболявания на скелета, костите и мускулния апарат ... 97
6.3.10 Erkrankungen des Verdauungstraktes – Заболявания на храносмилателната система ... 99
6.3.11 Aggression – Агресия ... 101
6.3.12 Schlafstörungen – Смущения на съня ... 102
6.4   **Medizinische Geräte und Pflegeausstattung – Медицински уреди и помощни средства** ... 105
6.5   **Medikamente – Лекарства** ... 109
6.6   **Arztbesuch – Посещение при лекар** ... 111
6.7   **Krankengymnastik – Рехабилитация / Лечебна гимнастика** ... 117

7   **Wohnung – Жилище** ... 119
7.1   **Wohnumfeld – Жилищна площ** ... 120
7.1.1   Treppenhaus – Стълбище ... 120
7.1.2   Diele – Антре / коридор ... 121
7.1.3   Wohnzimmer – Хол / всекидневна ... 123
7.1.4   Schlafzimmer – Спално помещение ... 125
7.1.5   Gästezimmer – Стая за гости ... 125
7.1.6   Abstellkammer – Килер ... 126
7.1.7   Küche – Кухня ... 127
7.1.8   Badezimmer – Баня ... 129
7.2   **Alltagssituationen – Ситуации в ежедневието** ... 130
7.2.1   Lüften – *Проветряване* ... 130
7.2.2   Heizen – Отопление ... 132
7.2.3   Ordnung halten und putzen – Поддържане на ред в жилището и почистване ... 133
7.2.4   Wäsche pflegen – Пране ... 134
7.3   **Haustiere – Домашни любимци** ... 135

8   **Tagesplan – Дневен режим** ... 137
8.1   **Schlafen und aufstehen – Спане и ставане** ... 138
8.2   **Körperpflege – Хигиена на тялото** ... 140
8.2.1   Bettlägerige Person – Лежащо болни ... 142
8.2.2   Mobile Person – Пациенти на крак ... 142
8.2.3   Pflege einzelner Körperteile – Поддържане на отделните части на тялото ... 145

8.3	**Anziehen – Обличане**	149
8.3.1	Kleidung und Schmuck – Облекло и бижута	150
8.3.2	Reparaturen und Kleidungspflege – Поправки на облеклото и поддържането му	152
8.4	**Essen und Lebensmittel – Хранене и хранителни стоки**	153
8.4.1	Frühstück – Закуска	156
8.4.2	Mittagessen – Обяд	159
8.4.3	Abendessen – Вечеря	163
8.5	**Einkaufen – Покупки**	164
8.6	**Spazierengehen – Разходка / пеш**	174
8.7	**Unterwegs – На път**	176
8.8	**Fernsehen und Radio hören – Гледане на телевизия и слушане на радио**	178
8.9	**Telefonieren – Обаждане по телефона**	179
8.10	**Sonstige Beschäftigung – Други занимания**	180
9	**Notfallsituationen und Tipps für die Pflegerinnen und die Familien der Betreuten – Спешни случай и съвети за болногледачката и семейството на пациента**	183
9.1	**Allgemeines – Обща информация**	184
9.1.1	Beispielsituationen – Примерни ситуации	185
9.1.2	Notfallsituationen – Спешни ситуации	187
9.2	**Wichtige Telefonnummern – Важни телефонни номера**	190
9.3	**Zu benachrichtigende Personen – Лицата, които трябва да информирате**	190
9.4	**Tipps für die Pflegerin – Съвети към болногледачката**	191
10	**Pflegeberichte – Писмени доклади**	199
10.1	**Allgemeine Informationen – Обща информация**	200
10.2	**Tagesbericht mit Beispiel – Рапорт с примери**	201
10.3	**Pflegetagebuch – Дневник за обгрижването**	204
11	**Abschied / Trennung – Сбогуване / Раздяла**	209
11.1	**Abreise – Отпътуване**	210
11.2	**Kündigung – Напускане на работа**	211
11.3	**Tod – Смърт**	214
12	**Aussprache – Разговор**	217
13	**Grammatik – Граматика**	223
13.1	Substantive – Съществителни имена	224
13.2	Verben – Глаголи	224
14	**Wichtige Hinweise zur Organisation der Pflegebeschäftigung – Важни съвети за организацията при обгрижването и заниманията**	235
14.1	Vorteile der Vermittlung durch eine Arbeitsagentur – Предимства, да работите с посредническа фирма	236
14.2	Informationen für die Pflegerin – Информация за болногледачката	237
14.3	Informationen für die Familie der zu pflegenden Person – Информация за семейството на обгрижваното лице	238

15 **Wichtige Adressen – Важни адреси** 243

15.1 Ämter und Verbände – Служби и съюзи 244

15.2 Pflegeagenturen / Vermittlungsagenturen – Фирми за гледане на болни
и възрастни и посреднически фирми 245

15.3 Interessante Internetforen – Интересни интернет страници 246

15.4 Dieses Buch ist erhältlich – С този наръчник можете да се сдобиете. 246

Serviceteil 247

Stichwortverzeichnis 248

индекс 257

Hinweise – Указания

© Springer-Verlag GmbH Deutschland, ein Teil von Springer Nature 2020
N. Konopinski-Klein, *Bulgarisch-Deutsch für die Pflege zu Hause*,
https://doi.org/10.1007/978-3-662-60948-4_1

1

Bei der Zusammenstellung der Themen habe ich fast alle Bereiche des täglichen Lebens und vor allem des Lebens bei dem Betreuten eingeschlossen. Anhand der Inhalte können Sie sich auf einen Besuch beim Arzt, auf eine Einkaufssituation oder auf eine Unterhaltung vorbereiten. Alle Gespräche sind in Form von Dialogen dargestellt, die für die jeweilige Situation typisch sind. Blättern Sie im Buch, so werden Sie schnell die Form der Darstellung erkennen.

При обобщението на темите съм се старала да обхвана всички ситуации на ежедневието и преди всичко тези, които касаят живота на обгрижвания и неговия болногледач. Тук можете да се подготвите за разговор при посещение при лекар или при пазаруване. Всички разговори са представени във формата на диалози, които са типични за различните ситуации. Разлистете книгата и бързо ще разпознаете формата на изказ.

▶ **Beispiel** – *Пример*

Betreuter / deutscher Satz – Betreuter / Übersetzung ins Bulgarische (bulgarische Übersetzung immer kursiv)

Обгрижваният (болният, пациентът) превода на български е в шрифт курсив. ◀

Zu jedem Kapitel oder Unterkapitel gehört ein kleines Wortverzeichnis mit den für diese Situation üblichen Wörtern. An manchen Stellen habe ich auch eine Erklärung der Hintergründe oder einen Tipp für Sie hinzugefügt. Alle diese Informationen und Wörter sind absatzweise angeordnet, immer zuerst auf Deutsch und dahinter bzw. darunter kursiv auf Bulgarisch. Die Übersetzung kann hier und da ein wenig holprig erscheinen, mir war es aber sehr wichtig, nicht literarisch, sondern so genau wie möglich zu übersetzen. Somit können Sie die in der Übersetzung vorhandenen Wörter in dem deutschen Satz erkennen. Hier hat der korrekte deutsche Satzbau die höchste Priorität. Sie wollen schließlich Deutsch lernen, Bulgarisch sprechen können Sie schon.

Към всяка глава има малък речников запас от думи, които са характерни за съответната ситуация. На някои места съм допълнила обяснения или причини, или съвет. Всички тези допълнения са подредени като абзац, винаги първо на немски и след това с различен шрифт на български. На някои места преводът може да Ви прозвучи не съвсем гладко, но на мен ми беше важно, не литературно, а колкото е възможно по точно да се превежда. Така Вие ще можете да разпознаете думите в немския текст. Тук най- важно е граматично вярното построяване на изречението на немски език. Всъщност Вие искате да учите немски език, български можете да говорите.

Apropos Bulgarisch – zur besseren Lesbarkeit, um nicht jedes Wort mit weiblicher und männlicher Endung schreiben zu müssen, habe ich mich im gesamten Buch für folgende Formen entschieden:

- Die pflegende Person ist weiblich und wird durchgehend „Pflegerin" genannt.
- Die gepflegte Person ist männlich (um gerecht zu bleiben) und wird „Betreuter" genannt.
- Die Kontaktpersonen (Familienangehörige des Betreuten, gesetzliche Vertreter, Entscheider usw.) werden alle einheitlich „verantwortliche Person" genannt.

Sollte es bei Ihnen anders sein (männlicher Pfleger, weibliche Betreute), spielt das in der deutschen Sprache keine große Rolle. Es gibt außer dem Artikel kaum einen Unterschied (der Betreute / die Betreute, der Pfleger / die Pflegerin).

Апропо български – за по добро четене и разбиране, за да не се изписва всяко съществително с окончание за мъжки и женски род, в цялата книга съм приела следните форми:

- *Обгрижващата е жена и я наричам „болногледачка"*
- *Обгрижваният е мъж и го наричам „болен / пациент"*
- *Хората за контакт (членове на семейството на болния, определени по законов път негови представители, такива, които имат право да вземат решения за него и т. н.) ще наричам в книгата „Отговорни лица"*

Ако при вас ситуацията е различна (болногледач- болна), няма проблем в немския език това няма значение. Освен различният определителен член няма разлика.

Die Artikel sind wichtig und gleichzeitig die größte Fehlerquelle, wenn man Deutsch als Fremdsprache lernt. Sie unterscheiden sich oft von den bulgarischen, z. B. der Stern (männlich) – *звезда* (weiblich). Somit empfiehlt es sich, jedes Substantiv gleich mit dem dazugehörigen Artikel zu lernen.

Определителният член е важен и в същото време заради него се допускат най- много грешки, когато чужденец учи немски език. Те често се различават от родовете в българския език, например der Stern (мъжки род на немски), на български е една звезда (женски род). За това се препоръчва всяко съществително да се учи веднага с определителния му член.

Wenn Sie nach bestimmten Formulierungen oder Wörtern suchen, haben Sie folgende Möglichkeiten:

- Entweder im Inhaltsverzeichnis suchen. Hier sind beide Sprachen in Spalten aufgelistet.
- Oder im Sachregister. Das ist auf Bulgarisch und Deutsch. Auch hier können Sie entsprechende Themen schnell finden. Bei jedem Wort steht ein Verweis zu der Seite mit dem gesuchten Thema.
- In ► Kap. 13 habe ich einige Verben im Infinitiv und in den zwei wichtigsten Formen aufgelistet. Dort finden Sie auch eine einfache Erklärung zum Umgang mit den Zeitformen.

Ако търсите определени формулировки или думи, имате следните възможности:

- *Или в съдържанието. То е написано на двата езика.*
- *Или в регистъра по теми. Той също е на български и на немски. И тук също можете да намерите бързо съответните теми. При всяка дума стои указание за страницата, на която се намира съответната тема.*
- *В раздел 13 съм изброила някои глаголи в инфинитив и другите две важни форми. Там ще намерите и прости обяснения за използването на времената в немския език.*

Ich habe versucht, soweit es mir möglich war, alle Bereiche des täglichen Lebens einer Pflegerin vollständig oder zumindest ausreichend abzudecken. Wenn Sie in einer Einrichtung tätig sein sollten, werden Ihnen Themen wie Pflegeberichte oder organisatorische Maßnahmen fehlen. Diese können Sie in entsprechenden Büchern nachschlagen, die auf diesen Bereich spezialisiert sind. Die meisten Pflegeeinrichtungen haben spezifische Standards für ihre Mitarbeiter und sie werden vor Ort diesbezüglich geschult. Auch wenn Sie den einen oder anderen Themenbereich dieses Buches in Ihrer aktuellen Situation vielleicht nicht brauchen, scheuen Sie sich trotzdem nicht, hin und wieder in einer freien Minute darin zu blättern, um neue Wörter und Sätze zu entdecken.

Постарала съм се, доколкото е възможно, подробно да опиша всички ситуации в ежедневието на болногледачката. Ако работите в лечебно заведение, ще Ви липсват теми като специализирани понятия или съвети за организиране на съответните мероприятия. Тези неща можете да намерите в учебници, които са специализирани за тези области. Повечето домове за гледане на възрасни и болни хора имат специфичен стандарт, на който работещите там трябва да отговарят и затова те биват и обучавани на място. Дори ако някои от темите в тази книга не са Ви необходими в момента, не се колебайте да я прелиствате, когато сте свободни, за да откриете нови думи и изрази.

■ **Allgemeines zum Umgang mit der Sprache –**
Общи правила за използването на немския език

Die Kenntnis einer Sprache ist sehr relativ. Jeder von uns hat schon mal eine fremde Sprache gelernt und sich insgeheim gefragt, welcher Kenntnis- und Verständigungsstand als genügend oder ausreichend zu sehen ist. Da wir alle drei, die sich mit diesem Buch befasst haben, viel Erfahrung mit dem Erlernen von Fremdsprachen haben, bieten wir Ihnen noch ein paar Tipps:

Владеенето на един език е много относително. Всеки от нас е учил вече чужд език и е питал сам себе си, колко познания и умения са необходими или достатъчни, за да разбираш този език. Тъй като ние и трите, подготвили тази книга, имаме много опит и изучаване на чужд език, Ви предлагаме още няколко съвета.

▬ Versuchen Sie, sich jeden Tag mindestens eine Viertelstunde lang mit Deutsch zu befassen.
Опитайте се да се занимавате с немски език всеки ден поне четвърт час.
▬ Nehmen Sie jede Gelegenheit wahr, mit deutschsprachigen Personen in Kontakt zu treten und sich zu unterhalten.
Използвайте всяка възможност да контактувате и разговаряте на немски.
▬ Versuchen Sie, so oft wie möglich deutsches Radio zu hören und deutsche Fernsehprogramme zu schauen. Auch wenn Sie nicht alles verstehen, mit der Zeit wird es besser und Sie werden überrascht sein, welche Fortschritte Sie machen. Der häufigste Fehler von im Ausland lebenden Personen ist das Zögern, von sich aus den gewohnten Kreis zu verlassen. Es werden meist nur gleichsprachige Freundschaften geschlossen, schnellstmöglich wird ein Satellitenfernseher mit Programmen in der Muttersprache eingerichtet, es wird in Geschäften mit Produkten aus der Heimat eingekauft usw. Das ist verständlich, denn dadurch fühlt man sich sicherer und wohler, aber bezüglich der Integration und des Erlernens der deutschen Sprache ist es kontraproduktiv.
Опитвайте се, доколкото е възможно да слушате немско радио и да гледате немска телевизия. Даже и да не разбирате всичко, с течение на времето ще става все по – лесно и Вие сама ще се изненадате какъв напредък имате. Най-често срещаната грешка, която правят чужденците е колебанието им да напуснат средата, с която са свикнали. Създават си приятелски кръг от хора, говорещи майчиния им език, набързо се монтира сателитна чиния за телеви-

зия с програми на техния си език, пазарува се в магазини, снабдени с продукти от родината и т.н. това е лесно за разбиране, защото по този начин човек се чувства по сигурен и по добре, но по отношение на интеграцията и изучаването на немския език, това е грешка.

— Kaufen Sie am Anfang entweder leichte Zeitschriften oder Groschenromane in deutscher Sprache. Groschenromane sind dünne Hefte, die eine einfache Geschichte beinhalten und leicht geschrieben sind. Es gibt sie in verschiedenen Themenbereichen: Liebe, Abenteuer, Western, Krimi oder auch als Arztroman. Während Sie lesen, schauen Sie nicht bei jedem Wort im Wörterbuch nach, sondern versuchen Sie, dessen Bedeutung aus dem Kontext zu erschließen. Mit der Zeit verstehen Sie mehr und mehr und können den Schwierigkeitsgrad je nach Anspruch steigern.

Купувайте си от началото популярни, с леки текстове или повести на немски език. Повестите са тънки книжки с елементарни случки от живота, лесни за разбиране и четене. Намират се с различни сюжети: любовни, приключенски, уестърни, криминалета, а и също за лекари. Докато четете, не поглеждате за всяка дума в речника, а просто се опитвате, да разберете значението от контекста. С времето ще разбирате все повече и повече и ще започнете да разбирате и по трудни и сложни текстове.

— Schimpfen Sie nicht. Schimpfwörter in einer fremden Sprache werden meist falsch eingesetzt oder der Schweregrad des Wortes wird nicht erkannt, sodass man dabei entweder vulgär oder lächerlich wirkt.

Не ругайте и не се карайте. На чужд език ругатните най-често се употребяват неправилно, а и трудно можем да разпознаем колко обидна е думата, за да не прозвучи вулгарно или смешно.

■ **Tipps zum Umgang mit dem Buch –** *Съвети за ползване на тази книга*

Wie Sie bei der Benutzung dieses Buches am besten vorgehen? Die Möglichkeiten ergeben sich aus der Ihnen zur Verfügung stehenden Zeit. Sie können:

Как да използвам тази книга най-добре? Възможностите зависят от това, с какво време разполагате. Вие можете:

— Dieses Buch vom Anfang bis zum Ende lesen und Ihre Kenntnisse mit den Inhalten abgleichen. Beginnen Sie mit dem Inhaltsverzeichnis.

Да прочетете тази книга от началото до края и да сравните своите знания с написаното в нея. Започнете със съдържанието.

- In Alltagssituationen das Gewünschte nachschlagen und Formulierungen oder Wörter aussuchen.
  Да потърсите думи и изрази за ежедневни ситуации.
- Wenn Sie Ihren Gesprächspartner nicht richtig verstehen, ihm das Buch vorlegen und ihn darum bitten, entsprechende Sätze zu zeigen.
  Ако не разбирате човека, с когото говорите, му дайте книгата и го помолете да Ви покаже немския текст, а Вие ще го видите и на български.
- In Ihrer Freizeit bestimmte Kapitel auswählen und die Formulierungen laut lesen. Sollten Sie dem Betreuten etwas vorlesen wollen, kann auch hier das Buch sehr nützlich sein.
  През свободното си време изберете определена глава от книгата и четете на глас изразите и думите. Ако искате да прочетете нещо на Вашия пациент и в този случай тази книга може да Ви е много полезна.
- Das Buch als täglichen Begleiter nutzen, die Tagesberichte herauskopieren und zeitnah ausfüllen, leere Seiten bzw. die Seitenränder für eigene Notizen verwenden.
  Използвайте книгата като Ваш ежедневен помощник – наръчник преснимайте отчетите за свършената през деня работа (примерен отчет ще намерите на страница 191) и си ги попълвайте своевременно, използвайте празните страници и широките странични полета за собствени бележки.

Vorstellung – Представяне

Inhaltsverzeichnis

2.1   Begrüßung und Abschied –
       Поздрави и сбогуване – 10

2.2   Verständigung – Разбиране – 11

2.3   Person – Личност – 11

2.4   Familie – Семейство – 12

2.5   Wohnort – Местоживеене – 14

2.6   Beruf und Ausbildung – Професия и занаяти – 15

2.7   Interessen – Интереси – 17

2.8   Erfahrung – Опит – 20

2.9   Das erste Treffen – Първата среща – 21

© Springer-Verlag GmbH Deutschland, ein Teil von Springer Nature 2020
N. Konopinski-Klein, *Bulgarisch-Deutsch für die Pflege zu Hause,*
https://doi.org/10.1007/978-3-662-60948-4_2

2

2.1 Begrüßung und Abschied – Поздрави и сбогуване

Herzlich willkommen	*Добре дошли*
Hallo	*Здравейте*
Guten Morgen	*Добро утро*
Guten Tag	*Добро утро*
Mahlzeit	*Добър апетит*
Guten Abend	*Добър вечер*
Auf Wiedersehen	*До виждане*
Tschüss	*Чао*
Gute Nacht	*Лека нощ*
Schlafen Sie gut	*Наспете се добре*
Bis morgen	*До утре*
… übermorgen	*… други ден*
… nächste Woche	*… следващата седмица*
… bald	*… скоро*
… zum nächsten Mal	*… до следващия път* (◙ Abb. 2.1)

Dialog – *Диалог*

- Ich begrüße Sie herzlich.
  Сърдечно Ви поздравявам.
- Es freut mich, Sie kennenzulernen.
  Радвам се да се запозная с Вас
- Danke für die Einladung.
  Благодаря за поканата.
- Ich möchte mich verabschieden.
  Бих желал да се сбогувам.
  - Ich danke Ihnen für Ihren Besuch.
    Благодаря Ви за посещението.
- Es war sehr nett mit Ihnen.
  Беше много приятно с Вас.
  - Kommen Sie bald wieder.
    Заповядайте скоро отново.
  - Kommen Sie gut nach Hause.
    Лек път за в къщи.

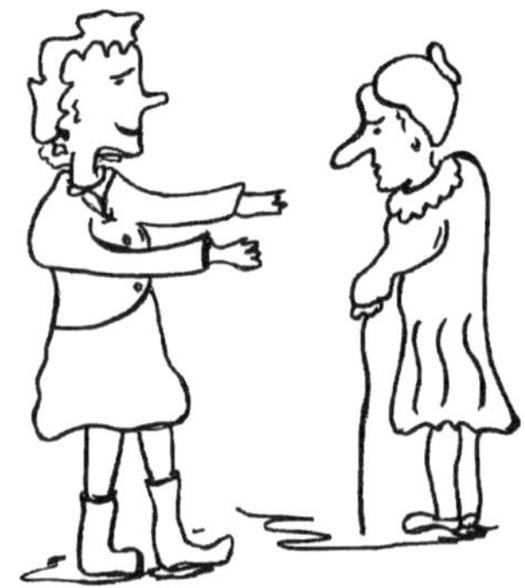

◙ **Abb. 2.1**   Vorstellung und Begrüßung – *Представяне и поздрав*

2.2 **Verständigung – Разбиране**

Разбиране

Dialog – *Диалог*

- Ich spreche nicht gut Deutsch.
  Не говоря добре немски език.
- Sprechen Sie bitte langsam.
  Моля говорете бавно.
- Sprechen Sie bitte deutlich.
  Моля, говорете ясно.
- Ich habe Sie nicht verstanden.
  Не ви разбрах.
- Ich habe Sie akustisch nicht verstanden.
  Не разбрах, не чух.
- Sprechen Sie bitte lauter.
  Моля говорете по – силно.
- Verstehen Sie mich?
  Разбирате ли ме?
- Bitte wiederholen Sie das noch einmal.
  Моля, повторете това още един път.
- Verstehen Sie Englisch?
  Разбирате ли английски?

2.3 **Person – Личност**

Личност

Dialog – *Диалог*

- Wie heißen Sie?
  Как се казвате?
    - Mein Name / Vorname ist / ich heiße …
      Името ми е / собствено име / аз се казвам …
- Ich habe Ihren Namen nicht verstanden, können Sie ihn
  bitte wiederholen?
  *Не разбрах Вашето име, можете ли, моля да го повто-
  рите?*
- Wie ist Ihr Vorname / Nachname?
  Как е Вашето собствено име / фамилия?
- Bitte schreiben Sie mir Ihren Namen auf.
  Моля, напишете ми Вашето име.
    - Warten Sie, ich schreibe Ihnen meinen Namen auf.
      Чакайте, аз ще Ви напиша моето име.
- Können Sie Ihren Namen buchstabieren?
  Можете ли да спелувате Вашето име?
    - Ich buchstabiere meinen Namen.
      Аз ще спелувам моето име.

2

— Wie alt sind Sie?
На колко години сте?
 – Ich bin … Jahre alt.
   Аз съм … години.

■ **Personalangaben – *Лични данни***

der Name / Nachname	*име / презиме*
der Vorname	*собствено име*
das Geburtsdatum	*дата на раждане*
der Geburtsort	*място на раждане*
das Alter	*възраст*
das Geschlecht	*пол*
die Religion	*религия*
der Familienstand	*семейно положение*
die Staatsangehörigkeit	*гражданство*
der Wohnort	*място на живеене*
die Adresse	*адрес*
die Personalausweisnummer	*номер на личната карта*
die Reisepassnummer	*номер на задграничния паспорт*

Семейство

2.4 Familie – Семейство

Dialog – *Диалог*

— Sind Sie verheiratet?
Омъжена ли сте?
 – Nein. Ich bin Single.
   Не. Не съм омъжена.
 – Nein, aber ich habe einen Freund / ich bin verlobt.
   Не, обаче имам приятел / аз съм сгодена.
— Wann wollen Sie heiraten?
Кога ще се омъжвате?
 – Noch nicht.
   Още не.
 – Bald.
   Скоро.
 – Dieses Jahr.
   Тази година.
 – Nächstes Jahr.
   Следващата година.

— Ich bin geschieden.
Разведена съм.
— Ich bin verwitwet.
Вдовица съм.
▬ Haben Sie Kinder?
Имате ли деца?
— Nein, ich habe keine Kinder.
Не, аз нямам деца.
— Ja, ich habe eine Tochter / ich habe einen Sohn.
Да, аз имам една дъщеря / аз имам един син.
— Ich habe … Töchter / ich habe … Söhne.
Имам …дъщери / имам …синове.
▬ Wie alt sind Ihre Kinder?
На колко години са Вашите деца?
— Meine Kinder sind 10 und 14 Jahre alt.
Моите деца са на 10 и 14 години.
— Ich bin schon Oma und habe zwei Enkelkinder.
Аз съм вече баба и имам две внучета. (◻ Abb. 2.2)

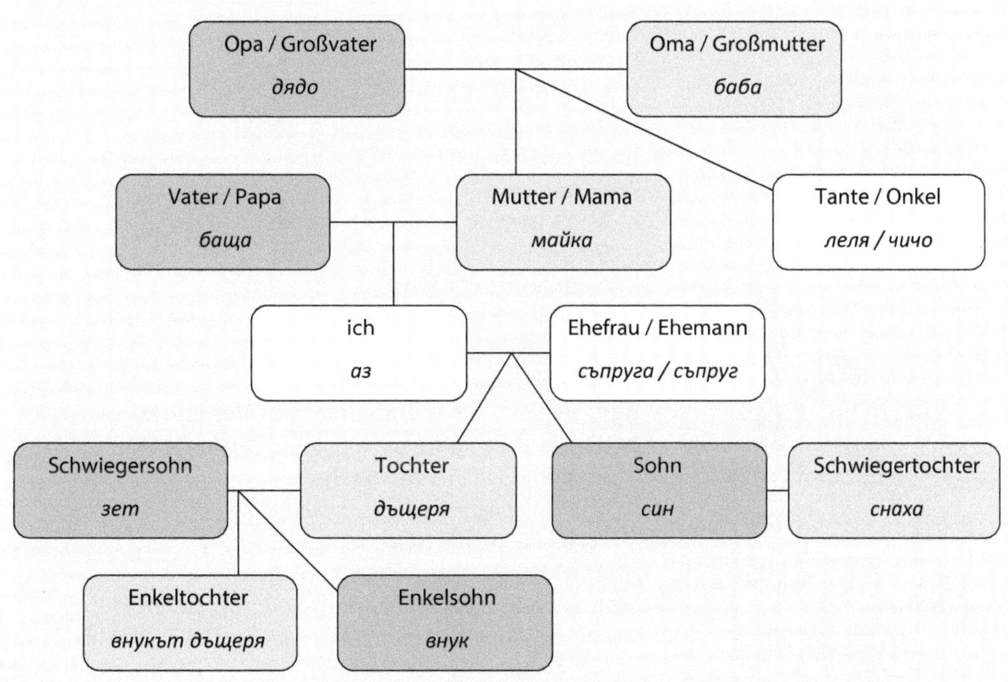

◻ **Abb. 2.2** Organigramm Familienmitglieder – *Членовете на семейството*

2

- **Familienmitglieder** – *Семейство и роднини*

Ehefrau / Ehemann	*Съпруга / съпруг*
Enkelin / Enkel	*Внучка / внук*
Mutter / Mama	*Майка / мама*
Nichte / Neffe	*Племенница / племенник*
Oma / Großmutter	*Баба / стара майка*
Opa / Großvater	*Дядо / стар татко*
Schwester / Bruder	*Сестра / брат*
Schwiegertochter / Schwiegersohn	*Снаха / зет*
Tante / Onkel	*Леля / чичо*
Tochter / Sohn	*Дъщеря / син*
Vater / Papa	*Баща / татко*

Местоживеене

2.5 Wohnort – Местоживеене

Dialog – *Диалог*

▬ Wo wohnen Sie?
Къде живеете?
– Ich wohne in …
Аз живея в …
▬ Ist das eine Stadt?
Това град ли е?
– Ja, es ist eine große / kleine Stadt.
Да, това е голям / малък град.
– Nein, es ist ein Dorf.
Не, това е село.
▬ Wo liegt das Dorf?
Къде се намира това село?
▬ Bitte zeigen Sie mir Ihre Stadt auf der Karte.
Моля, покажете ми на картата Вашия град.
– Ja, gerne, das ist meine Stadt.
С удоволствие, това е моят град.
▬ Die nächste große Stadt ist …
Най – близкият голям град до нас е …
▬ Wohnen Sie in einer Wohnung oder in einem Haus?
В апартамент или в къща живеете Вие? (◘ Abb. 2.3)
– Ich wohne in einer Wohnung mit … Zimmern, die Wohnung ist …
Аз живея в апартамент с … стаи, апартаментът е …

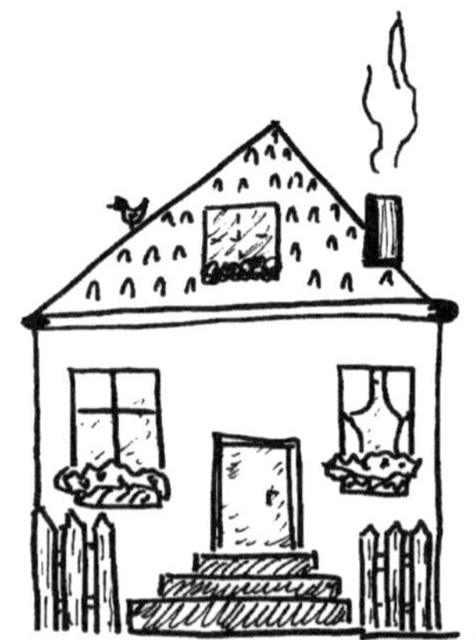

◘ **Abb. 2.3** Wohnort – *Място на живеене*

– im Erdgeschoss
на партера
– in der … Etage
на … етаж
– im Dachgeschoss
на тавански етаж
– Ich wohne in einem kleinen / großen Haus …
Аз живея в една малка / голяма къща …
– … mit / ohne Garten / Balkon / Terrasse
… с / без градина / балкон / тераса

■ Leben Sie alleine?
Сама ли живеете?
– Nein, ich wohne zusammen mit … (*Таблица,* ◘ Abb. 2.2)
Не, аз живея заедно с …
– Wir bauen gerade ein Haus (um).
Ние строим / преустройваме / една къща.

■ Wie oft fahren Sie nach Hause?
Колко често се връщате у дома?
– Jede Woche.
Всяка седмица.
– Alle zwei Wochen.
На всеки две седмици.
– Einmal im Monat.
Веднъж в месеца.
– Ich werde in drei Monaten nach Hause fahren.
Ще си отивам в къщи след 3 месеца.
– Wenn meine Vertreterin, Frau X, kommt, werde ich nach Hause fahren.
Когато дойде моята заместничка ще си отида у дома.

■ Wie reisen Sie?
Как ще пътувате?
– Mit dem Bus / Zug / Auto / Flugzeug.
С автобус / влак / кола / самолет (◘ Abb. 2.4).

2.6 Beruf und Ausbildung – Професия и занаяти

Професия и занаяти

Dialog – *Диалог*

■ Welchen Schulabschluss haben Sie?
Какво сте завършили?
– Ich habe 8 Klassen Grundschule besucht.
Посещавала съм училище до 8-ми клас.
– Ich habe eine Berufsschule besucht.
Учила съм в професионално училище.

2

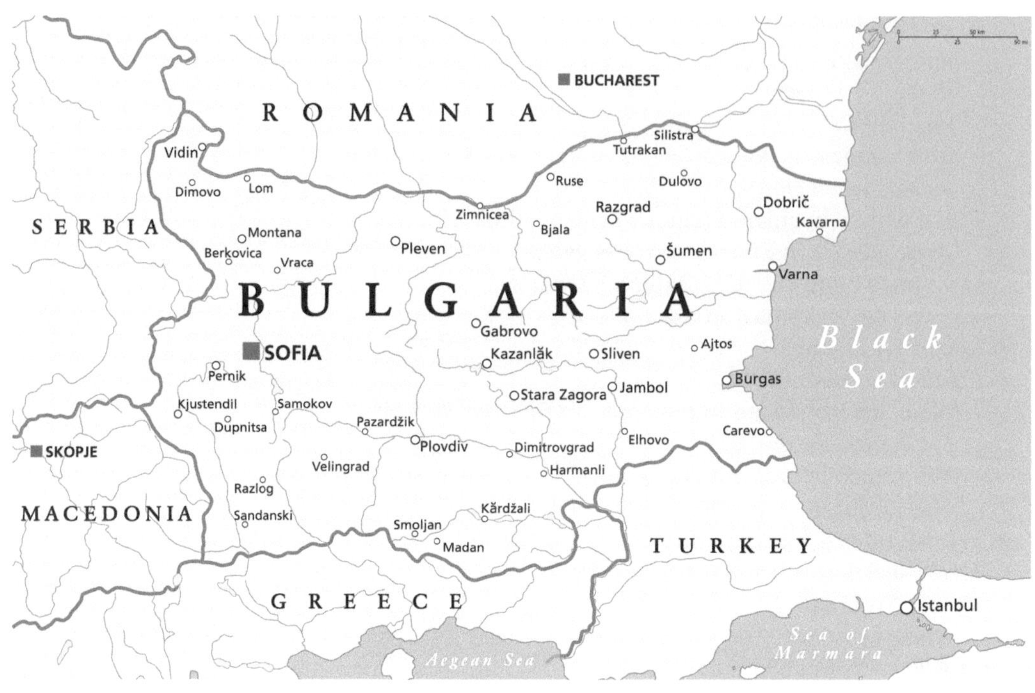

▣ Abb. 2.4 Landkarte Bulgarien – *Географска карта на България.* (© Peter Hermes Furian / fotolia.com)

– Ich habe eine technische Schule mit Abschluss Abitur besucht.

Учила съм в техникум, държала съм и матура.

– Ich habe Abitur.

Имам издържана матура.

– Ich habe … studiert.

Следвала съм …

▬ Welchen Beruf haben Sie gelernt?

Каква професия сте учили?

– Mein gelernter Beruf ist …

Аз имам професия …

– Ich bin von Beruf …

Аз по професия съм …

– Ich bin arbeitslos gewesen.

Бях безработна.

– Ich war Hausfrau.

Аз бях домакиня.

– Ich bin Rentnerin.

Аз съм пенсионерка.

– Ich bin pensioniert.

Аз съм пенсионирана..

- **Einige Berufe** – *Някои професии*

die Büroangestellte	*служител в бюро*
die Friseurin	*фризьорка*
die Gärtnerin	*градинарка*
die Hausfrau	*домакиня*
die Köchin	*готвачка*
die Kosmetikerin	*козметичка*
die Krankenschwester	*медицинска сестра*
die Lehrerin	*учителка*
die Pflegerin	*болногледачка*
die Schneiderin	*шивачка*
die Verkäuferin	*продавачка*

2.7 Interessen – Интереси

Интереси

Dialog – *Диалог*

- Haben Sie einen Führerschein?
  Имате ли шофьорска книжка?
  - Ja, ich habe einen Führerschein und bin schon viel gefahren.
    Да, имам и отдавна шофирам.
  - Ich habe einen, aber ich bin bisher nicht viel Auto gefahren.
    Имам, но не съм карала много.
  - Ich habe einen, aber ich habe noch nicht viel Erfahrung.
    Имам, обаче нямам много опит.
  - Ich habe keinen Führerschein.
    Нямам свидетелство за управление на МПС.
  - Ich bin gerade dabei, den Führerschein zu machen.
    Сега започвам курс за шофьори.
- Haben Sie Hobbys?
  Имате ли хобита?

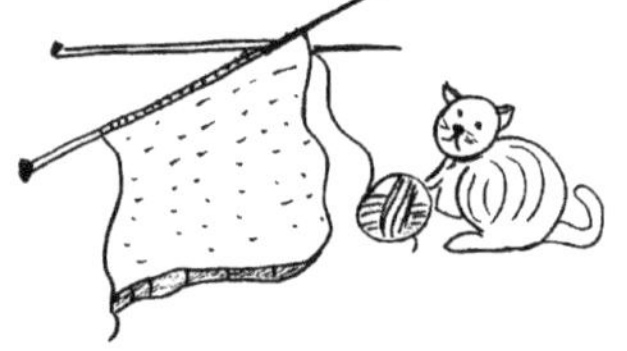

Abb. 2.5 Handarbeit – *Ръчна работа*

■ Die Handarbeit – *Ръчна работа / Ръкоделие*

das Basteln	*майсторлък*
das Häkeln	*плетене на една кука*
das Nähen	*шиене*
das Sticken	*бродиране*
das Stricken	*плетене* (■ Abb. 2.5)

Dialog – *Диалог*

— Was machen Sie gerne?
Какво обичате да правите?
   – Ich kann sehr gut kochen / backen.
   Мога много добре да готвя / пека.
   – Ich kann schön stricken / häkeln / sticken / nähen.
   Мога добре да плета на две куки / на една кука / да бродирам / да шия.
— Womit beschäftigen Sie sich gerne?
С какво обичате да се занимавате?

■ Das Vergnügen – *Удоволствие*

das Essengehen / das Kochen	*Отиване на ресторант / готвене*
die Freunde treffen	*Срещам се с приятелите*
das Musizieren	*Музициране*
das Reisen	*Пътуване*
das Spielen / Kartenspielen	*Игри / игра на карти*
das Tanzen / das Ausgehen	*Танцуване / излизане*

Dialog – *Диалог*

— Können Sie …?
Можете ли …?
— Interessieren Sie sich für …?
Интересувате ли се от …?
— Was interessiert Sie?
Какво Ви интересува?
   – Ich gehe gerne ins Kino.
   Обичам да ходя на кино.
   – Ich sehe gerne fern.
   Обичам да гледам телевизия.
   – Ich wandere gerne.
   Обичам да се разхождам (по планини / да ходя на туризъм).

    – Ich gehe gerne spazieren.
    Обичам да се разхождам.
    – Ich reise gerne.
    Обичам да пътувам.
    – Ich lese gerne Bücher / Zeitschriften / Zeitungen.
    Обичам да чета книги / списания / вестници.

■ **Sportarten aktiv und passiv –** *Видове спорт активен и пасивен*

das Autorennen	*автомобилно състезание / рали*
das Boxen	*бокс*
der Fußball	*футбол*
das Golf	*голф*
das Laufen / das Joggen	*тичане / джогинг*
die Olympiade	*олимпиада*
das Radfahren	*колоездене*
das Schwimmen	*плуване*
das Skifahren	*каране на ски*
das Tennis	*тенис*
das Wandern	*разхождане по планини*
das Yoga	*йога*

■ **Kultur –** *Култура*

das Fernsehen	*гледане на телевизия*
die Geschichte	*история*
das Kino	*кино*
die Konzerte	*концерти*
das Kreuzworträtsel	*кръстословици*
die Kunst	*изкуство*
das Lesen	*четене*
die Literatur	*литература*
die Musik	*музика*
das Museum	*музей*
die Nachrichten	*новини*
die Oper	*опера*
die Politik	*политика*

2

das Sudoku	*судоку*
das Theater	*театър*
die Zeitung	*вестник* (◼ Abb. 2.6)

Опит

2.8 **Erfahrung – Опит**

Dialog – *диалог*

- ▬ Waren Sie schon mal in Deutschland?
  Била ли сте вече в Германия?
    - Nein, noch nicht, aber ich war schon in …
      Не, досега не, но вече съм бил в …
    - Nein, ich bin zum ersten Mal in Deutschland.
      Не, за първи път съм в Германия.
    - Ja, ich war schon … mal in Deutschland.
      Да, вече (… пъти) съм бил в Германия.
- ▬ Wo in Deutschland waren Sie schon?
  Къде в Германия вече сте била?
- ▬ Welche Städte kennen Sie?
  Кои градове познавате?
    - Ich war in …
      Била съм в …
- ▬ Haben Sie schon in Deutschland gearbeitet?
  Работила ли сте в Германия?
    - Ja, ich habe schon in Deutschland gearbeitet.
      Да, работила съм вече в Германия.
    - Nein, ich habe noch nicht in Deutschland, aber in England gearbeitet.
      Не, в Германия все още не, но съм работила в Англия.
    - Nein, ich habe bisher nur in Bulgarien gearbeitet.
      Не, досега съм работила само в България.
- ▬ Haben Sie Erfahrung in der Seniorenbetreuung?
  Имате ли опит в обгрижването на възрастни хора?
    - Ich habe meine Oma / meinen Opa / meine Nachbarin betreut.
      Грижих се за моята баба / моя дядо / моята съседка.
    - Ja, ich habe die letzten zwei Jahre eine Frau gepflegt.
      Да, през последните две години се грижех за една жена.
    - Ja, ich arbeite schon seit Langem als Pflegerin.
      Да, вече много дълго работя като болногледач.
    - Ich habe schon Erfahrung.
      Вече имам опит.
    - Nein, ich habe noch keine Erfahrung.
      Не, все още нямам опит.

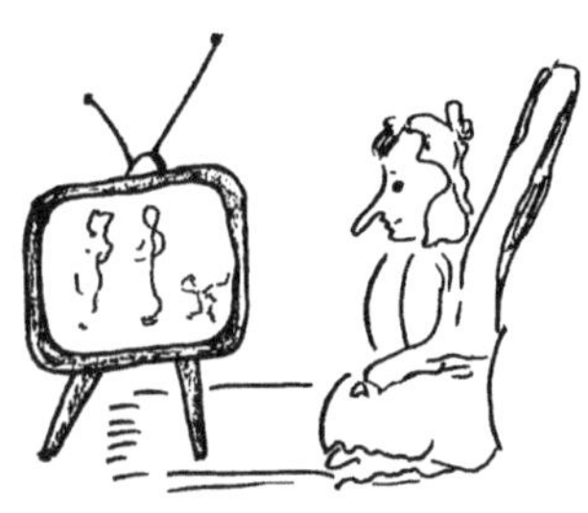

◼ **Abb. 2.6**   Kultur – *култура*

2.9 **Das erste Treffen – Първата среща**

Das erste Treffen ist sehr wichtig für die künftige Zusammenarbeit. Seien Sie offen und interessiert. Sie können sich bereits im Vorfeld Ihre Fragen überlegen und aufschreiben. Je mehr Sie gleich zu Anfang klären, desto reibungsloser wird der Alltag verlaufen. Versuchen Sie, alle Ihnen gestellten Fragen zu beantworten. Sollten Sie etwas für sich behalten wollen (wenn die Frage zu persönlich oder für Sie zu schmerzhaft ist), sagen Sie ruhig und freundlich:

- Ich bitte um Ihr Verständnis, aber ich kann heute nicht darüber reden. Danke.

Um sicher zu sein, dass das Wichtigste besprochen wurde, fragen Sie nach:

- Haben Sie noch Fragen an mich / wichtige Informationen für mich?

Първата среща е много важна за по нататъшната съвместна работа. Бъдете открита и покажете заинтересованост. Добре е предварително да си обмислите въпросите, да си ги запишете и научите. Колкото по-рано си изясните ситуацията и положението, толкова по- лесно ще минава ежедневието. Старайте се да отговорите на всички въпроси, които ви задават. Ако не искате да отговаряте на някой въпрос, който ви се струва твърде личен, кажете спокойно и учтиво:

- *Моля за Вашето разбиране, но днес не мога да говоря за това. Благодаря.*

За да е сигурно, че най-важното е обсъдено, попитайте:

- *Имате ли още въпроси към мен / важна информация за мен? (◘ Abb. 2.7)*

In Deutschland sprechen viele Menschen Dialekte, die sich in der Aussprache von dem aus Fernseher und Radio gewohnten Hochdeutsch unterscheiden. Es kann Ihnen passieren, dass Sie Ihre Auftraggeber am Anfang gar nicht verstehen, auch wenn Sie ein wenig Deutsch können. Erschwerend kommt hinzu, dass ältere Personen oftmals leise oder unverständlich sprechen. Scheuen Sie sich nicht zu sagen:

- Entschuldigung, aber ich habe Sie nicht verstanden.
- Können Sie das bitte wiederholen?

Първата среща

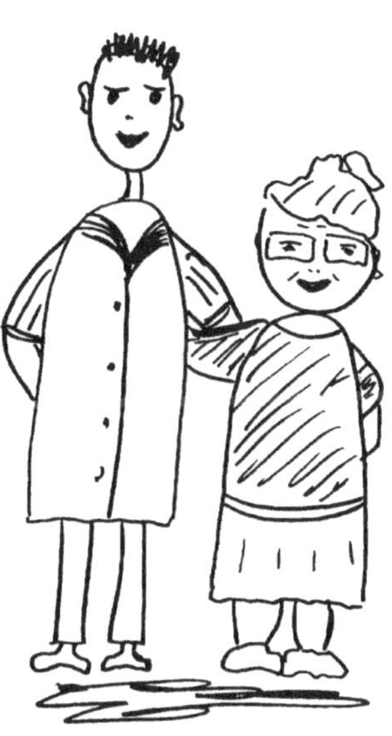

◘ **Abb. 2.7** Das erste Treffen – *Първата среща*

2

- Bitte wiederholen Sie den letzten Satz.
- Können Sie bitte langsamer / lauter / deutlicher sprechen?

В Германия много хора говорят диалект, който се различава по произношение от литературния немски, характерен за езика, на който се говори по телевизията и радиото. Може да се случи, в началото въобще не разбирате обгрижваното от Вас лице, дори да знаете малко немски език. Допълнителен проблем към това се явява и това, че възрастните хора често говорят тихо и неразбираемо. Не се срамувайте да кажете:

- *Извинете, но н е Ви разбрах.*
- *Можете ли, моля Ви, да повторите това?*
- *Моля Ви, повторете последното изречение.*
- *Можете ли моля, да говорите по-бавно / високо / ясно?*

Dialog – Диалог

- Bitte treten Sie ein.
  Моля влезте.
  – Danke. Guten Tag. Ich bin …
    Благодаря. Добър ден. Аз съм …
- Wie war Ihre Reise?
  Как беше Вашето пътуване?
  – Danke, gut.
    Благодаря, добре.
  – Leider etwas anstrengend.
    За съжаление, малко напрегнато.
- Sind Sie müde? Möchten Sie sich ausruhen?
  Уморена ли сте? Желаете ли да си починете?
  – Ich bin müde, kann mich aber später ausruhen.
    Аз съм уморена, мога обаче да си почина и по- късно.
  – Ich würde mich gerne frisch machen / umziehen / waschen.
    Бих желала да се освежа / да се преоблека / да се измия.
  – Nein, ich bin nicht müde.
    Не, не съм уморена.
- Nehmen Sie bitte Platz. Setzen Sie sich.
  Седнете, моля.
- Möchten Sie etwas trinken?
  Желаете ли нещо за пиене?
  – Danke. Ein Glas Wasser / einen Kaffee.
    Благодаря. Една чаша вода / едно кафе.
  – Wo kann ich mein Gepäck abstellen?
    Къде мога да си оставя багажа?
- Geben Sie mir Ihren Koffer. Ich helfe Ihnen.
  Дайте ми Вашия куфар. Ще Ви помогна.

- Ich zeige Ihnen Ihr Zimmer.

  Ще Ви покажа вашата стая.
- Hier ist das Bad / die Toilette.

  Тук е банята / тоалетната.
- Herzlich willkommen. Schön, dass Sie da sind.

  Добре дошли. Хубаво е, че сте тук.
  - Ich freue mich, hier zu sein.

    Радвам се, че съм тук.
  - Ich hoffe, wir werden gut zusammenarbeiten.

    Надявам се, че ще работим добре заедно.

Gespräche – Разговори

Inhaltsverzeichnis

3.1   Allgemeine Fragen – Общи въпроси – 26

3.2   Wichtige Sätze – Важни изречения – 27

3.3   Befinden – Самочувствие – 28

3.4   Grüße und Glückwünsche –
Поздравления и пожелания – 29

3.5   Wetter – Метеорологично време – 29

3.6   Religion – Религия – 30

© Springer-Verlag GmbH Deutschland, ein Teil von Springer Nature 2020
N. Konopinski-Klein, *Bulgarisch-Deutsch für die Pflege zu Hause,*
https://doi.org/10.1007/978-3-662-60948-4_3

3.1 **Allgemeine Fragen – Общи въпроси**

3

Dialog – *Диалог*

- Wer ist das?
  Кой е това?
  - Das ist … (Name Person)
    Това е … (име на човека)
- Was ist das?
  Кой е това?
  - Das ist … (Name Sache)
    Това е … (име, предмет)
- Wo ist das?
  Къде е това?
  - Das ist hier / nicht da / in … / auf … (Ort)
    Това тук е / не тук / върху … / на … (място)
- Wem soll ich das geben?
  На кого да дам това?
- Wen soll ich fragen?
  Кого да попитам?
- Was bedeutet das?
  Какво означава това?
- Wie heißt das?
  Как се казва това?
- Was soll ich machen?
  Какво трябва да правя?

- **Fragewörter –** *Въпросителни думи*

wann?	*кога?*
seit wann?	*от кога?*
warum / wieso?	*защо / как така?*
was?	*какво?*
welcher / welche / welches?	*кой / коя / кое?*
wem?	*на кого / кому?*
mit wem?	*с кого?*
wen?	*кого?*
wie lange?	*колко дълго?*
wer?	*кой?*
wo?	*къде?*
wofür?	*за какво?*
woher?	*откъде?*

wohin?	*накъде?*
wozu?	*за какво?*

3.2 **Wichtige Sätze – Важни изречения**

■ **Bestätigung / Zustimmung –** *Потвърждение / Съгласие*

Da stimme ich Ihnen zu.	*Тук съм съгласен / а с Вас.*
Wahrscheinlich ja.	*Вероятно да.*
Natürlich.	*Естествено.*

■ **Zweifel / Unsicherheit –** *Съмнение / несигурност*

Da bin ich nicht sicher.	*Тук не съм сигурен.*
Ich weiß es nicht.	*Не знам.*
Da muss ich nachfragen.	*Тук трябва да попитам.*
Ist das wirklich so?	*Това наистина ли е така?*
Ich kann das nicht sagen.	*Това не мога да кажа.*

■ **Verneinung / Absage –** *Отрицание / Отказ*

Leider nicht.	*За съжаление не.*
Nicht mehr.	*Повече не.*
Noch nicht.	*Все още не.*
So ist es nicht.	*Не е така.*
Sicher nicht.	*Със сигурност не.*
Es ist anders.	*Това е друго / Другояче е.*
Das stimmt nicht.	*Това не е така.*
Es tut mir leid, aber …	*Съжалявам, но …*
Seien Sie mir nicht böse, aber …	*Не ми се сърдете, но / обаче …*

■ **Danken –** *Благодарност*

Vielen Dank.	*Много благодаря.*
Danke sehr.	*Много благодаря.*

Herzlichen Dank. (Alle Formen gleichwertig)	*Сърдечна благодарност (всички форми са еднакви по смисъл).*
Das ist sehr schön, danke.	*Това е много хубаво, благодаря.*
Ich bin sehr dankbar.	*Много съм Ви благодарна.*
Ich bin sehr zufrieden.	*Много съм доволна.*

- **Bedauern / Entschuldigung –** *Съжаление / Извинение*

Es tut mir leid.	*Съжалявам.*
Das ist mir peinlich.	*Неудобно ми е.*
Bitte verzeihen Sie mir.	*Моля, извинете ме / простете ми.*
Das wollte ich nicht.	*Не исках да стане така.*
Ich bitte um Entschuldigung.	*Моля за извинение.*
Das war nicht meine Schuld.	*Вината не беше моя / не бях виновна аз.*
Es ist schrecklich.	*Това е ужасно.*
Ich bin sehr traurig.	*Много съм тъжна.*
Ich bin sehr unzufrieden.	*Много съм недоволна.*

Самочувствие

3.3 Befinden – Самочувствие

Dialog – *Диалог*

- Wie geht es Ihnen?
  Как се Чувствате Вие?
  – Gut.
  Добре.
- Das freut mich.
  Това ме радва.
  – Nicht so gut.
  Не толкова добре.
- Oh, warum denn?
  О, и защо?
  – Schlecht.
  Зле.
- Das tut mir aber leid. Was fehlt Ihnen? (w.o.)
  Много съжалявам. Какво Ви е / Какво не Ви е наред?
- Wie kann ich Ihnen helfen?
  Как мога да Ви помогна?

Das Thema Befinden wird ausführlich in ▶ Kap. 6 behandelt.
Темата самочувствие е разгледана подробно в глава 6.

3.4 Grüße und Glückwünsche – Поздравления и пожелания

Поздравления и пожелания

Alles Gute zum …	*Всичко най- хубаво, по случай …*
Viel Glück und Gesundheit!	*Много щастие и здраве!*
Bleiben Sie gesund!	*Останете със здраве!*
Gute Besserung!	*Оздравявайте!*
Danke. Ebenfalls!	*Благодаря и на Вас / теб!*
Viele Grüße an … / von …	*Много поздрави на … / от ….*

3.5 Wetter – Метеорологично време

Метеорологично време

Dialog – *Диалог*

▬ Wie ist das Wetter heute?
Как е времето днес?
▬ Wie soll das Wetter morgen / die nächsten Tage werden?
Какво ще е времето утре / през следващите дни?
▬ Schönes Wetter heute.
Времето днес е хубаво.
  – Ja, die Sonne scheint und es ist (sehr) warm.
    Да, слънцето грее и е (много) топло.
  – Schauen Sie sich die schönen Wolken an!
    Погледнете хубавите облаци!
  – Es ist ein schöner Sonnenaufgang / Sonnenuntergang.
    Това е един красив изгрев / залез.
  – Es geht ein angenehmer, leichter Wind.
    Има приятен лек полъх (вятър).
  – Die Luft ist klar und frisch.
    Въздухът е чист и свеж.
▬ Was für ein schlechtes Wetter heute.
Какво лошо време е днес
  – Ja, es regnet dauernd / immer wieder.
    Да, непрекъснато вали / отново и отново.
  – Das Wetter ist so trüb.
    Времето е толкова мрачно.
  – Es ist kalt und windig.
    Студено и ветровито е.

3

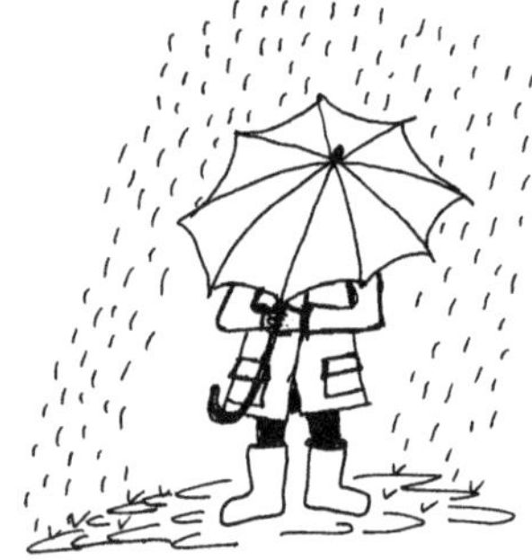

◻ Abb. 3.1 Wetter –
Метеорологично време

– Der ganze Himmel ist wolkenbedeckt.
  Цялото небе е покрито с облаци.
– Hier und da kommt aber der Sonnenschein durch.
  Тук-там обаче пробива слънцето.
– Es soll aber schöner werden.
  Трябва обаче да стане по-хубаво.
– Es ist glatt. Seien Sie vorsichtig, man kann ausrutschen.
  Хлъзгаво е. Бъдете внимателен, може да се подхлъзнете.
— Es ist viel zu heiß.
  Твърде горещо е.
— Es schneit.
  Вали сняг.
– Schauen Sie die wunderschönen Schneeflocken an!
  Погледнете прекрасните снежинки!
– Ist das ein schöner Winter. Da freuen sich die Kinder.
  Колко красива зима е. Децата се радват.
– Es ist alles verschneit.
  Всичко е затрупано със сняг.
– Man muss Schnee räumen.
  Трябва да се рине сняг (◻ Abb. 3.1).

- **Wetterphänomene – *Феномени на времето***

das Eis	*Лед / сладолед*
das Glatteis	*Хлъзгав лед*
der Hagel	*Градушка*
der Nebel	*Мъгла*
der Nieselregen	*Ръмеж, лек дъжд*
der Regen	*Дъжд*
der Regenbogen	*Дъга*
der Schatten	*Сянка*
der Schnee	*Сняг*
der Sonnenschein	*Слънчева светлина*
die Wolke(n)	*Облак (облаци)*

Религия

3.6 Religion – Религия

Dialog – *Диалог*

— Gehen Sie in die Kirche?
  Ходите ли на църква?
– Ja, ich möchte jeden Sonntag in die Kirche gehen.
  Да, бих искал всека неделя да ходя на църква.

- Wo ist hier die Kirche?

  Къде тук е църквата?
- Sind Sie damit einverstanden, dass ich jeden Sonntag in die Kirche gehe?

  Съгласни ли сте, да ходя всяка неделя на църква?
- Wollen wir zusammen in die Kirche gehen?

  Искате ли да ходим заедно на църква?

— Sind Sie katholisch / evangelisch?

Католичка или евангелистка сте Вие?

- Ich bin katholisch / evangelisch / orthodox.

  Аз съм католичка / евангелистка / източноправославна.
- Nein, ich gehe nicht mehr in die Kirche.

  Не, аз не ходя вече на църква.

— Ich möchte zum Friedhof gehen.

Желая да ида на гробища.

- Ja, gerne. Wie kommen wir dahin?

  Добре, с удоволствие. Как ще стигнем до там?
- Was wollen wir mitnehmen? Blumen, Kerzen?

  Какво ще носим? Цветя, свещи?
- Darf ich fragen, wer da liegt?

  Може ли да попитам, кой е погребан там?
- Wollen / müssen wir das Grab pflegen?

  Ние ли трябва да се грижим за гроба?

■ Die Religion – *Религия*

das Christentum	*християнство*
der Christ / christlich	*християнин / християнски*
katholisch / evangelisch / orthodox	*католичка / евангелистка / източноправославна*
der Islam	*ислям*
der Moslem / muslimisch	*мюсюлманин / мюсюлмански*
das Judentum	*юдейска религия*
der Jude / jüdisch	*евреин / еврейски*
der Buddhismus	*будизъм*
der Hinduismus	*хиндуизъм*
ohne Religion	*атеист*
der Atheismus	*атеизъм*

Allgemeines – Обща информация

Inhaltsverzeichnis

4.1　　Zahlen – Числа – 34

4.2　　Maßeinheiten – Мерки – 37

4.3　　Temperatur – Температура – 38

4.4　　Wochentage und Tageszeiten –
Дните на седмицата и частите на деня – 39

4.5　　Monate und Jahreszeiten – Месеци и сезони – 39

4.6　　Feiertage – Почивни дни и празници – 39

4.7　　Uhrzeit – Часово време – 45

4.8　　Farben – Цветове и бои – 47

4.9　　Eigenschaften – Качества – 48

4.10　　Gefühlszustände – Чувства – 63

4.11　　Positionen – Местонахождение – 65

© Springer-Verlag GmbH Deutschland, ein Teil von Springer Nature 2020
N. Konopinski-Klein, *Bulgarisch-Deutsch für die Pflege zu Hause*,
https://doi.org/10.1007/978-3-662-60948-4_4

4.1 Zahlen – Числа

- **Grundzahlen – Прости числа**

> Bezüglich der Zahlen weist die deutsche Sprache eine einzigartige Besonderheit auf.
>
> *По отношение на числата немският език има специфична особеност.*

Die zweistelligen Zahlen ab 13 werden in umgekehrter Reihenfolge gesprochen, von hinten nach vorne. Beispiel: 21 spricht man ein-(1)-und-zwanzig (20). Es betrifft immer die letzten zwei Ziffern. Beispiel: 4321 spricht man viertausend-(4000)-dreihundert-(300)-ein-(1)-und-zwanzig (20).

Двуцифрените числа от 13 нататък се изговарят в обратен ред, отзад на пред. Например 21 се изговаря едно- (1) и -двадесет(20).Това се отнася винаги за последните две цифри, Например 4321 се изговаря четири хиляди- (4000) -триста- (300) -едно- (1)-и-двадесет(20).

Bei Jahreszahlen im Datum bis 1999 gruppiert man die ersten zwei Ziffern als „-hundert". Beispiel: 1968 spricht man neunzehnhundert-(19-hundert)-achtundsechzig (68). Ab dem Jahr 2000 sagt man „zweitausend-" (2000) und die Jahreszahl.

При изговаряне на години до 1999 се групират първите две цифри като - „ сто ". Например 1968 се изговаря деветнадесетото столетие-(19-столетие)-осем и шестдесет. От 2000 година се казва две хиляди-(2000) и после другите две цифри.

Dialog – *Диалог*

— Wann haben wir den Termin beim Arzt?
  Кога имаме час за лекар?
  - Der Termin ist am 5. (fünften) Mai 2017 um 16.00 Uhr.
    Часът е на 5. Май 2017 в 16 часа.
  - Der Termin ist am 20. (zwanzigsten) Mai 2017.
    Часът е на 20. (двадесети) май 2017.
— Wie oft soll ich die Tabletten einnehmen?
  Колко често трябва да взимам хапчетата?
  - Nehmen Sie sie dreimal täglich.
    Взимайте ги три пъти дневно.
— Das habe ich zum fünften Mal wiederholt.
  Това вече съм го повторил пет пъти.

0	null *нула*								
1	eins *едно*	10	zehn *всеки*			100	einhun- dert *сто*	1000	(ein) tausend *хиляда*
2	zwei *две*	20	zwanzig *двадесет*	22	zweiund- zwanzig *двадесет и две*	200	zwei- hundert *двеста*	2000	zwei- tausend *двехи- ляди*
3	drei *три*	30	dreißig *тридесет*	33	dreiund- dreißig *тридесет и три*	300	drei- hundert *триста*	3000	drei- tausend *трихи- ляди*
4	vier *четири*	40	vierzig *четири- десет*	44	vierund- vierzig *четири- десет и четири*	400	vier- hundert *четирис- тоти*	4000	vier- tausend *четири- хиляди*
5	fünf *пет*	50	fünfzig *петдесет*	55	fünfund- fünfzig *петдесет и пет*	500	fünf- hundert *петсто- тин*	5000	fünf- tausend *петхи- ляди*
6	sechs *шест*	60	sechzig *шестде- сет*	66	sechsund- sechzig *шестде- сет и шест*	600	sechs- hundert *шесто- тин*	6000	sechs- tausend *шестхи- ляди*
7	sieben *седем*	70	siebzig *седемде- сет*	77	sieben- undsieb- zig *седем- десет и седем*	700	sieben- hundert *седем- стотин*	7000	sieben- tausend *седемхи- ляди*
8	acht *осем*	80	achtzig *осемде- сет*	88	achtund- achtzig *осем- десет и осем*	800	acht- hundert *осемсто- тин*	8000	acht- tausend *осемхи- ляди*
9	neun *девет*	90	neunzig *деветде- сет*	99	neunund- neunzig *девет- десет и девет*	900	neun- hundert *девет- стотин*	9000	neun- tausend *деветхи- лиди*

4

10	zehn	*десет*
11	elf	*единадесет*
12	zwölf	*дванадесет*
13	dreizehn	*тринадесет*
14	vierzehn	*четиринадесет*
15	fünfzehn	*петнадесет*
16	sechzehn	*шестнадесет*
17	siebzehn	*седемнадесет*
18	achtzehn	*осемнадесет*
19	neunzehn	*деветнадесет*

- **Grundrechenzeichen –** *Основни аритметични знаци*

+	plus / addieren / zusammenzählen	*плюс / прибавяне / събиране*
–	minus / subtrahieren / abziehen	*минус / намаляване / изваждане*
×	mal / multiplizieren / malnehmen	*умножение / в пъти по-голямо*
÷	geteilt durch / dividieren / teilen	*делено на / деление / в пъти по-малко*
=	ist gleich / die Summe / Ergebnis	*е равно на / сума / резултат*

- **Ordnungszahlen –** *Редни числа*

Die Endung der Ordnungszahlen (auch Ordinalzahlen genannt) ist abhängig vom Geschlecht des Namens / Substantivs wie im Beispiel „erste". Nachfolgend wird zur Erleichterung die weibliche Form benutzt.

Окончанието на поредните числа (наречени още естествени числа) е зависимо от рода на съществителното, както в примера „Първият, първата, първото". В последствие за улеснение ще използваме формата в женски род.

erste / -r / -s	*първият / та / то*
zweite	*вторият / та / то*
dritte	*третият / та / то*
vierte	*четвъртият / та / то*
fünfte	*петият / та / тото*
sechste	*шестият / та / тото*
siebte	*седмият / та / то*

achte	*осмият / та / то*
neunte	*деветият / та / то*
zehnte	*десетият / та / то*
usw.	*и т.н.*

▶ **Beispiele –** *Примери*

erster / zweiter Mann	*първи / втори мъж*
erste / zweite Frau	*първа / втора жена*
erstes / zweites Kind	*първо / второ дете*

einfach	*еднократно*
zweifach / doppelt	*двукратно / два пъти*
dreifach	*три пъти*
vierfach	*четири пъти*
fünffach	*пет пъти*

4.2 Maßeinheiten – Мерки

Мерки

der Millimeter	*милиметър*
der Zentimeter	*сантиметър*
der Meter	*метър*
der Kilometer	*километър*
das Gramm	*грам*
das Pfund	*пфунд*
das Kilogramm	*килограм*
die Tonne	*тон*
der Tropfen	*капки*
der Liter	*литър*

In Deutschland kauft man nicht, wie in Bulgarien, in Dekagramm, sondern z. B. Käse und Wurst in Gramm: „Ich möchte bitte 100 Gramm gekochten Schinken." Manche verwenden auch die Einheit Pfund (500 g): „Ich nehme 1 Pfund (500 g) Rindfleisch und ein halbes Pfund Schweinefleisch (250 g)."

В Германия, както и в България не се пазарува в мерна единица дециграм, например сирене и салами все пазарува в грамове: „Бих желал, моля 100 грама шунка". Някои използ-

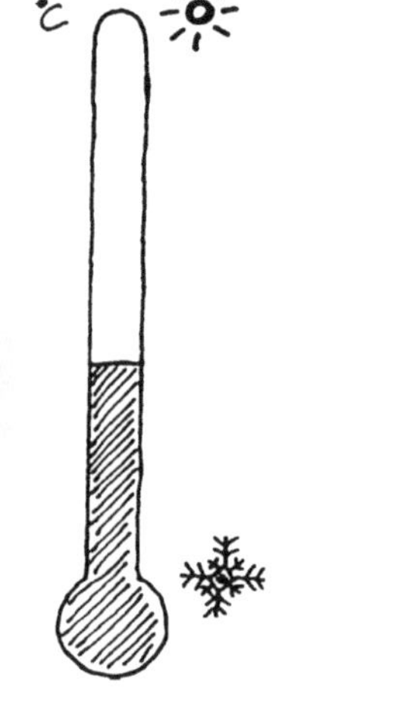

◘ Abb. 4.1   Thermometer –
Термометър

ват мерната единица пфунд (500 грама): „Ще взема 1 пфунд
(500 гр.) говеждо месо и половин пфунд свинско месо (250 гр.)
В България пазаруваме в грам и килограм.“

4.3 **Temperatur – Температура**

- **Wetter –** *Време*

kalt	студено
kühl	хладно
frisch	свежо
sommerlich	лятно
warm	топло
heiß	горещо (◘ Abb. 4.1)

- **Körpertemperatur –** *Телесна температура*

Dialog – *Диалог*

— Sie sind so warm, ich glaube, Sie haben erhöhte Temperatur.
Вие сте много топъл, аз мисля, че имате температура.
 – Ja, ich fühle mich nicht so gut.
 Не се чувствам добре.
— Hier ist das Thermometer. Bitte klemmen Sie es unter Ihre
Achselhöhle und halten Sie still.
*Ето термометър. Моля поставете го под мишницата си
и стойте мирно.*
— So, jetzt sind 5 Minuten vergangen. Mal sehen, welche Temperatur Sie haben.
*Така, минаха 5 минути. Я да видим каква температура
имате.*
— 36,8 Grad: Das ist normal. Da bin ich beruhigt.
36,8 градуса. Това е нормално. Сега съм спокойна.
— 37,2 Grad: Die Temperatur ist leicht erhöht. Messen wir in
3 Stunden nochmal und entscheiden dann, wie wir weiter
vorgehen.
*37,2 градуса: температурата Ви е леко завишена. Ще
я измерим отново след 3 часа и тогава ще решаваме, какво
ще правим.*
— 39 Grad: Sie haben erhöhte Temperatur. Ich werde den Arzt
verständigen.
39 градуса: Вие имате висока температура. Ще информирам лекаря.

		Morgen	Vormittag	Mittag	Nachmittag	Abend	Nacht	Mitternacht
		утро	*сутрин*	*на обяд*	*след обяд*	*вечер*	*нощ*	*полунощ*
Montag	*понеделник*							
Dienstag	*вторник*							
Mittwoch	*сряда*							
Donnerstag	*четвъртък*							
Freitag	*петък*							
Samstag	*събота*							
Sonntag	*неделя*							

◘ **Abb. 4.2** Wochentage und Tageszeiten – *Изображение 4.2 дните на седмицата и частите на деня*

4.4 **Wochentage und Tageszeiten –** **Дните на седмицата и частите на деня**

Дните на седмицата
и частите на деня

Wochentage und Tageszeiten sind in ◘ Abb. 4.2 aufgeführt.

Дните на седмицата и частите на деня са представени в изображение 4.2.

4.5 **Monate und Jahreszeiten –** **Месеци и сезони**

Месеци и сезони

der **Winter**	Dezember	Januar	Februar
зима	*декември*	*януари*	*февруари*
der **Frühling**	März	April	Mai
пролет	*март*	*април*	*май*
der **Sommer**	Juni	Juli	August
лято	*юни*	*юли*	*август*
der **Herbst**	September	Oktober	November
есен	*септември*	*октомври*	*ноември*

Den Jahresverlauf zeigt ◘ Abb. 4.3.

Годината е показана на изображение 4.3.

4.6 **Feiertage – Почивни дни и празници**

Почивни дни и празници

Christi Himmelfahrt	*Възкресение Христово*
Erster und zweiter Weihnachtsfeiertag	*Първи и втори ден от Коледа*
Fasching / Karneval	*Фашинг / карнавал*
Fronleichnam	*Празник на тялото и кръвта на Христос*
Geburtstag	*Рожден ден*

4

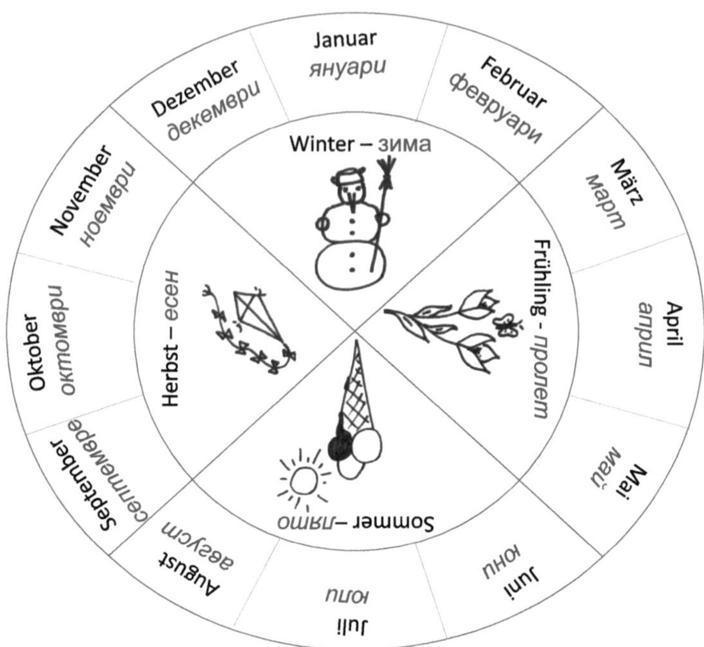

⬛ Abb. 4.3   Monate – *Месеци*

Heiligabend	*Бъдни вечер*
Hochzeitstag	*Годишнина от сватбения ден*
Karfreitag	*Велики петък*
Namenstag	*Имен ден*
Neujahr	*Нова година*
Nikolaus	*Свети Николай*
Ostern	*Великден*
Pfingsten	*Педесетница*
Pfingstmontag	*Понеделник след Педесетница*
Silvester	*Нощта на Новата година*
Valentinstag	*Свети Валентин*
Weihachten	*Коледа*

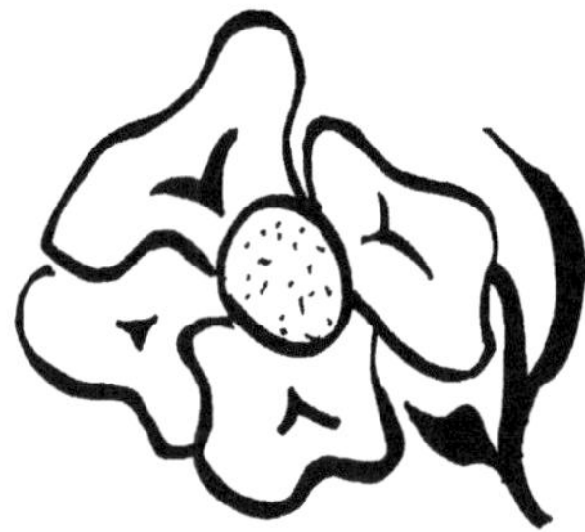

⬛ Abb. 4.4   Geburtstag –
Рожден ден

■ **Geburtstag –** *Рожден ден*

Der Geburtstag ist sehr wichtig und wird oft im Kreise der Familie gefeiert. Vor allem sind, genauso wie in Polen, die runden Geburtstage ein Anlass für größere Feiern.

Рожденият ден е много важен празник и се празнува в семеен кръг Преди всичко кръглите годишнини, и в Германия и в България са повод за голям празник (⬛ Abb. 4.4).

Dialog – *Диалог*

- Ich wünsche Ihnen alles Gute zum Geburtstag. Viel Gesundheit und Glück.

  Пожелавам Ви всичко най добро по случай рождения Ви ден. Много здраве и щастие.

- Ihre Tochter hat nächste Woche Geburtstag. Wir schicken ihr eine Glückwunschkarte.

  Вашата дъщеря има следващата седмица рожден ден. Да и изпратим поздравителна картичка.

  – Ja, das ist eine gute Idee. Bitte besorgen Sie eine.

    Да, това е една хубава идея. Моля, осигурете картичка.

- Ich habe Ihnen einen Blumenstrauß mitgebracht. Hoffentlich mögen Sie Schnittblumen.

  Аз Ви донесох букет с цветя. Надявам се да обичате цветя.

  – Danke für Ihre Geburtstagswünsche. Es freut mich, dass Sie daran gedacht haben.

    Благодаря за поздравленията за рождения ден. Радвам се, че сте помислили за мен.

  – Bitte stellen Sie den Blumenstrauß in eine Vase.

    Моля, поставете букета във ваза.

■ Namenstag – *Имен ден*

Der Namenstag wird, wenn überhaupt, nur in Gegenden mit überwiegend katholischer Bevölkerung gefeiert. Ansonsten wird er meist nicht beachtet. Die meisten Leute wissen nicht mal, welcher Tag des Jahres es ist.

Само в областите, в които преобладава католическо население и то рядко се празнува имения ден. На други места никой даже не отбелязва този ден. Повечето хора дори не знаят в кой ден имат имен ден.

■ Hochzeitstag – *Годишнина от сватбата*

Auch wenn der Betreute bereits verwitwet ist, ist der Hochzeitstag eine schöne Gelegenheit, um gemeinsam alte Fotos anzuschauen.

Дори и ако пациента, за когото се грижите е овдовял, годишнината от сватбата е повод да разгледате заедно стари снимки.

■ 4.5 Silvester – *Новогодишната нощ*

Silvester und Neujahr werden genauso wie in Bulgarien gefeiert.

Новогодишната нощ и Новата година се празнуват, както и у нас ( *Abb. 4.5).*

☐ **Abb. 4.5** Silvester – *Новогодишната нощ*

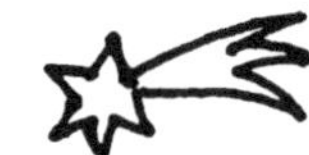

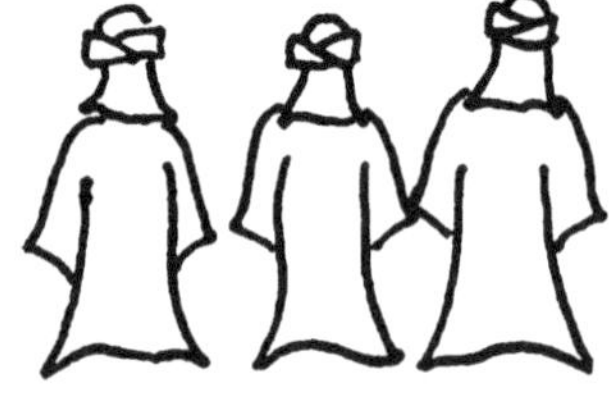

◻ Abb. 4.6 Dreikönigstag – *Трите влъхви*

■ Neujahr – *Нова година*

In den meisten Bundesländern starten die Weihnachtsferien am Tag vor Heiligabend und enden am Feiertag der Heiligen Drei Könige. Während dieser Zeit haben die meisten Leute frei und sind schwer erreichbar. Dies betrifft auch Ämter und Arztpraxen. Bitte erkundigen Sie sich rechtzeitig, wann der Hausarzt die Praxis schließt und wer seine Vertretung übernimmt.

В повечето германски провинции празнуването на Коледа започва от Бъдни вечер и завършва с празнуването на Трите влъхви. През този период повечето хора празнуват и трудно можете да се свържете с тях. Това се отнася и за всички служби също и за лекарите и лекарските практики. Затова се осведомете навреме, кога излиза в отпуск личният лекар и кой ще го замества през този период (◻ Abb. 4.6).

Dialog – *Диалог*

- Ich wünsche Ihnen einen guten Rutsch ins neue Jahr.
  Пожелавам Ви добър старт през Новата година.
- Alles Gute im neuen Jahr.
  Всичко хубаво през Новата година.
- Ein glückliches und gesundes neues Jahr.
  Щастлива и здрава Нова година.
- Beim Anstoßen mit einem Gläschen Sekt (und nicht nur beim Sekt):
  При чукване с чашка шампанско (а и не само с шампанско):
  - Zum Wohl / Prost.
    На здраве.
  - Auf Ihre Gesundheit.
    За Ваше здраве.

■ Fasching / Karneval – *Фашинг / Карнавал*

In manchen Gegenden Deutschlands wird Karneval gefeiert (z. B. in Köln, Mainz und Düsseldorf finden viele große Veranstaltungen und Straßenumzüge statt). Am Rosenmontag und Faschingsdienstag sind dort die meisten Geschäfte und Arztpraxen nachmittags geschlossen.

В някои области на Германия се празнува Карнавал (напр. в Кьолн, Майнц и Дюселдорф се провеждат големи представления и процесии). В понеделника, след Карнавала, наречен понеделника на розата и във вторника след това, повечето магазини и лекарски практики не работят в следобедните часове.

■ Ostern – *Великден*

Ostern und Pfingsten sind christliche Feiertage und werden je nach Grad der Religiosität gefeiert oder als zusätzliche arbeitsfreie Tage begrüßt. Vor allem Kinder und Lehrer freuen sich auf die Ferien. Üblicherweise trifft man sich an den Oster- und Pfingsttagen mit Familienangehörigen. Grundsätzlich werden die christlichen Feiertage jedoch nicht so feierlich und traditionell wie in Bulgarien gefeiert (◘ Abb. 4.7).

Великден и Педесетница са християнски празници и се празнуват в зависимост от степента на религиозност и най-вече са добре дошли като почивни дни. Преди всичко децата и учителите се радват на ваканция. Прието е на Великден-ските празници и на Педесетница да се събира цялото семей-ство (◘ Abb. 4.7).

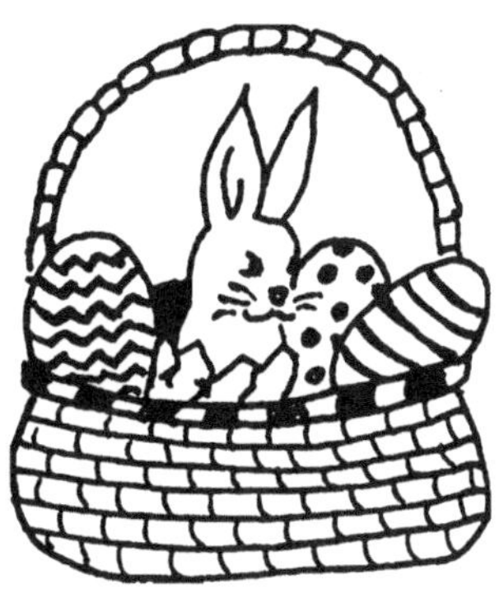

◘ **Abb. 4.7** Ostern – *Великден*

■ **Erster Mai / Tag der Arbeit – *Първи Май / Ден на труда***
Der Erste Mai ist ein arbeitsfreier Tag. In Großstädten finden Mai-Kundgebungen / Ansprachen statt.

Първи май е неработен ден. В големите градове се про-веждат големи процесии.

■ **Muttertag – *Ден на майката***
Sollten Sie die Kinder und Enkelkinder des Betreuten noch nicht kennengelernt haben, wird das spätestens am Muttertag / Vatertag stattfinden. In Bulgarien ist der Muttertag und Frauentag ein fester Tag – der 8. März. In Deutschland ist Muttertag immer am zweiten Sonntag im Mai. Der Vatertag ist immer am Christi Himmelfahrttag.

Ако досега не сте се запознали с децата и внуците на об-грижваната от вас личност, то това ще се случи най- късно на Деня на майката / Деня на бащата. В България се празнува Ден на Жената и майката на 8. март. Денят на бащата не е в определен ден.

■ **Mariä Himmelfahrt – *Възнесение Богородично***
Mariä Himmelfahrt ist nur in Teilen von Deutschland mit überwiegend katholischer Bevölkerung und in ganz Österreich ein Feiertag.

Възнесение Богородично се празнува само в определени райони на Германия и то в такива, където преобладава ка-толическо население, а в цяла Австрия този ден е неработен.

■ **Tag der Deutschen Einheit 3. Oktober – *Ден на Обединението на Германия 3. октомври***
Der Tag der Deutschen Einheit ist der deutsche Nationalfeiertag. Es wird der Wiedervereinigung von Ost- und Westdeutschland gedacht. Meist ist das gesamte Fernsehprogramm auf die Geschichte Deutschlands ausgerichtet. Eine gute Gelegenheit, sich mit diesem Thema zu befassen.

Денят на Обединението е немският национален празник. Той е Денят на Обединението на Източна и Западна Герма-

ния. Повечето немски телевизионни програми предават на този ден епизоди от немската история. Това е една добра възможност да се запознаете с тази тема.

■ Allerheiligen – *Вси Светии*

Allerheiligen ist ein stiller Feiertag, der den Verstorbenen gewidmet ist. Es finden keine Tanzveranstaltungen statt und es ist verboten, laut zu musizieren. Für den Betreuten ist es vielleicht der wichtigste Tag des Jahres. Die meisten älteren Menschen haben bereits einige Familienangehörige, die sie betrauern. Bitte zeigen Sie Verständnis dafür und nehmen Sie Rücksicht auf den eventuellen Wunsch, sich zurückzuziehen, den Friedhof zu besuchen oder über die Verstorbenen zu sprechen.

Вси Светии е един тих, безшумен празник, посветен на починалите. На този ден са забранени шумни забавни тържества, както и силна музика. За вашия пациент това може да е и най-важният ден в годината. Повечето възрастни хора вече са загубили членове на семействата си, които оплакват. Моля, покажете разбиране за това и евентуално за желанието им да са сами в този ден или да посетят гробищния парк или да се говори за починалите.

■ 1. / 2. / 3. / 4. Advent – *Адвент*

Der erste Advent ist die beste Gelegenheit, mit dem Betreuten zu basteln und das Haus zu schmücken. Sie können auch gemeinsam Geschenke einkaufen oder einen Einkaufsauftrag entgegennehmen.

Първият Адвент е най- добрата възможност да украсите къщата за Коледа с Вашия пациент или заедно да изработите някаква украса.

■ Heiligabend – *Бъдни вечер*

Weihnachten ist auch in Deutschland das wichtigste christliche Fest des Jahres. Die Bescherung findet an Heiligabend statt, die beiden Weihnachtsfeiertage werden für Feiern im Kreise der Familie genutzt. Seien Sie nicht überrascht oder enttäuscht, wenn an Heiligabend nur Würstchen und Kartoffelsalat gewünscht / serviert werden – das ist ein traditionelles Weihnachtsgericht (■ Abb. 4.8).

Коледа в Германия е най- важният християнски празник на годината. Изненадата с подаръците се състои на Бъдни вечер, двата коледни почивни дни се използват за празнуване в семеен кръг. Не бъдете разочаровани или изненадани, ако за Бъдни вечер поискат кремвирши с картофена салата / или това е менюто / - това е традиционно Коледно меню. (■ Abb. 4.8).

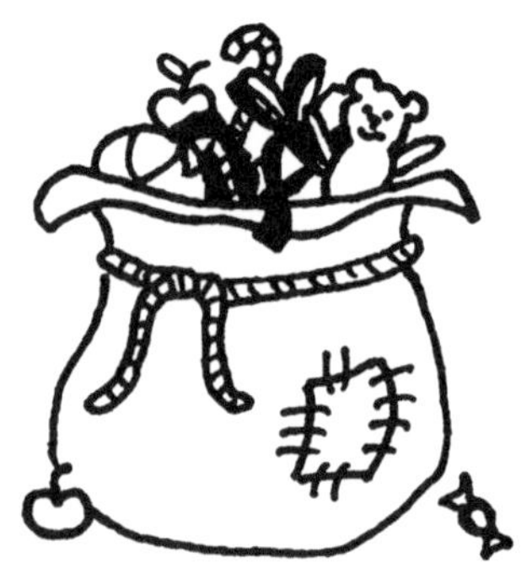

■ **Abb. 4.8** Bescherung –
Изненадата с подаръците

4.7 Uhrzeit – Часово време

Часово време

Dialog – *Диалог*

■ Wie spät ist es?
Колко е часът?
– Es ist zwölf Uhr.
Дванадесет часа е.
– Es ist fünf nach zwölf.
Дванадесет и пет.
– Es ist … (abhängig von der Region)
Часът е …(в зависимост от региона)
– viertel nach zwölf.
12.15 часа (■ Abb. 4.9).
– viertel eins.
един без петнадесет.
– zwölf Uhr fünfzehn.
дванадесет и петнадесет.
– Es ist zwanzig nach zwölf.
12.20 ч.
– Es ist fünf vor halb eins.
12.25 ч.
– Es ist halb eins.
12.30 ч.
– Es ist fünf nach halb eins.
12.35 ч.
– Es ist zwanzig vor eins.
12.40 ч.
– Es ist … (wieder je nach Region)
Часът е …(отново в зависимост от региона)).
– viertel vor eins.
12.45 ч. (■ Abb. 4.10).
– dreiviertel eins.
Един без петнадесет.
– zwölf Uhr fünfundvierzig.
дванадесет и четирдесет и пет.
– Es ist zehn vor eins / zwölf Uhr fünfzig.
12.50 ч.е / един без десет / дванадесет часа и петдесет минути.
– Es ist fünf vor eins.
един без пет. 12.55 ч.

■ Oh, so spät schon.
О, вече е толкова късно.
– Ja, wir müssen uns beeilen.
Да, ние трябва да побързаме.

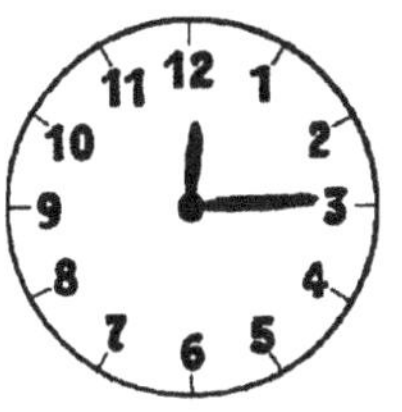

■ **Abb. 4.9** 12.15 Uhr –
12.15 часа

■ **Abb. 4.10** 12.45 Uhr –
12.45 часа

– Nein, wir haben noch sehr viel Zeit.
Не, ние имаме още твърде много работа.
– Bleiben Sie ruhig. Wir haben genügend Zeit.
Стойте спокойно. Имаме достатъчно време.
– Wir werden pünktlich sein.
Ще бъдем точни.
– Wir kommen zu früh / zu spät.
Ще бъдем там твърде рано / твърде късно.

4

- **Wie sprechen wir über die Zeit? (Temporale Präpositionen)** – *Как ние говорим за времето? (Предлози за време)*

keine Präposition	**Jahreszahlen** *Години в числа.* Ich kam **2014** nach Deutschland. *Аз пристигнах в Германия 2014.*
im – *в, през*	**Jahreszeiten**: im Sommer, im Herbst *Сезони: през лятото, през есента.* Im Sommer ist es meistens heiß. *През лятото най- често е горещо.* **Monate**: im Februar, im März. *Месеци: през февруари, през март.* Mein Geburtstag ist im Februar. *Моят рожден ден е през февруари.*
am – *на, в*	**Datum**: 1.1. *Дата: 1.1.* Am ersten Januar beginnt das neue Jahr. *На първи януари започва Новата година.* **Wochentage**: am Dienstag, am Sonntag. *Дните на седмицата: във вторник, в неделя.* Am Donnerstag gehen wir zum Arzt. *В четвъртък отиваме на лекар.* **Tageszeiten**: am Abend (Ausnahme: in der Nacht) *Части на деня: вечерта (изключение през нощта).* Am Nachmittag spielen wir Karten. *След обяд ще играем карти.*

um – *в за точен час*	**Uhrzeit**: um 11.00 Uhr, um Mitternacht *Часово време: в 11 ч., В полунощ.* Der Film wird um 20.15 Uhr gesendet. *Филмът ще се прожектира в 20.15 ч.*
⟶ ◯ bis	**Endpunkt**: bis *Крайна точка: до.* Ich bleibe bis morgen. *Ще остана до утре.*
von / ab ◯ ⟶	**Beginn**: ab *Начало: от.* Ab morgen mache ich Sport. *От утре ще спортувам.* Von heute an esse ich weniger. *От днес ще ям по- малко.*
⟶ ◯ zwischen ◯ ⟵	**Zwischen** 8 und 9 bin ich beim Arzt. *Между 8 и 9 ч. ще бъда при лекаря.*
seit ●⟶ ◯	Ich bin **seit** einem Jahr in Deutschland. *От една година съм в Германия.*
von ══◯══ nach	**Vor** dem Schlafen putze ich die Zähne. *Преди да си легна си мия зъбите.* **Nach** dem Aufstehen genauso. *След лягане също така.*
von ◯══◯ bis	**Von** Montag **bis** Freitag arbeite ich. *Аз работя от понеделник до петък.*
von ◯══◯ bis zum	Ich habe **vom** 3. August **bis zum** 10. August Urlaub. *Аз имам отпуск от 3. август до 10, август.*

4.8 Farben – **Цветове и бои**

■ Farben allgemein – *Цветове*

weiß	*Бял / а / о*
violett	*Виолетов / а / о*
braun	*Кафяв / а / о*
dunkel	*Тъмен / а / о*

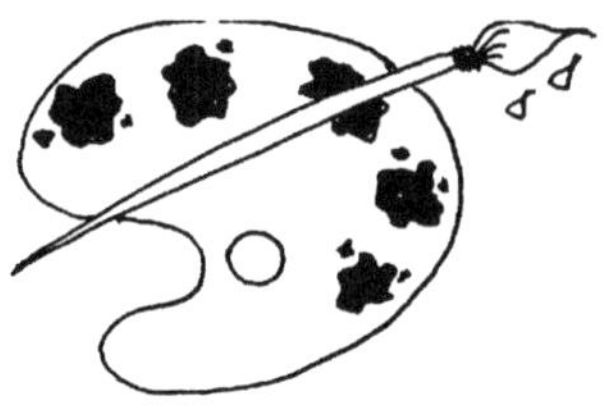

Abb. 4.11   Farben – *Цветове*

schwarz	*Черен / а / о*
rot	*Червен / а / о*
beige	*Бежов / а / о*
hell	*Светъл / а / о*
grau	*Сив / а / о*
orange	*Оранжев / а / о*
grün	*Зелен / а / о*
silbern	*Сребрист / а / о*
gelb	*Жълт / а / о*
rosa	*Розов / а / о*
gold	*Златен / а / о* (**Abb. 4.11)*

- **Haarfarben –** *Цвят на косата*

blond	*Руса коса*
brünett	*Кестенява коса*
dunkelhaarig	*Тъмна коса*
rothaarig	*Червена коса*
schwarzhaarig	*Черна коса*
weiß / grau	*Бяла / посивяла коса*

Качества

4.9 Eigenschaften – Качества

- **Allgemeine Eigenschaften (Sortierung deutsch) –** *Общи характеристики (по азбучен ред на немския език)*

Adjektiv – прилагателно	Beispiel – пример
alt *стар*	Das ist ein altes Haus. *Това е една стара къща.*
angenehm *приятен*	Heute ist ein angenehmer Tag. *Днес е един приятен ден.*
arm *беден, горък*	Der arme Mensch tut mir leid. *Мъчно ми е за горкия човек.*
bequem *удобен*	Der Sessel ist bequem. *Фотьойлът е удобен.*
breit *широк*	Die Straße ist breit. *Улицата е широка.*

Adjektiv – прилагателно	Beispiel – пример
dick *дебел*	Ich lese ein dickes Buch. *Аз чета една дебела книга.*
dreckig *мръсен*	Die dreckigen Schuhe bleiben draußen. *Мръсните обувки се оставят отвън.*
dünn *тънък*	Die Decke ist mir zu dünn. *Завивката ми е твърде тънка.*
flach *плосък, равен*	Die Landschaft ist flach. *Природата е равнинна.*
früh *рано*	Ich stehe früh auf. *Аз ставам рано.*
gefährlich *опасен*	Diese Kreuzung ist gefährlich. *Това кръстовище е опасно.*
groß *голям*	Diese Stadt ist groß. *Градът е голям.*
hart *твърд*	Das Ei ist hart gekocht. *Яйцето е твърдо сварено.*
hässlich *грозен, омразен*	Die Bluse ist hässlich. *Блузата е грозна.*
heiß *горещ*	Die Herdplatte ist heiß. *Котлонът е горещ.*
hübsch *хубав*	Das Kind ist hübsch. *Детето е хубаво.*
hoch *висок*	Der Berg ist hoch. *Планината е висока.*
kalt *студен*	Das Getränk ist kalt. *Напитката е студена.*
klein *малък*	Das Zimmer ist zu klein. *Стаята е твърде малка.*
kühl *хладен*	Das Wetter ist kühl. *Времето е хладно.*
kurz *къс*	Der Rock ist zu kurz. *Полата е твърде къса.*
lang *дълг*	Die Hose ist zu lang. *Панталоните са твърде дълги.*
langsam *бавен*	Die Schnecke ist langsam. *Охлювът е бавен.*
laut *силен, висок (за шум, звук)*	Die Musik ist laut. *Музиката е силна.*
lauwarm *хладък*	Der lauwarme Kaffee schmeckt nicht. *Хладкото кафе не ми е вкусно.*

Adjektiv – прилагателно	Beispiel – пример
leise *тих*	Ich höre die leisen Gespräche nicht. *Не чувам тихите разговори.*
neu *нов*	Die neuen Schuhe gefallen mir sehr gut. *Новите обувки много ми харесват.*
niedrig *нисък*	Die Stufen sind niedrig. *Стълбите са ниски.*
reich *богат*	Er ist reich an Erfahrung. *Той има богат опит.*
sauber *чист*	Saubere Hände sind sehr wichtig. *Много е важно да са ти чисти ръцете.*
schmal *тесен*	Das ist ein schmaler Verband. *Това е един тесен бинт.*
schnell *бърз*	Das war eine schnelle Reaktion des Arztes. *Това беше бърза реакция на лекаря.*
schön *красив*	Die Blumen sind schön. *Цветята са красиви.*
sicher *сигурен*	Wir wohnen in einer sicheren Gegend. *Ние живеем в една сигурна област.*
spät *късно*	Es ist schon ziemlich spät. *Вече е доста късно.*
unangenehm *неприятен*	Das hat einen unangenehmen Geruch. *Това има неприятна миризма.*
unbequem *неудобен*	Die Schuhe sind unbequem. *Обувките са неудобни.*
warm *топъл*	Der Sommer war sehr warm. *Лятото беше много топло.*
weich *мек*	Das Bett ist zu weich. *Леглото е твърде меко.*

■ **Allgemeine Eigenschaften (Sortierung bulgarisch) – *Общи качества по азбучен ред на български език***

бавен	*Охльовът е бавен.*
langsam	Die Schnecke ist langsam.

беден	*Горкият (бедният) човек, жал ми е за него.*
arm	Der arme Mensch tut mir leid.
богат	*Той има богат опит.*
reich	Er ist reich an Erfahrungen.
бърз	*Това беше бърза реакция на лекаря.*
schnell	Das war eine schnelle Reaktion des Arztes.
висок	*Планината е висока.*
hoch	Der Berg ist hoch.
голям	*Този град е голям.*
groß	Diese Stadt ist groß.
горещ	*Котлонът е горещ.*
heiß	Die Herdplatte ist heiß.
грозен, омразен	*Блузата е грозна.*
hässlich	Die Bluse ist hässlich.
дебел	*Аз чета дебела книга.*
dick	Ich lese ein dickes Buch.
дълъг	*Панталонът е много дълъг.*
lang	Die Hose ist zu lang.
красив	*Цветята са красиви.*
schön	Die Blumen sind schön.
къс	*Полата е твърде къса.*
kurz	Der Rock ist zu kurz.
късно	*Вече е доста ккъсно.*
spät	Es ist schon ziemlich spät.
малък	*Стаята е твърде малка.*
klein	Das Zimmer ist zu klein.
мек	*Леглото е меко.*
weich	Das Bett ist zu weich.
мръсен	*Мръсните обувки се оставят отвън.*
dreckig	Die dreckigen Schuhe bleiben draußen.
неприятен	*Това има неприятна миризма.*
unangenehm	Das hat einen unangenehmen Geruch.

4

неудобен	*Обувките са неудобни.*
unbequem	Die Schuhe sind unbequem.
нисък	*Стълбите са ниски.*
niedrig	Die Stufen sind niedrig.
нов	*Новите обувки много ми харесват.*
neu	Die neuen Schuhe gefallen mir sehr gut.
опасен / несигурен	*Това кръстовище е опасно.*
gefährlich / unsicher	Diese Kreuzung ist gefährlich.
Плосък / равнинен	*Природата е равнинна.*
flach	Die Landschaft ist flach.
приятен	*Днес е един приятен ден.*
angenehm	Heute ist ein angenehmer Tag.
рано	*Аз ставам рано.*
früh	Ich stehe früh auf.
сигурен	*Ние живеем в една сигурна област.*
sicher	Wir wohnen in einer sicheren Gegend.
силен, шумен	*Музиката е много силна.*
laut	Die Musik ist laut.
стар	*Това е една стара къща.*
alt	Das ist ein altes Haus.
студен	*Напитката е студена.*
kalt	Das Getränk ist kalt.
твърд	*Яйцето е твърдо сварено.*
hart	Das Ei ist hart gekocht.
тесен	*Това е една тясна превръзка.*
schmal	Das ist ein schmaler Verband.
тихо	*Не чувам тихите разговори.*
leise	Ich höre die leisen Gespräche nicht.
топъл	*Лятото беше много топло.*
warm	Der Sommer war sehr warm.
тънък	*Завивката ми е твърде тънка.*
dünn	Die Decke ist mir zu dünn.

удобен	*Фотьойлът е удобен.*
bequem	Der Sessel ist bequem.
хладен	*Времето е хладно.*
kühl	Das Wetter ist kühl.
хладко	*Хладкото кафе не е вкусно.*
lauwarm	Der lauwarme Kaffee schmeckt nicht.
хубав	*Детето е хубаво.*
hübsch	Das Kind ist hübsch.
чист	*Много са важни чистите ръце.*
sauber	Saubere Hände sind sehr wichtig.
широк	*Улицата е широка.*
breit	Die Straße ist breit.

■ **Menschliche Eigenschaften (Sortierung deutsch) – *Човешки качества (по азбучен ред на немския език)***

Adjektiv – прилагателно	Beispiel – пример
alt	Eine alte Frau geht langsam.
стар	*Една стар жена ходи бавно.*
angenehm	Er ist ein angenehmer Mensch, ich mag ihn.
приятен	*Той е един приятен човек, аз го харесвам.*
angespannt	Ein angespannter Mensch ist nicht lustig.
напрегнат	*Напрегнатият човек не е весел.*
attraktiv	Eine attraktive Frau ist schön.
атрактивен	*Атрактивната жена е красива.*
beliebt	Ein beliebter Arzt hat viele Patienten.
обичан	*Обичаният лекар еима много пациенти.*
berechnend	Ein berechnender Mensch denkt meist an sich.
пресметлив	*Пресметливият човек мисли най-вече за себе си.*
bösartig	Diese Frau ist im Alter bösartig geworden.
злобен / сръдлив	*С остаряването си, тази жена стана злобна.*

Adjektiv – прилагателно	Beispiel – пример
brutal	Ein brutaler Mann schlägt andere.
брутален	*Бруталният мъж бие другите.*
dick	Eine dicke Frau bewegt sich vielleicht zu wenig.
дебел	*Една дебела жена вероятно се движи твърде алко.*
dumm	Ein dummer Mensch nervt.
глупав	*Глупакът те изнервя.*
ehrlich	Ehrliche Menschen haben viele Freunde.
честен	*Честните хора са радостни.*
eifersüchtig	Ein eifersüchtiger Ehemann ist unangenehm.
ревнив	*Ревнивият съпруг е неприятен.*
ernst	Ernste Menschen lachen zu wenig.
сериозен	*Сериозните хора се сеят твърде малко.*
fantasielos	Fantasielose Kinder spielen immer dasselbe.
липса на въображение	*Деца без въображение игрят все едно и също.*
freundlich	Die freundliche Nachbarin grüßt immer so nett.
любезен	*Любезната съседка поздравява винаги мило.*
fröhlich	Fröhliche Kinder spielen gerne.
весел	*Веселите деца играят с удоволствие.*
geizig	Geizige Menschen geben nicht gerne.
стиснат / свидлив	*Стиснатите хора не обичат да дават.*
gepflegt	Sie ist eine gepflegte Person.
поддържан	*Тя е една поддържана личност.*
gesellig	Gesellige Menschen sind gerne beisammen.
общителен	*Общителните хора обичат да са сред хора.*

Adjektiv – прилагателно	Beispiel – пример
gesprächig	Gesprächige Frauen reden viel.
разговорлив	*Разговорливите жени говорят много.*
glücklich	Glückliche Menschen leben länger.
щастлив / късметлия	*Щастливите хора живеят по-дълго.*
großzügig	Großzügige Menschen geben gerne.
великодушен / щедър	*Щедрите хора дават с удоволствие.*
gutmütig	Gutmütige Menschen haben viel Geduld.
добродушен	*Добродушните хора са много търпеливи.*
hilfsbereit	Hilfsbereite Nachbarn helfen gerne.
готов да помогне / полезен	*Готовите да помагат съседи помагат с удоволствие.*
humorvoll	Humorvolle Menschen lachen viel.
с чувство за хумор	*Хора, които имат чувство за хумор се смеят много.*
interessant	Er ist ein interessanter Mann. Ist er verheiratet?
интересен	*Той е интересен мъж. Женен ли е?*
jung	Junge Menschen sind voller Energie.
млад	*Младите хора са пълни с енергия.*
klug / intelligent	Kluge Menschen lesen gerne.
умен / интелигентен	*Умните хора четат с удоволствие.*
langweilig	Langweilige Menschen sind uninteressant.
скучен	*Скучните хора са безинтересни.*
leichtsinnig	Leichtsinnige Menschen entscheiden ohne nachzudenken.
лекомислен	*Лекомислените хора решават без да мислят.*

4

Adjektiv – прилагателно	Beispiel – пример
lustig	Lustige Menschen machen Witze.
забавен	*Забавните хота разказват вицове.*
modern	Moderne Männer kochen gerne.
модерен	*Модерните мъже обичат да готвят.*
neidisch	Neidische Menschen gönnen niemandem etwas.
завистлив	*Завистливите хора не се радват на никого.*
nett	Nette Menschen kommen gut an.
мил	*Милите хора се радват на добър прием.*
pünktlich	Pünktliche Menschen kommen nie zu spät.
точен	*Точните хора не идват никога късно.*
reizbar	Reizbare Menschen ärgern sich schnell.
раздразнителен	*Раздразнителните хора се ядосват бързо.*
sanft	Sie hat einen sanften Charakter.
кадифен / мек	*Тя има мек характер.*
schlank	Ich bewundere deine schlanke Figur.
слаб / елегантен	*Възхищавам се на твоята елегантна фигура.*
schwach	Seit der Krankheit bin ich schwach.
слаб	*След болестта съм слаб.*
selbstlos	Selbstlose Menschen sind nicht egoistisch.
без самочувствие / неуверен	*Неуверените хора са егоистични.*
sparsam	Sparsame Menschen geben nicht gerne ihr Geld aus.
пестелив	*Пестеливите хора не обичат да харчат.*
stark	Ich suche einen starken Mann.
силен / могъщ	*Аз търся силен мъж.*

Adjektiv – прилагателно	Beispiel – пример
sympathisch	Sie ist mir sympathisch.
симпатичен	*Тя ми е много симпатична.*
tolerant	Tolerante Menschen akzeptieren andere, wie sie sind.
толерантен	*Толерантните хора приемат другите такива, кавито са.*
traurig	Warum bist du so traurig?
тъжен	*Защо си толкова тъжен?*
unangenehm	Sie ist eine unangenehme Person.
неприятен	*Тя е една неприятна личност.*
unbedeutend	Dieser Mensch ist für mich unbedeutend.
незначителен	*Този човек е за мен незначителен.*
unbeliebt	Er ist bei allen unbeliebt.
нехаресван	*Него никой не го харесва.*
unehrlich	Betrüger sind unehrlich.
нечестен	*Измамниците са нечестни.*
unfreundlich	Die Bedienung ist unfreundlich.
нелюбезен	*Обслужването не е любезно.*
ungepflegt	Der alte Mann ist ungepflegt.
неподържан	*Старият мъж е неподдържан.*
ungerecht	Manche Lehrer sind zu ihren Schülern ungerecht.
несправедлив	*Някои учители са към своите ученици несправедливи.*
unglücklich	Er wirkt sehr unglücklich.
нещастен	*Той изглежда нещастен.*
unpünktlich	Unpünktliche Menschen verspäten sich oft.
неточен	*Неточните хора закъсняват често.*
unsympathisch	Keiner mag unsympathische Menschen.
несимпатичен	*Никой не обича несимпатични хора.*
verschwenderisch	Sei nicht so verschwenderisch!
разточителен	*Тя не е така разточителна!*

4

Adjektiv – прилагателно	Beispiel – пример
vertrauenswürdig	Der Pfarrer ist meist vertrauens-würdig.
доверчив / достоен за доверие	*Свещеникът е най-често дос-тоен за доверие.*
zuverlässig	Meine Mutter war immer zuver-lässig.
надежден	*На моята майка винаги може да се разчита.*

- **Menschliche Eigenschaften (Sortierung bulgarisch) – *Човешки качества (по азбучен ред на български език)***

Adjektiv – *прилагателно*	Beispiel – *пример*
атрактивен	*Атрактивната жена е красива.*
attraktiv	Eine attraktive Frau ist schön.
без самочувствие / неуверен	*Неуверените хора са егоис-тични.*
selbstlos	Selbstlose Menschen sind nicht egoistisch.
брутален	*Бруталният мъж бие другите.*
brutal	Ein brutaler Mann schlägt andere.
весел	*Веселите деца играят с удо-волствие.*
Fröhlich	Fröhliche Kinder spielen gerne.
глупав	*Глупакът те изнервя.*
dumm	Ein dummer Mensch nervt.
готов да помогне	*Готовите да помагат съседи помагат с удоволствие.*
hilfsbereit	Hilfsbereite Nachbarn helfen gerne.
дебел	*Една дебела жена вероятно се движи твърде алко.*
dick	Eine dicke Frau bewegt sich vielleicht zu wenig.
добродушен	*Добродушните хора са много търпеливи.*
gutmütig	Gutmütige Menschen haben viel Geduld.

Adjektiv – *прилагателно*	Beispiel – *пример*
доверчив / достоен за доверие	*Свещенникът е най-често достоен за доверие.*
vertrauenswürdig	Der Pfarrer ist meist vertrauenswürdig.
забавен	*Забавните хота разказват вицове.*
lustig	Lustige Menschen machen Witze.
завистлив	*Завистливите хора не се радват на никого.*
neidisch	Neidische Menschen gönnen niemandem etwas.
злобен / сръдлив	*С остаряването си, тази жена стана злобна.*
bösartig	Diese Frau ist im Alter bösartig geworden.
интересен	*Той е интересен мъж. Женен ли е?*
interessant	Er ist ein interessanter Mann. Ist er verheiratet?
лекомислен	*Лекомислените хора решават без да мислят.*
leichtsinnig	Leichtsinnige Menschen entscheiden ohne nachzudenken.
липса на въображение	*Деца без въображение игрят все едно и също.*
fantasielos	Fantasielose Kinder spielen immer dasselbe.
любезен	*Любезната съседка поздравява винаги мило.*
freundlich	Die freundliche Nachbarin grüßt immer so nett.
кадифен / мек	*Тя има мек характер.*
sanft	Sie hat einen sanften Charakter.
мил	*Милите хора се радват на добър прием.*
nett	Nette Menschen kommen gut an.
млад	*Младите хора са пълни с енергия.*
jung	Junge Menschen sind voller Energie.
силен / могъщ	*Аз търся силен мъж.*
stark	Ich suche einen starken Mann.

Adjektiv – *прилагателно*	Beispiel – *пример*
модерен	*Модерните мъже обичат да готвят.*
modern	Moderne Männer kochen gerne.
надежден	*На моята майка винаги може да се разчита.*
zuverlässig	Meine Mutter war immer zuverlässig.
великодушен / щедър	*Щедрите хора дават с удоволствие.*
großzügig	Großzügige Menschen geben gerne.
напрегнат	*Напрегнатият човек не е весел.*
angespannt	Ein angespannter Mensch ist nicht lustig.
незначителен	*Този човек е за мен незначителен.*
unbedeutend	Dieser Mensch ist für mich unbedeutend.
нехаресван	*Него никой не го харесва.*
unbeliebt	Er ist bei allen unbeliebt.
неподържан	*Старият мъж е неподдържан.*
ungepflegt	Der alte Mann ist ungepflegt.
неприятен	*Тя е една неприятна личност.*
unangenehm	Sie ist eine unangenehme Person.
несимпатичен	*Никой не обича несимпатични хора.*
unsympathisch	Keiner mag unsympathische Menschen.
несправедлив	*Някои учители са към своите ученици несправедливи.*
ungerecht	Manche Lehrer sind zu ihren Schülern ungerecht.
неточен	*Неточните хора закъсняват често.*
unpünktlich	Unpünktliche Menschen verspäten sich oft.
нелюбезен	*Ослужването не е любезно.*
unfreundlich	Die Bedienung ist unfreundlich.
нечестен	*Измамниците са нечестни.*
unehrlich	Betrüger sind unehrlich.

Adjektiv – *прилагателно*	Beispiel – *пример*
нещастен	*Той изглежда нещастен.*
unglücklich	Er wirkt sehr unglücklich.
обичан	*Обичаният лекар еима много пациенти.*
beliebt	Ein beliebter Arzt hat viele Patienten.
общителен	*Общителните хора обичат да са сред хора.*
gesellig	Gesellige Menschen sind gerne beisammen.
пестелив	*Пестеливитв хора не обичат да харчат.*
sparsam	Sparsame Menschen geben nicht gerne ihr Geld aus.
пресметлив	*Пресметливият човек мисли най-вече за себе си.*
berechnend	Ein berechnender Mensch denkt meist an sich.
поддържан	*Тя е една поддържана личност.*
gepflegt	Sie ist eine gepflegte Person.
приятен	*Той е един приятен човек, аз го харесвам.*
angenehm	Er ist ein angenehmer Mensch, ich mag ihn.
разговорлив	*Разговорливите жени говорят много.*
gesprächig	Gesprächige Frauen reden viel.
раздразнителен	*Раздразнителните хора се ядос-ват бързо.*
reizbar	Reizbare Menschen ärgern sich schnell.
разточителен	*Тя не е така разточителна!*
verschwenderisch	Sei nicht so verschwenderisch!
ревнив	*Ревнивият съпруг е неприятен.*
eifersüchtig	Ein eifersüchtiger Ehemann ist unangenehm.
сериозен	*Сериозните хора се сеят твърде малко.*
ernst	Ernste Menschen lachen zu wenig.

Adjektiv – *прилагателно*	Beispiel – *пример*
симпатичен	*Тя ми е много симпатична.*
sympathisch	Sie ist mir sympathisch.
слаб / елегантен	*Възхищавам се на твоята елегантна фигура.*
schlank	Ich bewundere deine schlanke Figur.
слаб	*След болестта съм слаб.*
schwach	Seit der Krankheit bin ich schwach.
стар	*Една стар жена ходи бавно.*
alt	Eine alte Frau geht langsam.
стиснат / стистлив	*Стиснатите хора не обичат да дават.*
geizig	Geizige Menschen geben nicht gerne.
скучен	*Скучните хора са безинтересни.*
langweilig	Langweilige Menschen sind uninteressant.
с чувство за хумор	*Хора, които имат чувство за хумор се смеят много.*
humorvoll	Humorvolle Menschen lachen viel.
толерантен	*Толерантните хора приемат другите такива, кавито са.*
tolerant	Tolerante Menschen akzeptieren andere, wie sie sind.
точен	*Точните хора не идват никога късно.*
pünktlich	Pünktliche Menschen kommen nie zu spät.
тъжен	*Защо си толкова тъжен?*
traurig	Warum bist du so traurig?
умне / интелегентен	*Умните хора четат с удоволствие.*
klug / intelligent	Kluge Menschen lesen gerne.
честен	*Честните хора са радостни.*
ehrlich	Ehrliche Menschen haben viele Freunde.
щастлив / късметлия	*Щастливите хора живеят по-дълго.*
glücklich	Glückliche Menschen leben länger.

4.10 **Gefühlszustände – Чувства**

Чувства

Zu vermeidende Gefühlszustände – *негативни чувства*	Anzustrebende Gefühlszustände – *положителни чувства*
Aberglaube *суеверие*	**Akzeptanz** *разбиране / приемливост*
Abscheu *отвращение*	**Anerkennung** *признание*
Aggression *агресия*	**Antrieb** *стимул*
Ärger *яд*	**Begeisterung** *въодушевление*
Angeberei *парадиране*	**Dankbarkeit** *благодарност*
Angst *страх*	**Dazugehörigkeit** *принадлежност*
Apathie *апатия*	**Ehrlichkeit** *честност*
Arroganz *арогантност*	**Entschlossenheit** *решителност*
Besessenheit *обсебеност*	**Entspanntheit** *релаксиране*
Boshaftigkeit *злоба*	**Flexibilität** *гъвкавост*
Eifersucht *ревност*	**Freude** *радост*
Enttäuschung *разочарование*	**Freiheit** *свобода*
Existenzangst *Страх за съществуване*	**Freundlichkeit** *любезност*
Faulheit *Мързел / леност*	**Friede** *Мир / покой*
Frust *фрустрация*	**Gelassenheit** *опование*
Gefühlskälte *безразличие*	**Glaube** *вяра*
Gehässigkeit / Lästerei *враждебност*	**Glückseligkeit** *щастие*
Gier *алчност*	**Hilfsbereitschaft** *отзивчивост*
Hass *омраза / ненавист*	**Hoffnung** *надежда*

4

Zu vermeidende Gefühlszustände – *негативни чувства*	Anzustrebende Gefühlszustände – *положителни чувства*
Hast *стремителност*	**Interesse** *интерес*
Hektik *припряност*	**Kompetenz** *компетентност*
Intoleranz *нетърпимост*	**Konzentration** *концентрация*
Langeweile *скука*	**Kreativität** *креативност*
Liebeskummer *любовна мъка*	**Liebe** *любов*
Müdigkeit *умора*	**Loyalität** *лоялност*
Neid *завист*	**Lustigkeit** *веселие*
Niedergeschlagenheit *завист*	**Mitgefühl** *съчувствие*
Panik *паника*	**Mut** *смелост / кураж*
Pessimismus *песимизъм*	**Neutralität** *неутралност*
Reue *разкаяние*	**Optimismus** *оптимизъм*
Schadenfreude *злорадство*	**Selbstsicherheit** *самоувереност*
Überheblichkeit *надменност*	**Souveränität** *суверенитет*
Unehrlichkeit *нечестност*	**Standhaftigkeit** *устойчивост*
Ungeduld *нетърпение*	**Strebsamkeit** *амбиция*
Unzufriedenheit *недоволство*	**Sympathie** *симпатия*
Verzweiflung *отчаяние*	**Toleranz** *толерантност*
Weinerlichkeit *плачливост / ревливост*	**Unabhängigkeit** *независимост*
Wut *ярост*	**Verständnis** *разбиране*
Zerstörungswut *разрушителен гняв*	**Vergebung** *прошка*
	Wissensdurst *жажда за знания*

Zu vermeidende Gefühlszustände – *негативни чувства*	Anzustrebende Gefühlszustände – *положителни чувства*
	Verbundenheit *привързаност*
	Vertrauen *доверие*
	Zufriedenheit *задоволство*
	Zuversicht *увереност*
	Zuneigung *симпатия*
	Zustimmung *съгласие / потвърждение*

4.11 Positionen – Местонахождение

Местонахождение

oben	*горе*
unten	*долу*
über / darüber	*над / върху*
unter / darunter	*под / отдолу*
vorne	*отпред*
hinten	*зад / отзад*
vor / davor	*пред / отпред*
hinter / dahinter	*зад / отзад*
neben / daneben / bei	*до него, нея / при*
auf / darauf	*на / върху*
von … bis	*от … до* (◘ Abb. 4.12)

■ **Richtungen** – *Посоки*

vor	*пред*
zurück	*назад / обратно*
rechts	*дясно*
links	*ляво*
geradeaus	*направо / напред*
nach hinten / rückwärts	*назад / обратно*

▪ Wichtige Verhältniswörter (Präpositionen) – *Важни предлози*

aus *от*	Er schaut aus dem Fenster.	*Той гледа през прозореца.*
	Er geht aus dem Haus.	*Той излиза от къщата.*
	Sie trinkt aus der Flasche.	*Тя пие от шишето.*
	Der Tisch ist aus Holz.	*Масата е от дърво.*
	Das weiß ich aus Erfahrung.	*Това го знам от опит.*
	Ich kann das aus Altersgründen nicht.	*Това не го мога поради старост.*
bei *при, около*	Ich wohne bei Bytom.	*Аз живея при Битом.*
	Ich arbeite bei meinem Mann.	*Аз работя при моя мъж.*
	Ich schlafe heute bei meiner Schwester.	*Спя при сестра ми.*
	Bei Gelegenheit reden wir darüber.	*При възможност ще говорим за това.*
durch *през* *чрез*	Wir fahren durch die Stadt.	*Ние пътуваме през града.*
	Durch dich habe ich ihn kennengelernt.	*Чрез теб аз се запознах с него.*
	Durch Zufall habe ich das erfahren.	*По случайност разбрах това*
	Sechs geteilt durch zwei ist drei.	*Шест делено на две е три.*
	Wir ersetzen ihn durch dich.	*Ние ще го заменим чрез / с теб.*
für *за*	Das Geschenk ist für dich.	*Подаръкът е за теб.*
	Ich bürge für ihn.	*Аз гарантирам за него.*
	Den Kuchen backe ich für morgen.	*Сладкишът го пека за утре.*
	Sie ist eine Spezialistin für die Pflege.	*Тя е специалист в обгрижването.*

gegen *срещу / против*	Ich bin gegen die Wand gelaufen.	*Аз вървях срещу стената.*
	Wir sind gegen Diskriminierung.	*Ние сме против дискриминацията*
	Gegen dich kann ich nie gewinnen.	*Срещу теб не мога никога да спечеля.*
mit *с / със*	Wir fahren zusammen mit dem Auto.	*Ние ще пътуваме заедно с колата.*
	Ich esse mit einem Löffel.	*Аз ям с лъжица.*
	Ich gehe mit dir spazieren.	*Отивам с теб на разходка.*
	Mit dir bin ich glücklich.	*С теб аз съм щастлив.*
nach *до / към, в / посл, е / след*	Ich fahre nach Bulgarien.	*Аз пътувам до България.*
	Nach dem Essen schlafen wir.	*След храненето ще спим.*
	Es ist bereits nach zwei Uhr.	*Вече стана след 2 часа.*
ohne *без*	Sie ist ohne Regenschirm rausgegangen.	*Тя е излязла без чадър.*
	Ohne dich kann ich nicht leben.	*Без теб не мога да живея.*
	Das ist eine Weste ohne Ärmel.	*Това е жилетка без ръкави.*
um *в / около*	Wir laufen um das Haus.	*Ние вървим около къщата.*
	Binde dir einen Schal um den Hals.	*Вържи си шал около врата.*
	Es sind viele Menschen um uns herum.	*Има много хора около нас.*
seit *от*	Seit zwei Jahren wohne ich hier.	*От две години живея тук.*
	Seit wann bist du krank?	*От кога си болен?*

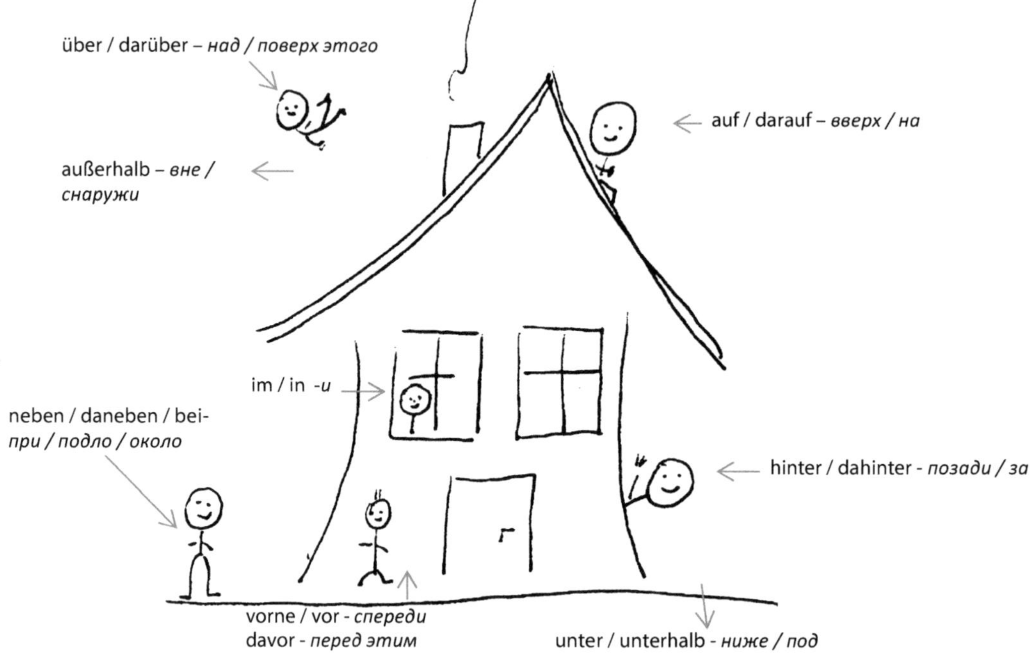

◘ **Abb. 4.12** Positionen – *Местонахождение*

von *от*	Ich komme gerade vom (von dem) Arzt.	*Идвам току що от лекаря.*
	Die Stadt liegt nördlich von Berlin.	*Градът се намира на север от Берлин.*
	Ich habe lange nichts von dir bekommen.	*Отдавна не съм получавал нищо от теб.*
	Von hier aus können wir zu Fuß gehen.	*От тук нататък можем да ходим пеш.*
zu *до / на / по / за*	Wie komme ich zu dir?	*Как да стигна до теб?*
	Ich verkaufe die Bücher zu je einem Euro.	*Аз продавам книгите за по едно евро.*
	Zum (zu dem) Frühstück möchte ich ein Ei.	*Към закуската бих желала едно яйце.*
	Du kannst mich zu allen Themen fragen.	*Ти можеш да ме питаш по всички въпроси*

■ **Himmelsrichtungen** – *Посоки*

Norden / nördlich	*Север / северно*
Westen / westlich	*Запад / западно*
Osten / östlich	*Изток / източно*
Süden / südlich	*Юг / южно* (■ Abb. 4.13)

■ **Himmelskörper** – *Небесни тела*

der Komet	*комета*
die Milchstraße	*млечен път*
der Mond	*луна*
der Planet	*планета*
die Sonne	*слънце*
der Stern	*звезда*
die Sternschnuppe	*метеоритен, звезден дъжд / звездопад*

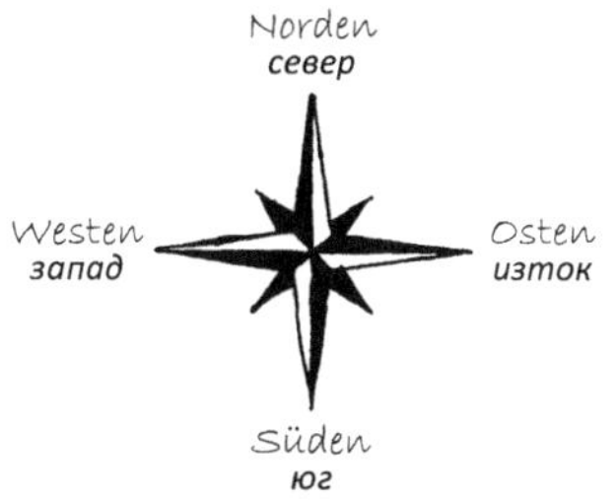

■ Abb. 4.13 Himmelsrichtungen – *Посоки*

Der menschliche Körper – Човешкото тяло

Inhaltsverzeichnis

5.1   Kopf – Глава – 72

5.2   Körper – Тяло – 73

5.3   Gliedmaßen – Крайници – 75

5.4   Innere Organe / Organsysteme – Вътрешни органи / Система на органите – 76

© Springer-Verlag GmbH Deutschland, ein Teil von Springer Nature 2020
N. Konopinski-Klein, *Bulgarisch-Deutsch für die Pflege zu Hause*,
https://doi.org/10.1007/978-3-662-60948-4_5

Глава

5.1 **Kopf – Глава**

Die Bezeichnungen der einzelnen Teile des Kopfes zeigt
◘ Abb. 5.1.

Изображение на отделните части на главата 5.1.

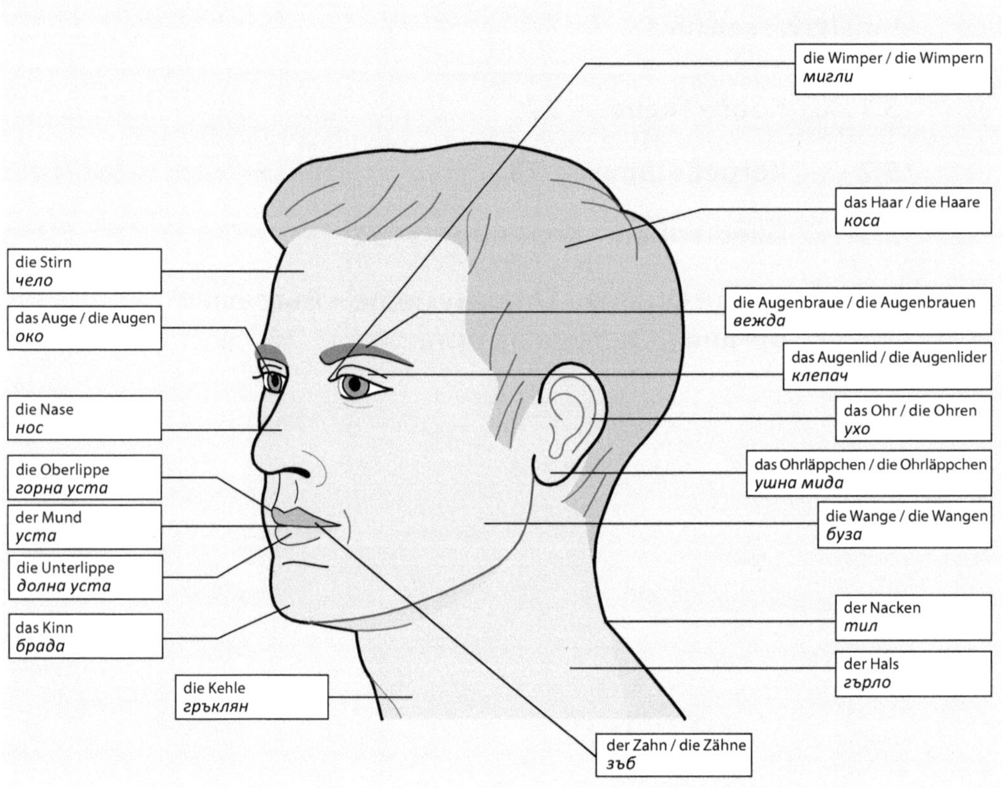

◘ **Abb. 5.1**   Der Kopf – *Глава*. (Aus Nemier und Seidel 2009)

5.2 **Körper – Тяло**

Тяло

Die Bezeichnungen der einzelnen Körperteile zeigt ◖ Abb. 5.2.
Изображение на отделните части на тялото 5.2.

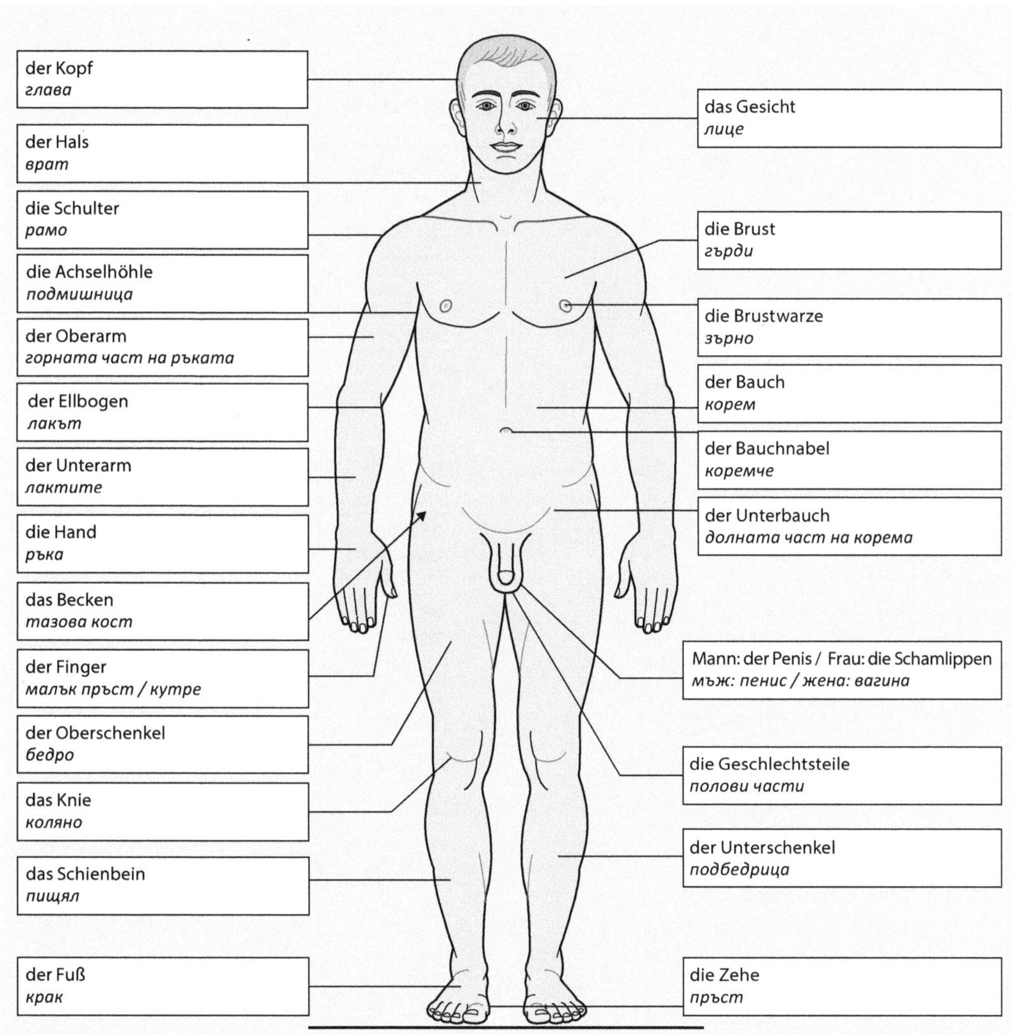

◖ **Abb. 5.2**   Der Körper **a** von vorne, **b** von hinten – *Талото **a** от пред, **б** от зад.* (Aus Nemier und Seidel 2009)

5

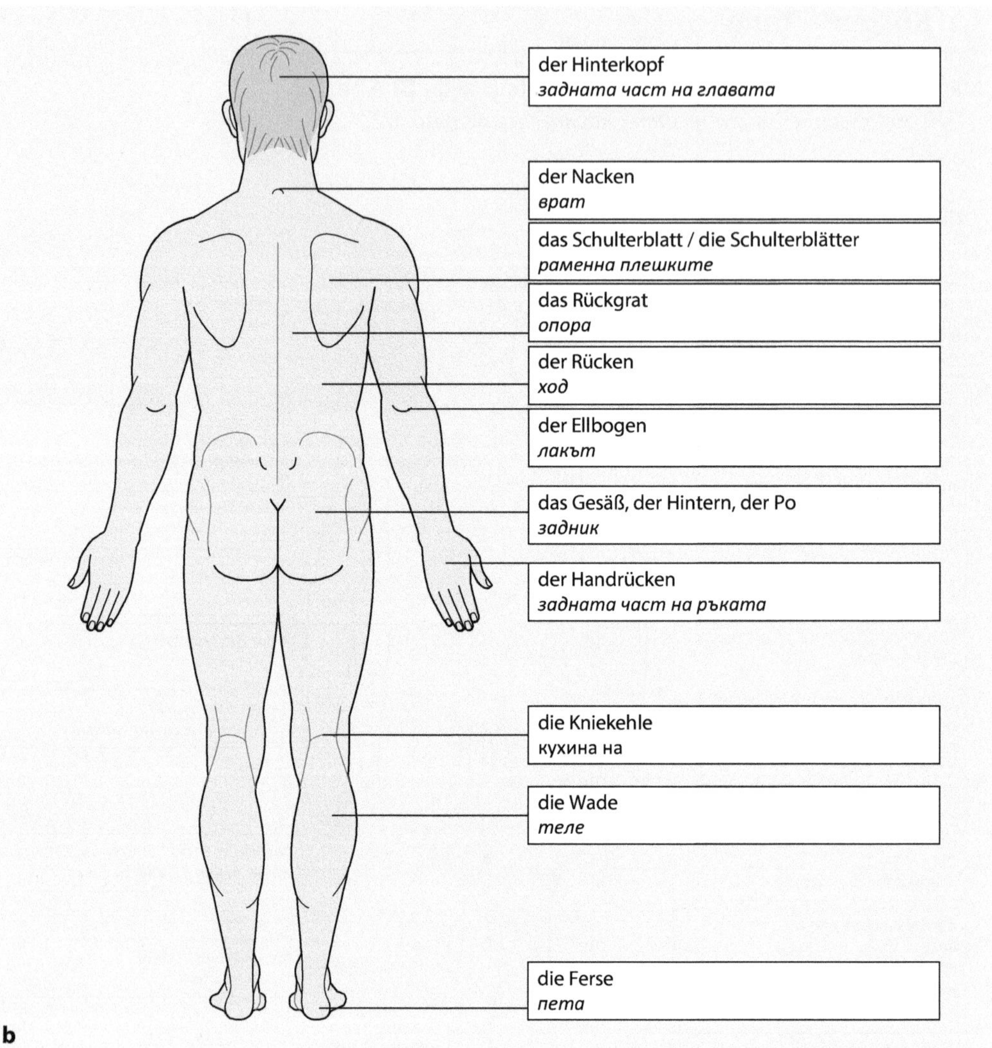

b

■ **Abb. 5.2**   *(Fortsetzung)*

5.3 **Gliedmaßen – Крайници**

Крайници

◖ Abb. 5.3 zeigt die Teile der Hand.
Изображение 5.3 показва частите на дланта.
◖ Abb. 5.4 zeigt die Teile der Füße.
Изображение 5.4 показва частите на ходилото.

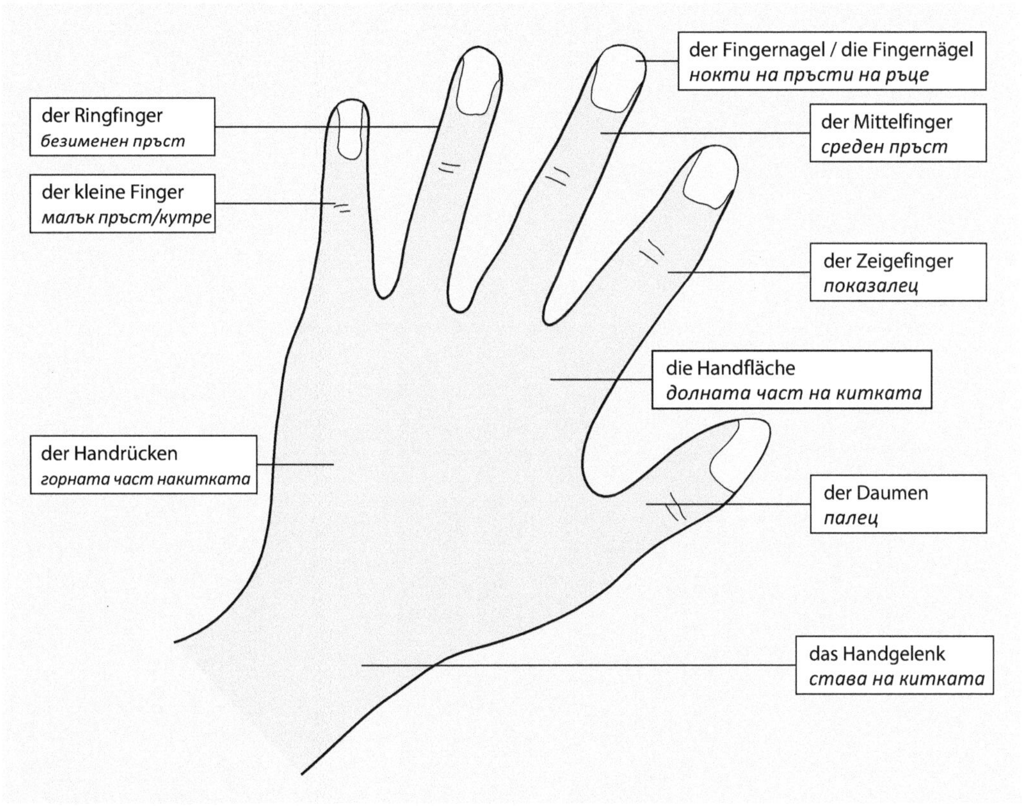

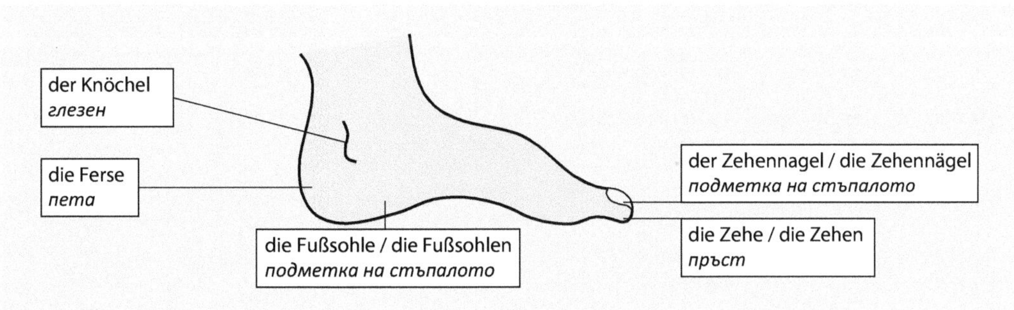

◖ **Abb. 5.3**   Die Hand / die Hände – *Ръка / длан*

◖ **Abb. 5.4**   Der Fuß / die Füße – *крак / стъпало*

Вътрешни органи

5.4 **Innere Organe / Organsysteme –**
Вътрешни органи / Система на органите

Die Bezeichnungen der inneren Organe zeigt ◘ Abb. 5.5.
Изображението на вътрешните органи 5.5.

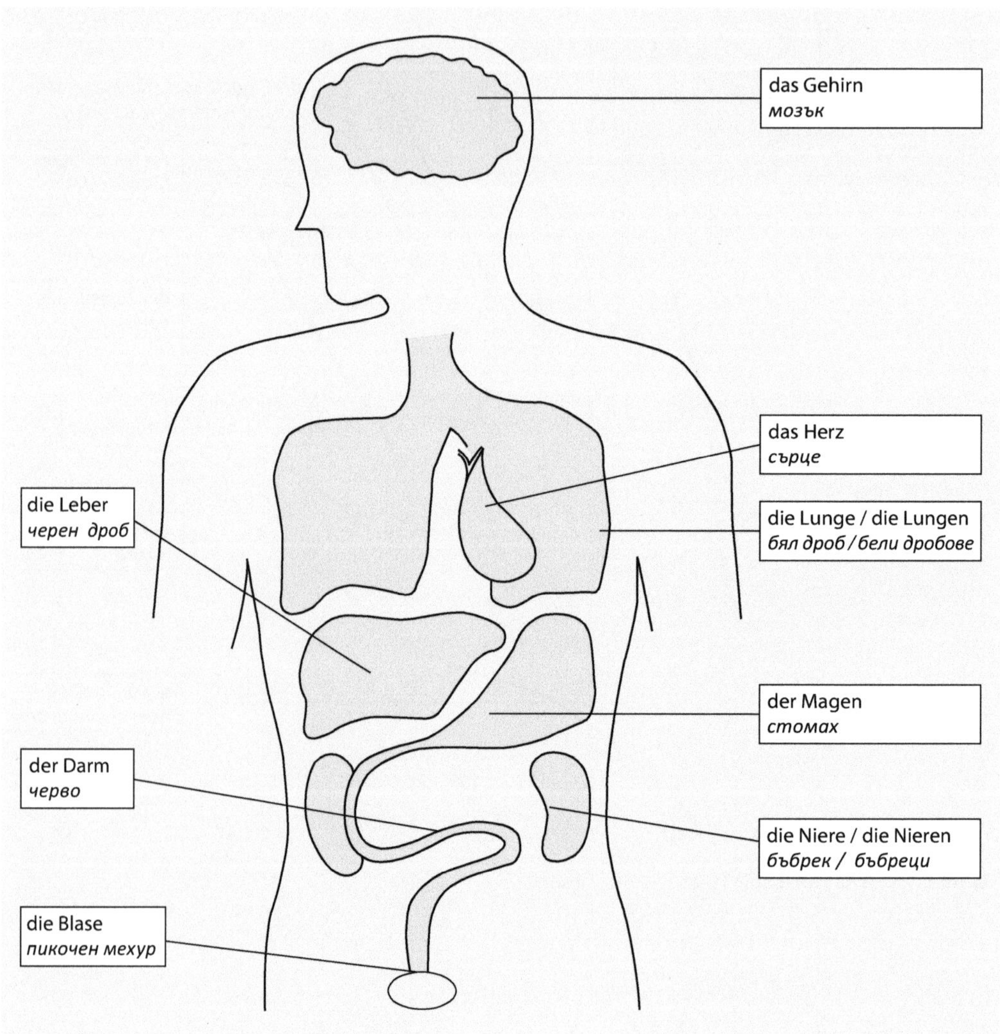

◘ **Abb. 5.5**   Innere Organe – *Вътрешни органи*

Gesundheit und Befinden – Здраве и самочувствие

Inhaltsverzeichnis

6.1 Befinden allgemein – Самочувствие – 78

6.2 Schmerzen – Болки – 79

6.3 Häufige Erkrankungen und Beschwerden – Често срещани заболявания и оплаквания – 81

6.4 Medizinische Geräte und Pflegeausstattung – Медицински уреди и помощни средства – 105

6.5 Medikamente – Лекарства – 109

6.6 Arztbesuch – Посещение при лекар – 111

6.7 Krankengymnastik – Рехабилитация / Лечебна гимнастика – 117

© Springer-Verlag GmbH Deutschland, ein Teil von Springer Nature 2020
N. Konopinski-Klein, *Bulgarisch-Deutsch für die Pflege zu Hause,*
https://doi.org/10.1007/978-3-662-60948-4_6

6.1 **Befinden allgemein – Самочувствие**

Eine positive, aufmunternde Stimmung ist immer gut – und besser, als sich mit dem Betreuten auf Jammertour zu begeben. Versuchen Sie aber, den richtigen Ton zu treffen, denn zu viel Energie und Optimismus kann auf die kranke Person auch negativ und dämpfend wirken und sogar als belastend empfunden werden.

Положителното, бодро настроение на пациента винаги е по - добро, отколкото мрачно и песимистично настроение. Опитайте се обаче да намерите верния тон, защото твърде много жизнерадостност и оптимизъм може да се отрази негативно или потискащо на болния или да го приеме като затормозяващо.

6

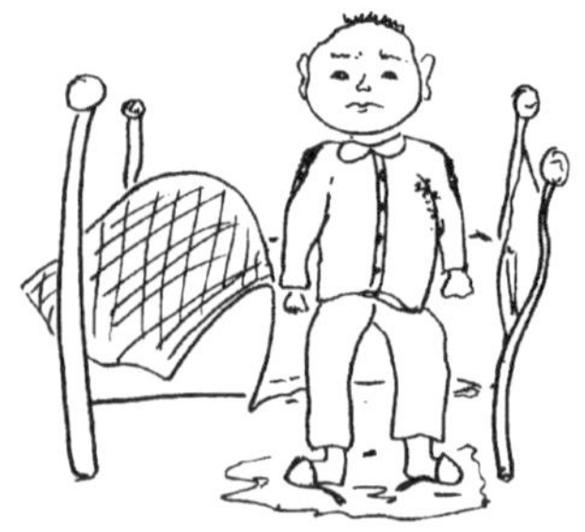

❏ **Abb. 6.1** Befinden allgemein – *Общо самочувствие*

▶ **Dialog 1** – *Диалог 1*

▬ Pflegerin – *Болногледачка:*
  – Wie geht es Ihnen?
    Как се чувствате?
  – Wie fühlen Sie sich heute?
    Как се чувствате днес?
  – Bitte sagen Sie mir, was Ihnen fehlt.
    Моля, кажете ми, какво Ви е?

▬ Herr Meier – *Господин Майер:*
  – Mir geht es gut / sehr gut / wie immer.
    Добре съм / много добре / както винаги.
  – Heute ist alles in Ordnung. Ich fühle mich sehr gut.
    Днес всичко е наред. Аз се чувствам много добре.

▬ Pflegerin – *Болногледачка:*
  – Das freut mich.
    Това ме радва (❏ Abb. **6.1**) ◀

▶ **Dialog 2** – *Диалог 2*

▬ Wie geht es Ihnen? *Как сте?*
  – Mir geht es nicht gut / Ich fühle mich nicht wohl.
    Не ми е добре / Не се чувствам добре.
  – Ich fühle mich schwach / Ich bin so schwach.
    Чувствам се слаб. / Аз съм немощен.
  – Ich fühle mich nicht besonders.
    Не се чувствам много добре.
  – Mir ist schwindelig.
    Вие ми се свят.

▬ Das ist nicht schön.
    Това не е добре.

▬ Das tut mir aber leid.
    Съжалявам.

▬ Wie kann ich Ihnen helfen?
    Как мога да Ви помогна?

- Was wollen wir dagegen machen?
  Какво да направим за това?
- Dagegen müssen wir was unternehmen.
  Срещу това трябва да предприемем нещо. ◀

6.2 Schmerzen – Болки

Болки

Dialog – *Диалог*

- Ich habe schreckliche Kopfschmerzen.
  Аз имам ужасно главоболие.
  - Das tut mir aber leid, möchten Sie eine Tablette?
    Съжалявам, желаете ли таблетка?
- Ja, geben Sie mir bitte eine Tablette.
  Да, дайте ми, моля една таблетка.
  - Hier die Tablette und ein Glas Wasser.
    Ето една таблетка и чаша вода.
  - Hoffentlich hilft es Ihnen.
    Надявам се да Ви помогне (Abb. 6.2).

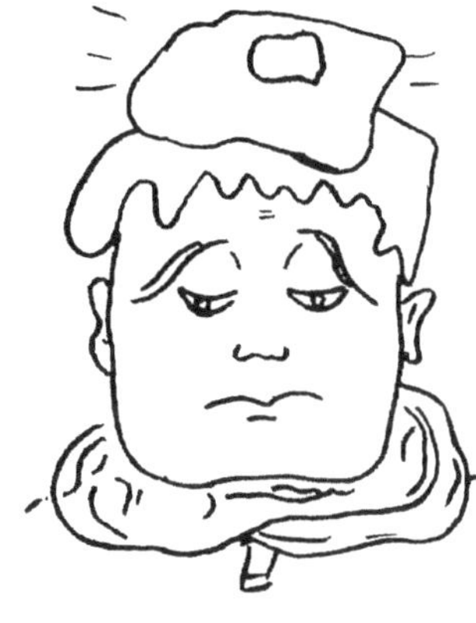

❏ Abb. 6.2 Schmerzen – *Болки*

- Ich habe Halsschmerzen.
  Боли ме гърлото.
  - Haben Sie Probleme beim Schlucken?
    Имате ли проблеми при гълтане?
  - Ich hole Ihnen ein Mittel zum Gurgeln.
    Ще Ви донеса нещо за гъргара.
  - Haben Sie sich erkältet?
    Простудили ли сте се?
  - Ich vermute, Sie haben sich erkältet.
    Предполагам, че сте се простудили.
  - Haben Sie auch Schnupfen?
    Имате ли хрема?
  - Ich möchte Ihre Temperatur messen.
    Аз искам да Ви премеря температурата.
- Ja, das können Sie gerne machen.
  Да, това можете да го направите.
  - Bitte, hier ist das Thermometer.
    Моля, тук е термометърът.
  - Oh, Sie haben mehr als 37,2 °C.
    О, Вие имате повече от 37,2 °C.
  - Ich gehe schnell in die Apotheke und hole Ihnen etwas
    gegen Erkältung.
    *Ще отида в аптеката и ще Ви донеса нещо за настин-
    ката.*
- Meine Augen tun weh / brennen.
  Очите ме болят / горят.
  - Sind Sie müde?
    Уморен ли сте?

- Bitte legen Sie sich kurz hin und entspannen Sie Ihre Augen.

  Моля, полегнете си малко, да ви отпочинат очите.
- Soll ich Ihnen Augentropfen bringen?

  Да ви донеса ли капките за очи?

■ Ich habe Ohrenschmerzen.

Да ви донеса ли капките за уши?

- Innen oder außen?

  От вътре ли или отвън?

■ Innen.

От вътре.

- Dann müssen wir zum Arzt gehen.

  Е, тогава трябва да идем на лекар.

■ Außen.

От вън.

- Haben Sie Ihr Hörgerät richtig angelegt?

  Сложили ли сте си слуховия апарат правилно?
- Bitte lassen Sie mich das überprüfen, es kann eine Druck-stelle sein.

  Моля, дайте да проверя дали не ви убива някъде?

■ Ich habe Zahnschmerzen.

Имам зъбобол / Боли ме зъб.

- Dann müssen wir unbedingt zum Zahnarzt gehen.

  Трябва непременно да идем на зъболекар.

■ Ich habe Bauchschmerzen.

Боли ме корема / имам болки в корема.

- Wo genau tut es weh?

  Къде точно Ви боли?
- Was ist das für ein Schmerz?

  Каква е болката?
- Brauchen Sie Medikamente?

  Нуждаете ли се от медикаменти?
- Soll ich den Arzt holen?

  Да доведа ли лекар?
- Ich rufe den Arzt an.

  Ще се обадя на лекаря.

■ Ich habe Schmerzen in der Brust.

Имам болки в гърдите.

■ Ich habe ein Stechen im Brustkorb.

Имам бодежи в гръдния кош.

- Wo tut es weh?

  Къде Ви боли?
- Wie stark sind die Schmerzen?

  Колко силни са болките?
- Sind es ziehende Schmerzen / stechende Schmerzen?

  Болките разкъсващи или пробождащи са?
- Ich rufe den Arzt an.

  Ще се обадя на лекаря.

– Seit wann leiden Sie an diesen Schmerzen?
От кога страдате от / имате тези билки?

Schmerzen sind kein normaler Zustand des Organismus. Wenn sich die Schmerzen wiederholen und über längere Zeit hinziehen, verständigen Sie den Arzt. Versuchen Sie auf keinen Fall, den Betreuten selbst zu behandeln.

Не е нормално да изпитваш болки. Ако болките се повторят или продължават дълго време, информирайте Вашия лекар. В никакъв случай не се опитвайте Вие да лекувате пациента.

■ **Schmerzarten –** *Болки*

akut	*остри*
chronisch / Dauerschmerz	*хронични / продължителни*
dumpf	*тъпи*
stechend	*пробождащи*
ziehend	*разкъсващи болки*

Fragen zu Schmerzen und dem Befinden wiederholen sich bei verschiedenen Körperteilen, daher betrachten Sie die Dialoge als Beispiele und setzen Sie die entsprechende Körperstelle ein.

Въпросите за болките и за самочувствието се повтарят при различните части на тялото, затова разглеждайте диалозите като примери и ги прилагайте при различните части на тялото.

6.3 Häufige Erkrankungen und Beschwerden – Често срещани заболявания и оплаквания

Често срещани заболявания и оплаквания

■ **Verschiedenes –** *Разни*

die Anämie	*Анемия*
die Blindheit	*Слепота*
die Bluterkrankungen	*Болести на кръвта*
das Dekubitalgeschwür	*Рани от залежаване / декубитус*
der Diabetes / die Zucker-krankheit	*Диабет / захарна болест*
der Hörsturz	*Внезапна загуба на слуха*

6

die Hyperglykämie	*Висока кръвна захар*
die Hyperthyreose	*Повишена функция на щито-видната жлеза*
die Hypothyreose	*Понижена функция на щито-видната жлеза*
die Krampfadern	*Варикозни / разширени вени*
der Krebs	*Рак / карцином*
die Leukämie	*Левкимия / рак на кръвта*
das Nasenbluten	*Кръвотечение от носа*
die Migräne	*Мигрена*
die Multiple Sklerose / MS	*Множествена склероза / МС*
die Schwerhörigkeit	*Глухота*
die Stoffwechselerkrankungen	*Заболявания на обмяната на веществата*
das Stoma	*Стома*
die Taubstummheit	*Глухоням*

Алергия

6.3.1 Allergien – Алергии

auf Antibiotika	*Към антибиотик*
auf Duftstoffe	*Към миризми / парфюми*
auf Insektenstiche	*Към ухапвания от насекоми*
auf Pflaster	*Към лейкопласт*
auf Medikamente	*Към лекарства*
auf Latex	*Към латекс / на гума*
auf Jod	*Към йод*
auf Pollen	*Към цъфтеж / полени*

Erfragen Sie, ob der Betreute auf irgendwelche Stoffe oder Mittel allergisch reagiert. Wenn ja, klären Sie, wie Sie reagieren sollen. Versuchen Sie, den Betreuten von solchen Stoffen (Allergenen) fernzuhalten.

Im Falle einer Lebensmittelunverträglichkeit, wie z. B. Laktoseintoleranz, besorgen Sie Lebensmittel, die der Betreute verträgt (laktosefreie Milch, Produkte ohne Weizenmehl usw.).

Питайте дали обгрижваният от вас реагира алергично на някои вещества или препарати. Ако е така, изяснете си, как трябва да реагирате. Опитайте се да го държите надалеч от такива вещества (алергени).

В случай, че има непоносимост към храни, като например непоносимост към лактоза, осигурете храни, които той / тя понася (Мляко, без лактоза, продукти без глутен и т. н.).

Dialog – *Диалог*

■ Reagiert Herr Meier auf bestimmte Stoffe allergisch?

Реагира ли г-н Майер алергично на определени вещества?
  – Ja, mein Vater verträgt kein Penicillin und reagiert allergisch auf Latex.

  Да, баща ми не понася пеницилин и реагира алергично на латекс.

■ Gut zu wissen, dann werde ich darauf achten. Bitte besorgen Sie mir latexfreie Einmalhandschuhe.

Добре е да знам, и ще внимавам за това Моля осигурете ми еднократни ръкавици без съдържание на латекс.

6.3.2 Erkrankungen der Atemwege – Заболявания на дихателните пътища

Заболявания на дихателните пътища

das Bronchialasthma	*Бронхиална астма*
die Bronchitis	*Бронхит*
die COPD / chronisch obstruktive Atemwegserkrankung	*ХОБЗ / Хронично- обструктивна болест на дихателните пътища*
die Kehlkopfentzündung	*Ларингит*
die Lungenentzündung	*Възпаление на белия дроб* (◘ Abb. 6.3)
das Lungenemphysem	*Белодробен емфизем*
der Lungenkrebs	*Рак на белия дроб*
der Lungentumor	*Тумор на белия дроб*
die Rippenfellentzündung	*Плеврит*

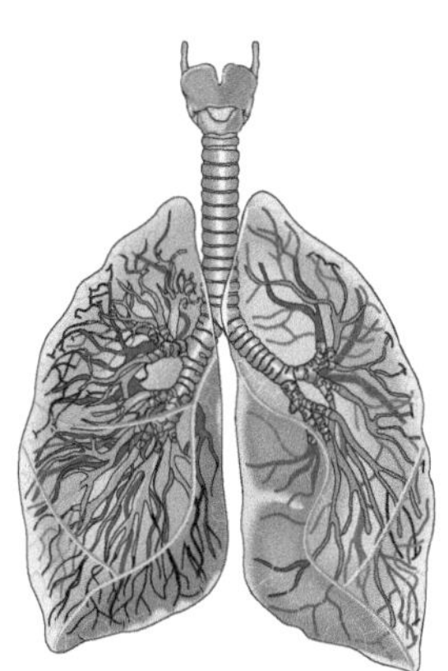

◘ **Abb. 6.3**   Lunge – *Бял дроб* (Aus Spornitz 2010)

Bei Erkrankungen der Atemwege werden oft zur Unterstützung der Atmung Inhalatoren verwendet. Auch hier ist die Hygiene sehr wichtig. Vor dem ersten Einsatz eines Inhalators lassen Sie sich die Bedienung durch den Arzt oder eine Krankenschwester erklären und beachten Sie die Anweisungen genau. Meistens hat jedes Medikament einen eigenen Inhalator, den Sie zuerst erkunden und ausprobieren müssen.

При заболяванията на дихателните пътища често се използват за подпомагане на дишането, инхалатори. Също и тук е много важна хигиената. Преди да се започне употребата на инхалатора, искайте лекар или медицинска сестра

да Ви обясни как се използва и следвайте точно указанията.
Най-често всеки медикамент си има собствен инхалатор,
който първо Вие трябва проучите и да изпробвате.

Dialog – *Диалог*

— Ich bekomme keine Luft.
  Не ми стига въздух.
— Ich kann schlecht atmen.
  Дишането ми е лошо.
  – Hier ist Ihr Inhalator. Brauchen Sie Hilfe?
    Ето Ви инхалатора. Трябва ли Ви помощ?
  – Inhalieren Sie bitte mit dem Dosieraerosol.
    Инхалирайте, моля, с дозиращия аерозол.
  – Bitte, das ist Ihr Medikament.
    Моля, ето Вашият медикамент.
  – Bitte versuchen Sie, ruhig zu atmen und sich zu beruhigen.
    Моля, опитайте се да дишате дълбоко и са се успоко-
    ите.
  – Leider müssen Sie heute im Bett bleiben.
    За съжаление, днес трябва да останете в леглото.

Простудни заболявания

6.3.3 Erkältungskrankheiten – Простудни заболявания

die Angina	*Ангина*
die Gliederschmerzen	*Болки по ставите*
die Heiserkeit	*Дрезгавост*
der Husten (Krankheit) / das Husten (Vorgang)	*Кашлица (заболяване) проти- чане на кашлицата*
die Halsentzündung	*Възпаление на гърлото*
die Halsschmerzen	*Болки в гърлото*
die Kopfschmerzen	*Главоболие*
das Niesen	*Кихане*
das Räuspern	*Настръхване*
der Schüttelfrost	*Треска*
die Schluckbeschwerden	*Затруднения при гълтането*
der Schnupfen	*Хрема (◘ Abb. 6.4)*
der Schweißausbruch	*Изпотяване*
das Schwindelgefühl	*Виене на свят*

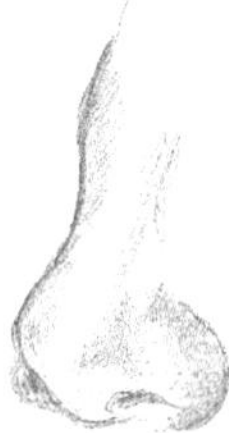

◘ **Abb. 6.4** Nase – *Нос*

Dialog – *Диалог*

■ Ich bin erkältet / ich habe eine Erkältung.
Простудил съм се. Имам простуда.
■ Ich habe Schüttelfrost. Mir ist mal warm, mal kalt.
Тресе ме. Ту ми е топло, ту ми е студено.
■ Ich schwitze sehr.
Потя се много.
– Ich mache / gebe Ihnen einen Tee.
Ще направя / ще Ви дам чай.
– Hier sind die Taschentücher / Tempos.
Ето Ви носни кърпички.
– Bitte nehmen Sie ein Hustenbonbon.
Моля, вземете бонбон за смучене против кашлица.
– Ich hole Ihnen etwas aus der Apotheke.
Ще Ви донеса нещо от аптеката.
– Möchten Sie eine Tablette?
Искате ли хапче?
■ Ja, bitte.
Да, моля.
– Ich löse sie in Wasser auf.
Ще го разтворя във вода.
– Bitte trinken Sie das.
Моля, изпийте това.
– Sie sollten so viel wie möglich trinken. Hier steht Ihr Wasser.
Трябва да пиете по възможност повече. Ето водата
– Ich werde Ihre Körpertemperatur unter dem Arm messen.
Ще премерим температурата Ви.
– Bitte bleiben Sie ruhig und halten Sie das Thermometer unter der Achsel fest.
Моля, стойте спокойно и дръжте здраво термометъра под мишницата си.
– So, es ist vorbei, bitte heben Sie Ihren Arm, damit ich das Thermometer ablesen kann.
Ето, вече е готово, моля вдигнете си ръката, за да може да видим какво показва термометъра.
– Ich werde Ihre Körpertemperatur im Liegen im Po messen.
Ще Ви премеря температурата в легнало положение в ануса.
– Bitte legen Sie sich auf die Seite und bleiben Sie ruhig. Jetzt werde ich das Thermometer einführen.
Моля, легнете на една страна и стойте спокойно. Сега ще сложа термометъра.
– So, es ist vorbei, Sie können sich auf den Rücken drehen. Ich ordne noch Ihre Kleidung. So können Sie gut liegen.

Така, готови сме. Вие можете да се обърнете по гръб.
Ще оправя дрехите ви. Така можете да лежите удобно.

Кожни болести

6.3.4 **Hauterkrankungen – Кожни болести**

das Geschwür	*язва*
der Hautausschlag	*кожен обрив*
der Hautpilz	*гъбички по кожата*
der Herpes	*херпес*
die Neurodermitis	*невродермит*
die Pergamenthaut	*пергаментова кожа*
die Pusteln	*акне*
die Schuppenflechte	*псориазис* (◘ Abb. 6.5)

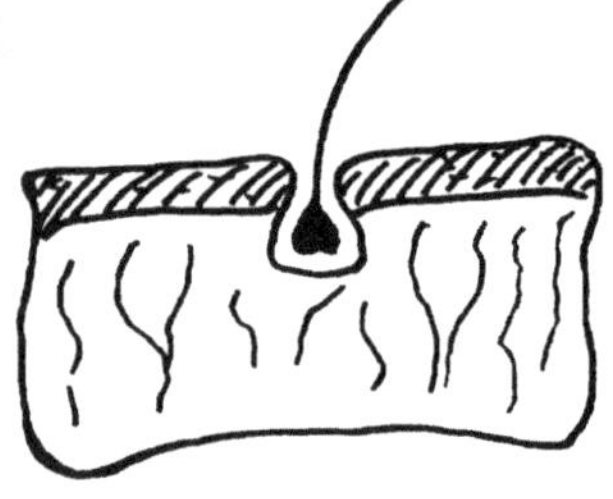

◘ **Abb. 6.5**   Hauterkrankungen
– Кожни болести

Dialog *– Диалог*

— Meine Haut juckt.
Кожата ме сърби.
— Ich habe einen Hautausschlag.
Имам кожен обрив.
  – Lassen Sie mich das sehen. Sieht gar nicht so schlimm
   aus / sieht nicht gut aus.
   Дайте да видя. Не изглежда толкова зле / не изглежда
   добре.
  – Wir zeigen das dem Hautarzt.
   Ще го покажем на кожния лекар.
— Ich habe eine schmerzende Stelle an der Lippe.
Имам болезнено място на устната.
  – Das kann Herpes sein. Ich tupfe gleich eine Creme da-
   rauf.
   Може да е херпес. Ще го намажем с крем.

❯ Sollte der Betreute bettlägerig sein, müssen Sie unbedingt auf
die Früherkennung und Vermeidung von Dekubitus achten.
Ако пациентът Ви е на легло, трябва непременно да
внимавате и да предотвратите образуването на рани от
залежаване.

Dekubitus (Druckgeschwür) ist eine durch anhaltenden Druck
entstehende Gewebeschädigung. Durch langes Liegen oder Sit-
zen in gleicher Position wird an den Druckstellen die Blutzirku-
lation gestört und das Gewebe wird nicht ausreichend mit Blut
versorgt. Daraus resultieren sehr schlecht heilende Geschwüre
und Wunden. Besonders gefährdete Stellen sind:

- In der Rückenlage: Hinterkopf, Schulterblätter, Wirbelsäule, Ellenbogen, Beckenkamm, Kreuzbein, Sitzbein, Fersen, Zehen.
- In der Seitenlage: Ohr, Schulter, Ellenbogen, Beckenkamm, Knie, Fußaußenseite.

Декубитус (рани от залежаване) е увреждане на тъканта от продължителен натиск / залежаване. Чрез продължително седене или лежане в една и съща позиция се нарушава циркулацията на кръв на това място и тъканта не се снабдява с достатъчно кръв. За това трудно се лекуват тези рани. Особено застрашени места са:

- *при лежане по гръб: на тила, на плешките, на гръбначния стълб, на лактите, на таза, на кръста, на опашката, на петите, на пръстите на краката.*
- *при лежане на една страна; ухо, рамене, лакти, ханш, коляно, външна страна на стъпалото*

Es gibt eine einfache Methode, um die Blutzirkulation zu überprüfen: Sie drücken mit dem Finger auf die gefährdete Stelle. Durch den Druck entsteht eine weiße Verfärbung, die normalerweise gleich wieder verschwindet – die Haut sieht wie vorher aus. Sollte das nicht passieren, müssen Sie für eine sofortige Druckentlastung (Umdrehen, Anti-Dekubitus-Hilfsmittel unterlegen) sorgen.

Има един много прост метод да проверите циркулацията на кръвта. Натискате с пръст на застрашеното място. Чрез натиска мястото побелява, ако всичко е наред побеляването изчезва веднага- кожата изглежда като преди. Ако това не се случи, трябва веднага да се погрижите да намалите натиска върху това място (смяна на положението на лежане, подложете помощни средства против рани от залежаване.)

Sollte der Betreute an Diabetes mellitus (Zuckerkrankheit) leiden, ist die Wundsituation besonders komplex: Wunden heilen nicht so gut wie bei anderen Patienten. Die Füße sind besonders gefährdet. Daher sollten Sie auch bei mobilen Patienten präventiv täglich die Füße auf Verletzungen untersuchen und sofort reagieren.

Ако пациентът Ви е болен от диабет (захарна болест), ситуацията с раните е много по- сложна: раните при тях не зарастват така, както при другите пациенти. Стъпалата им са особено застрашени. За това Вие, дори и при мобилни пациенти, страдащи от диабет, превантивно ежедневно трябва да проверявате стъпалата им и при наранявания да реагирате.

Grundsätzlich ist die Haut bei älteren Personen meist sehr trocken und empfindlich. Die abnehmende Talg- und Schweißdrüsenproduktion wirkt sich negativ auf den natürlichen Schutzfilm der Haut aus. Die Haut wird dünner und ist nicht mehr so elastisch wie früher. Juckreiz und Rötungen sind normal. Aufgrund von Diabetes mellitus, längerer Cortisongabe sowie der Einnahme von blutgerinnungshemmenden Mitteln entsteht die sogenannte Pergamenthaut. Sie ist sehr durchsichtig und unterlegt mit Hämatomen. Eventuelle Verletzungen führen zu starken, schwer zu stoppenden Blutungen und heilen sehr langsam. Die Haut von älteren Patienten muss deshalb regelmäßig mit Pflegeöl gepflegt und vor Verletzungen und Druckstellen geschützt werden.

По принцип кожата на по- възрастните пациенти е много суха и чувствителна. Намаляващата функция на жлезите с вътрешна секреция въздейства негативно на естествения защитен слой на кожата. Кожата става по-тънка и не така еластична, като преди. Сърбежи и зачервявания са нещо нормално. Поради заболяването диабет, и продължителен прием на кортизонови препарати, както и медикаменти за разреждане на кръвта, се образува така наречената пергаментова кожа. Тя е прозрачна и с хематоми. При нараняване се стига до силно, трудно за овладяване кръвотечение и раните зарастват много бавно, затова кожата на по- възрастните пациенти трябва редовно да се намазва с подхранващо масло за тяло и да се предпазват тези зони, които са застрашени от разраняване поради залежаване.

Dialog – *Диалог*

■ Ich werde Sie jetzt einölen. Ihre Haut ist sehr trocken.
  Ще Ви намажа с крем за тяло. Кожата Ви е много суха.
  – Ja, das merke ich. Sie juckt und sieht nicht mehr so schön wie früher aus.
    Да, усещам, кожата ме сърби и не изглежда толкова хубава като преди.
■ Nach dem Duschen ist die beste Zeit dafür. Jetzt sind Sie trocken. Bitte drehen Sie sich um. Ich creme Ihnen den Rücken ein.
  След като вземете душ е най-подходящото време за това. Сега сте се подсушили. Моля, обърнете се. Ще намажа гърба Ви.
■ Ist das angenehm?
  Приятно ли е така?
  – Ja, danke.
    Да, благодаря.
■ Bitte setzen Sie sich. Jetzt werde ich Ihre Füße kontrollieren. Hoffentlich haben Sie keine Verletzungen.

Моля, седнете. Сега ще проверя стъпалата Ви, Да се надяваме, че нямате наранявания.

— Zum Glück ist alles in Ordnung. Die Haut ist aber auch hier sehr trocken. Wir ölen sie jetzt ein.

За радост, всичко е наред, Но и тук кожата е много суха. Сега ще намажем стъпалата с крем.

— Jetzt müssen wir den Verband an der Wade wechseln.

Сега трябва да сменим превръзката на прасеца.

   – Oh, das wird wieder eingetrocknet sein und wehtun.

   О, там пак ще е засъхнало и ще ме боли.

— Keine Sorge, ich gehe sehr langsam vor. Wir haben Zeit.

Не се боите. Ще го направя много бавно. Имаме време.

— So, geschafft. Jetzt schmiere ich Salbe auf die Wunde. Dann kommen ein Wundpflaster und ein Verband darüber. Hat es wehgetan?

Така, справих се. Сега ще намажа унгвент на раната. После ще сложа лейкопласт / лепенка и превръзка от горе. Боля ли Ви?

   – Nein, es war nicht so schlimm.

   Не, не беше толкова лошо.

6.3.5 Erkrankungen des Herz-Kreislauf-Systems und der Blutgefäße – Заболявания на сърдечно-съдовата система и на кръвоносните съдове

Заболявания на сърдечно-съдовата система и на кръвоносните съдове

die Arteriosklerose	*Артериосклероза*
der Bluthochdruck / die Hypertonie	*Кръвно налягане / хипертония*
der niedrige Blutdruck / die Hypotonie	*Ниско кръвно налягане / хипотония*
die Hämorrhoiden	*Хемороиди*
die Herzbeutelentzündung	*Възпаление на обвивката на сърцето / перикардит*
der Herzfehler	*Сърдечен порок*
das Herzflimmern	*Сърдечно мъждене*
die Herzinsuffizienz	*Сърдечна недостатъчност*
das Herzklopfen	*Сърцебиене*
der Herzinfarkt	*Инфаркт на миокарда*
die Herzmuskelentzündung	*Възпаление на мускула на сърцето / миокардит*
die Herzneurose	*Сърдечна невроза*

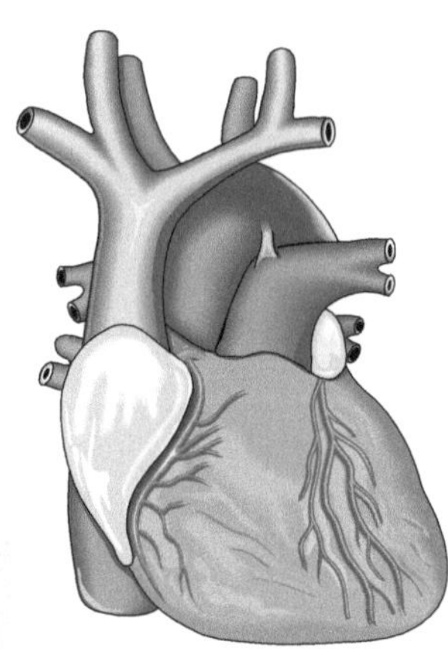

◘ Abb. 6.6 Herz – *Сърце.*
(Aus Spornitz 2010)

die Herzrhythmusstörungen	*Смущения на сърдечния ритъм*
die Herzschrittmacher	*Кардиостимулатор* (◘ Abb. 6.6)
die Krampfader	*Варикозни разширени вени (на краката)*
die Kranzgefäßinsuffizienz	*Недостатъчност на кръвоносните съдове*
die / das Pulsadergeschwulst	*Артериална аневризма*
die Thrombose	*Тромбоза*
die Venenentzündung	*Възпаление на вените*

Erkrankungen des Herz-Kreislauf-Systems treten sehr oft bei älteren Patienten auf. Dann benötigt der Betreute meist eine Dauermedikation. Die Medikamente müssen fast immer zur gleichen Tageszeit eingenommen werden. Das Auslassen einer Tablette / der Tabletten kann zu Blutdruckschwankungen führen und einen gefährlichen Schlaganfall oder Herzinfarkt auslösen.

Заболяванията на сърдечно-съдовата система често се появяват при по-възрастни пациенти. Тогава Вашият пациент се нуждае от лекарства, които се пият постоянно. Лекарствата трябва да се приемат по едно и също време на денонощието. Пропускането на една таблетка или на няколко приема, може да доведе до смущения в кръвното налягане или да предизвика инсулт или инфаркт на миокарда.

Dialog – *Диалог*

— Ich habe Herzklopfen.
  Имам сърцебиене.
  – Jetzt werden wir Ihren Blutdruck messen.
    Сега ние ще измерим Вашето кръвно налягане.
  – Es ist wieder Zeit, Ihren Blutdruck zu messen.
    Отново е време да измерим Вашето кръвно налягане.
  – Bleiben Sie entspannt liegen / setzen Sie sich und legen Sie den Arm auf den Tisch.
    Отпуснете се и останете да лежите / седнете и поставете ръката си на масата.
  – Ich schiebe den Ärmel nach oben und lege die Manschette an.
    Аз ще Ви вдигна ръкава нагоре и ще Ви сложа маншета на апарата.
  – Ihr Blutdruck ist 120 / 80 mm / Hg. Das ist normal.
    Вашето кръвно налягане е 120 / 80 мм / Hg. Това е нормално.

– Ihr Blutdruck ist zu hoch. Ich gebe Ihnen die vom Arzt für solche Fälle verordnete Tablette.

Вашето кръвно налягане е доста високо. Ще Ви дам една, предписана от лекаря таблетка за такива случаи.

– Ihr Blutdruck ist zu niedrig. Ich gebe Ihnen Wasser. Bitte trinken Sie das und legen Sie Ihre Beine hoch.

Кръвното Ви е доста ниско. Ще Ви дам вода. Моля, изпийте я и легнете, като вдигнете нависоко краката си.

– Anschließend können wir uns ein wenig bewegen.

След това ще можем да се раздвижим малко.

– Bitte lassen Sie mich Ihren Puls messen.

Моля, дайте да Ви премеря пулса.

> Ein Schlaganfall muss sofort behandelt werden, sonst bleiben Dauerschäden wie Lähmungen, Sprachstörungen und Verwirrtheit. Schlimmstenfalls kann der Patient sterben.

Инсултът трябва да се започне да лекува веднага, защото иначе остават трайни увреждания като парализа, смущения в говора и загуба на памет и обърканост.

Falls Sie bei Ihrem Schützling folgende Symptome bemerken: plötzlicher Schwindel, starke Kopfschmerzen, plötzliche Verwirrtheit, Sprachstörungen, Desorientierung, Bewusstlosigkeit, Unfähigkeit, beide Hände hochzuheben, abfallende Mundwinkel (vor allem einseitig), Unfähigkeit, einen Satz zu wiederholen oder überhaupt zu sprechen: **Rufen Sie sofort den Notdienst an!** Bei einem Schlaganfall zählt jede Minute für den Erhalt der wichtigen Körperfunktionen.

*Ако забележите следните симптоми у Вашия пациент: внезапен световъртеж, силно главоболие, внезапна обърканост, смущения в говора, липса на ориентация, загуба на съзнание, неспособност да вдигне двете си ръце, изкривяване на устата (преди всичко от едната страна) неспособност да повтори едно изречение, или въобще да не може да говори: **Извикайте спешна помощ веднага!** При инсулт всяка изминала, пропусната минута има значение за запазване на важни физиологични функции.*

6.3.6 **Infektionskrankheiten – Инфекциозни болести**

Инфекциозни болести

die Dyphtherie	*дифтерит*
die Grippe	*грип*
die Gürtelrose	*херпес зостер*
die Hepatitis A	*хепатит тип A*

die Kinderlähmung	*детски паралич*
der Keuchhusten	*Коклюш / магарешка кашлица*
die Masern	*дребна шарка / морбили*
der Mumps	*заушка*
die Röteln	*шарка- рубеола*
der Scharlach	*скарлатина*
die Tuberkulose	*туберкулоза*

Die Wahrscheinlichkeit, dass Sie mit einer Infektionskrankheit konfrontiert werden, ist sehr gering. Trotzdem ein paar Worte hierzu. Sollte bei Ihnen oder Ihrem Betreuten eine ansteckende Erkrankung diagnostiziert werden, benachrichtigen Sie sofort die Familie des Betreuten und Ihre Vermittlungsagentur.

Вероятността да се срещнете с инфекциозна болест е много малка. Въпреки това няколко думи за това. Ако на Вас или на Вашия пациент се диагностицира заразно заболаване, уведомете веднага семейството на Вашия пациент и агенцията, която ви е изпратила там на работа.

Beachten Sie alle Anweisungen des Arztes. Dies betrifft die medikamentöse Behandlung und die Quarantäne (Isolation). Organisieren Sie den Tagesablauf und die Versorgung so, dass Sie unbesorgt die Zeit, in der eine Ansteckungsgefahr droht, überstehen können. Bleiben Sie ruhig und verfallen Sie nicht in Panik.

Следвайте всички указания на лекаря. Това се отнася за медикаментозното лечение и за карантината (изолацията). Организирайте дневния режим и осигуряването с продукти и лекарства така, че да можете да преминете спокойно през времето, през което има вероятност от заразяване (инкубационния период). Запазете спокойствие, не изпадайте в паника.

So können Sie zum Beispiel die Familie des Betreuten informieren:

„Der Arzt hat bei Herrn Meier heute Krankheit X festgestellt. Es kann sein, dass auch ich bereits angesteckt wurde. Wir haben Medikamente bekommen und dürfen das Haus nicht verlassen, müssen aber versorgt werden. Bitte bringen Sie uns folgende Sachen (Aufzählung) und stellen Sie diese vor die Haustür. Wir sollen keinen direkten Kontakt miteinander haben. Bitte kontaktieren Sie den Hausarzt.“

Oder:

„Der Arzt hat heute bei mir Krankheit X festgestellt. Leider kann ich Herrn Meier zurzeit nicht versorgen. Bitte kontaktieren Sie den Arzt und organisieren Sie eine Ersatzversorgung für Herrn Meier. Danke.“

Така например можете да информирате семейството на вашия пациент:

„Лекарят днес констатира при г-н Майер заболяване. Може да се окаже, че то е заразно. Ние получихме медикаменти, но не можем да излизаме извън дома, а трябва да ни се пазарува. Моля, донесете ни следните неща (изброяване) и ги оставете пред къщната врата. Не бива да имаме контакт по между си. Моля, обадете се на личния лекар.“

Или:

Лекарят днес установи при мен заболяване. За съжаление, не мога за сега да се грижа за г-н Майер. Моля, свържете се с личния лекар и организирайте моята смяна. Благодаря.

6.3.7 **Neurologische Erkrankungen – Неврологични заболявания**

Неврологични заболявания

die Altersdemenz	*Старческа деменция*
die Demenz	*Деменция*
der Morbus Alzheimer	*Морбус Алцхаймер*
der Morbus Parkinson	*Морбус Паркинсон (◘ Abb. 6.7)*
die Orientierungslosigkeit	*Липса на ориентация*
der Schwindel	*Виене на свят*
die Verwirrtheit	*Обърканост*

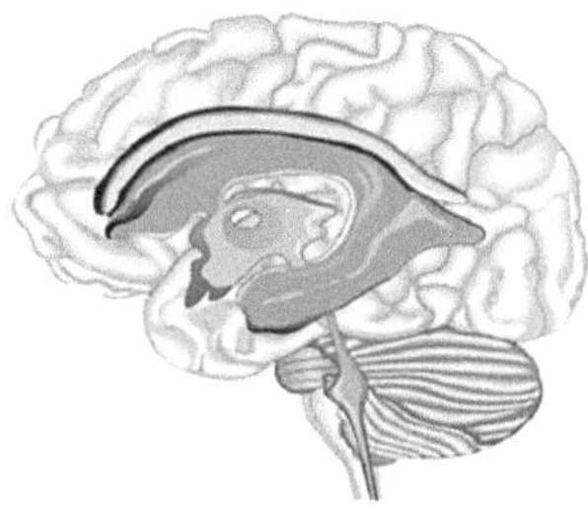

◘ **Abb. 6.7** Gehirn – *Мозък.* (Aus Spornitz 2010)

Bei neurologischen Erkrankungen wie Morbus Parkinson oder Morbus Alzheimer hängt der Zustand des Patienten vom Stadium der Erkrankung ab und kann von hilfebedürftig bis pflegebedürftig reichen. Charakteristisch dabei ist die fortschreitende Minderung des Bewusstseins und des Erinnerungsvermögens. Symptome (Erscheinungen) von Morbus Parkinson sind meist ein Zittern der Hände, Steifheit und schleppender Gang.

При неврологични заболявания като паркинсон или алцхаймер, състоянието на пациента зависи от стадия на развитие на болестта и може да стигне до положение, пациентът да стане напълно зависим от гледане. Характерно при това е прогресивното намаляване на съзнанието, както и на възможността за запомняне. Симптоми (проявления) на паркинсона най-често са треперенето на ръцете, скованост и влачеща походка.

Bei Morbus Alzheimer und Altersdemenz steht der Verlust der Erinnerung im Vordergrund. Dabei kommt es zur Veränderung der Gehirnfunktionen bzw. zum Abbau von Nervenzellen. Da diese Nervenzellen für das Gedächtnis, das Denkvermögen

6

und vor allem für Lernvorgänge zuständig sind, werden das Gedächtnis und die geistigen Funktionen beeinträchtigt. Die Patienten wissen z. B. oft nicht, wie ein angefangener Satz enden sollte, und erkennen bekannte Personen nicht mehr. Das Vergessen geschieht rückwärts. Die Patienten erinnern sich zuerst nicht, was gestern war, dann, was vor einer Woche passierte, und später, was vor einem Jahr geschah. Die erlernten geistigen Fähigkeiten, wie z. B. Selbstbeherrschung, Äußerung von Angst oder Wut, gehen auch verloren. Somit passiert es oft, dass Demente aggressiv werden.

При заболяването Алцхаймер и старческа деменция на първо място стои загубата на паметта. Освен това се стига до промяна във функциите на мозъка т.е. умиране на нервни клетки. Тъй като тези клетки са отговорни за паметта, за мисленето и преди всичко за способността за учене, се засяга паметта и духовността на болния. Например пациентите не знаят как да завършат започнатото изречение, а и не разпознават познати за тях хора. Забравянето е в обратен ред. Пациентите не си спомнят какво е била вчера, по нататък предната седмица, и по-късно какво се е случило преди една година. Усвоените форми на общуване, като напр. самообладание, изразяването на чувства като страх или гняв, също се загубват. Така често може да се случи дементно болни да проявят агресивност.

Die Demenz entwickelt sich in mehreren Stadien. In der letzten Phase kommt es zum Verlust aller höheren physischen Funktionen wie Essen, Trinken, Laufen, Toilettenbenutzung. Das Gehirn kann keine neuen Informationen speichern. Die Pflege solcher Patienten erfordert viel Geduld und Verständnis, denn ihr Verhalten entspricht oft dem Verhalten eines Kindes.

Деменцията се развива в няколко стадии. В последния стадий се стига до загуба на всички важни физиологични функции като хранене, пиене, ходене и използване на тоалетна. Мозъкът не може вече да запамети никаква нова информация. Грижата за такива пациенти изисква много търпение и разбиране, защото тяхното поведение често отговаря на поведението на малко дете.

Wichtig ist eine respektvolle Betreuung: den Betreuten zu achten und seine Menschenwürde zu bewahren. Nehmen Sie Rücksicht auf seine Bedürfnisse und seine Verletzlichkeit. Bei Personen mit einer mittelgradigen Demenz geben Sie Lob und positive Unterstützung.

В такива случаи особено важно е да проявите уважение към личността на пациента. Отделете му повече внимание и съхранете неговото човешко достойнство. Обърнете особено внимание на неговите нужди и неговата уязвимост. На личности, които имат средна степен на деменция, е необходимо често да ги хвалите за позитивните им постъпки.

Dialog – *Диалог*

▬ Wer sind Sie überhaupt?

Кой всъщност сте Вие?

▬ Ich kenne Sie gar nicht.

Аз въобще не Ви познавам.

– Herr Meier **(den Betreuten immer mit Namen ansprechen)**, ich bin Ihre Pflegerin. Machen Sie sich keine Sorgen, alles ist in Ordnung.

Г-н Майер (при обръщение към пациента винаги изговаряйте неговото име) аз съм Вашата болногледачка. Не се тревожете, всичко е на ред.

– Herr Meier, **jetzt** gehen wir in die Küche und backen **zusammen** einen Kuchen / gehen in den Garten und gießen die Pflanzen / malen ein Bild für die Enkelkinder / singen ein Lied / legen die Wäsche zusammen / schauen uns die Bilder an.

Г-н Майер, сега ние ще идем в кухнята и заедно ще изпечем един сладкиш / ще отидем в градината и ще полеем растенията / ще нарисуваме картина за Вашите внуци / ще изпеем една песен / ще сгънем заедно прането / ще гледаме снимки.

▬ Ich will nicht.

Аз не искам.

– Herr Meier, wenn Sie nicht wollen, dann lasse ich Sie **jetzt** hier auf dem Balkon und Sie können den Vögeln zuhören.

Г-н Майер, ако не искате ще Ви оставя сега на балкона и ще можете да слушате как пеят птичките.

▬ Bitte geben Sie mir das Ding da.

Моля, дайте ми това нещо там.

– Ja gerne, Herr Meier, ich gebe Ihnen **jetzt** das **blaue** Kissen.

Да, с удоволствие, г-н Майер, ще Ви дам сега синята възглавница.

▬ Ich möchte essen.

Искам да ям.

– Herr Meier, ich bereite in zwei Minuten das Abendessen. Es gibt heute eine **rote** Tomate, **frisches** Brot und dazu einen **duftenden** Früchtetee.

Г-н Майер, след две минути ще съм готова с вечерята. Днес ще има червена домата, пресен хляб и към това един ухаещ чай.

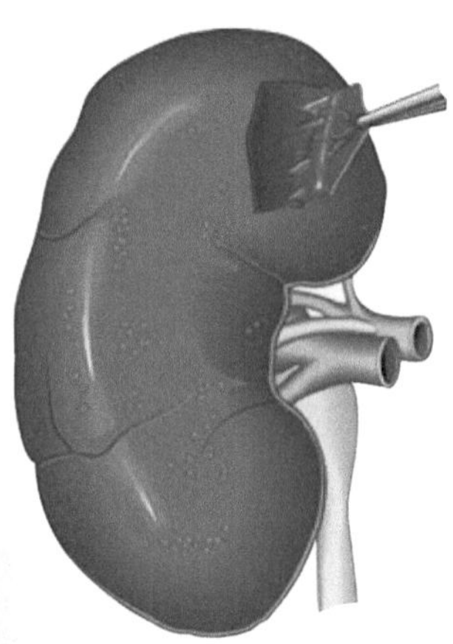

Abb. 6.8   Nieren – *Бъбреци.* (Aus Spornitz 2010)

6

6.3.8 **Erkrankungen der Nieren und der Blase – Заболявания на бъбреците и пикочния мехур**

die Blasenentzündung	*Цистит / възпаление на пикочния мехур*
der Dauerkatheter	*Постоянен катетър*
die Inkontinenz	*Изпускане на урина*
die Niereninsuffizienz	*Бъбречна недостатъчност*
die Nierenkolik	*Бъбречна колика* (■ Abb. 6.8)

Dialog – *Диалог*

- So, jetzt werde ich Ihre Windel wechseln.
  Така, сега ще Ви сменя памперсите.
- Bitte legen Sie sich hin.
  Моля, легнете.
- Bitte heben Sie Ihr Becken an.
  Моля, повдигнете си таза.
- Bitte nehmen Sie Ihre Beine auseinander.
  Моля, разтворете краката си.
- Richten Sie sich bitte auf.
  Повдигнете се.
- Halten Sie sich an mir fest.
  Дръжте се здраво за мен.
- Ich ziehe Sie hoch.
  Ще Ви издърпам нагоре.
- Ich hebe Ihr Becken an.
  Ще повдигна таза.
- Geschafft. Möchten Sie jetzt aufstehen oder noch kurz liegen bleiben?
  Готово, успяхме. Сега желаете ли да станете или ще останете още малко да полежите?
  – Ich möchte noch liegen bleiben.
    Искам още малко да полежа.
- Gut, ich werde Sie zudecken, damit Sie nicht frieren.
  Добре, аз ще Ви завия, за да не мръзнете.
- Sollten Sie einschlafen, wecke ich Sie zum Essen auf.
  Ако заспите, ще Ви събудя да ядете.

Inkontinenz ist ein Begriff zur Bezeichnung der Unfähigkeit zur Entleerungskontrolle. Der Patient kann Urin und / oder Stuhl nicht bewusst zurückhalten und somit den Zeitpunkt der Entleerung nicht selbst bestimmen. Die Beschwerden weisen unterschiedliche Schweregrade auf. Besonders mobile Personen leiden unter den Auswirkungen, wie Unsicherheit, Angst vor Verschmutzung oder unangenehmem Geruch.

In der Frühphase vermeiden es die betroffenen Personen, darüber zu reden. Sollten Sie des Öfteren verschmutzte Kleidung bemerken, sprechen Sie dieses Thema sehr behutsam an. Es gibt einige Hilfsmittel, die vom Arzt verordnet werden. Lassen Sie sich dann auch in entsprechenden Sanitätsgeschäften informieren.

Изпускането на урина (инконтиненция) е понятие за неспособност за контролиране на изпразването на пикочния мехур. Пациентът не може да задържа съзнателно урина и / или изпражнения и така не може да определи сам момента на изпразване. Оплакванията в тази посока могат да са с различна степен на тежест. Особено пациенти, които са подвижни са несигурни и се притесняват от замърсяване или неприятна миризма.

В ранната фаза те избягват да говорят за това. Ако почесто забелязвате изцапано бельо, заговорете ги внимателно на тази тема. Има някои средства, които лекарят може да предпише. Информирайте се по този повод и в санитарните магазини.

6.3.9 Erkrankungen des Skeletts, der Knochen und des Muskelapparates – Заболявания на скелета, костите и мускулния апарат

Заболявания на скелета, костите и мускулния апарат

die Arthrose	*Артроза*
der Bandscheibenvorfall	*Дискова херния*
die Knochenbrüche:	*Счупване на кости*
der Beinbruch	*Счупване на крак*
der Bruch des Oberschenkels	*Счупване на бедрена кост*
der Oberschenkelhalsbruch	*Счупване на тазобедрената става*
der Armbruch	*Счупване на ръка*
die Gelenkschmerzen	*Болки по ставите*
die Gicht	*Подагра*
der Ischias	*Ишияс*
die Knochenhautentzündung	*Възпаление на костите*
die Muskelschmerzen	*Болки по мускулите*
die Osteoporose	*Остеопороза*
das Rheuma	*Ревматизъм*
die Verrenkung	*Изкълчване*
die Verstauchung	*Навехване* (◨ Abb. 6.9)

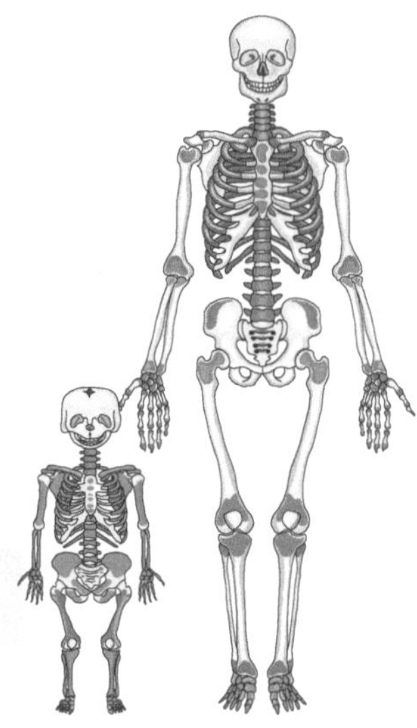

◘ Abb. 6.9   Skelett – *Скелет*.
(Aus Spornitz 2010)

Dialog – *Диалог*

- Ich kann mich nicht / kaum bewegen.
  Не мога / едва се движа.
- Ich habe schreckliche Gelenkschmerzen.
  Имам ужасни болки по ставите.
- Ich habe Muskelschmerzen.
  Имам мускулни болки.
- Jede Bewegung tut mir weh.
  Всяко движение ми причинява болка.
- Ich habe Rückenschmerzen / mein Rücken tut mir weh.
  Имам болки в гърба / гърбът ме боли.
  - Das tut mir leid für Sie, versuchen Sie aber trotzdem, sich ein wenig zu bewegen. Das ist wichtig, damit Sie nicht steif werden.
    Жал ми е за Вас, опитайте се въпреки това да се раздвижите малко. Това е важно, за да не се схванете.
  - Hier ist Ihr Stock.
    Ето Вашият бастун.
  - Hier sind Ihre Krücken.
    Ето Вашите патерици.
  - Hier ist Ihr Rollator.
    Ето Вашият ролатор. / проходилка.
  - Ich helfe Ihnen in den Rollstuhl.
    Ще Ви помогна да седнете в инвалидната количка.
  - Ich werde Sie am Arm führen.
    Ще Ви водя под ръка.

❯ Beachten Sie bitte das nicht zu unterschätzende Risiko eines Sturzes.
  Внимавайте и не подценявайте риска от падане на пациента.

Es gehört zu Ihren Aufgaben, darauf zu achten, dass eine Sturzgefahr ausgeschlossen oder möglichst gering gehalten wird. Vermeiden Sie z. B. rutschende Teppiche / Brücken, abstehende Teppichkanten, hohe Türschwellen, am Boden liegende Gegenstände, Telefon- und Lampenkabel, schlechte Beleuchtung, zu lange Kleidung oder falsche Hausschuhe. Bemerken Sie bei dem Betreuten Unsicherheit in der Balance, beim Gehen oder Aufstehen, bestehen Sie darauf, zu helfen. Kann Ihr Betreuter schlecht sehen oder wissen Sie von vorausgegangenen Stürzen, seien Sie doppelt aufmerksam. Jeder Sturz kann zu Knochenbrüchen und Schmerzen führen sowie eine noch stärkere Unselbstständigkeit der Person hervorrufen.

Към Вашите задачи спада и да внимавате колкото е възможно, вашият пациент да не се спъва и да не пада. Избяг-

вайте напр. хлъзгави килими / черджета, повдигнати крайща на килими, ресни, високи прагове пред вратите, разхвърляни по пода предмети, телефонни и кабели за лампиони, лошо осветление, твърде дълги дрехи, или неподходящи домашни пантофи и чехли. Ако забележите несигурност в пазенето на равновесие при пациента, при ходене или при ставане, настоявайте да му помагате. Ако пациентът Ви има проблем със зрението или знаете за предишно падане, бъдете двойно по внимателни. Всяко падане може да причини счупване на кости и много болки, а и до намаляване на неговата самостоятелност.

6.3.10 Erkrankungen des Verdauungstraktes – Заболявания на храносмилателната система

Заболявания на храносмилателната система

das Aufstoßen	*Оригване*
die Blähungen	*Газове*
der Durchfall	*Диария*
das Erbrechen	*Повръщане*
das Magengeschwür	*Стомашна язва*
die Magenschmerzen	*Стомашни болки*
die Probleme mit der Speiseröhre	*Проблеми с хранопровода*
das Pupsen	*Изпускане на газове*
das Rülpsen	*Оригване*
das Sodbrennen	*Стомашни киселини*
der Schluckauf	*Хълцане*
das Stoma	*Стома*
der Stuhlgang	*Ходене по голяма нужда*
sich verschlucken	*Задавям се*
die Verstopfung	*Запек* (◘ Abb. 6.10)

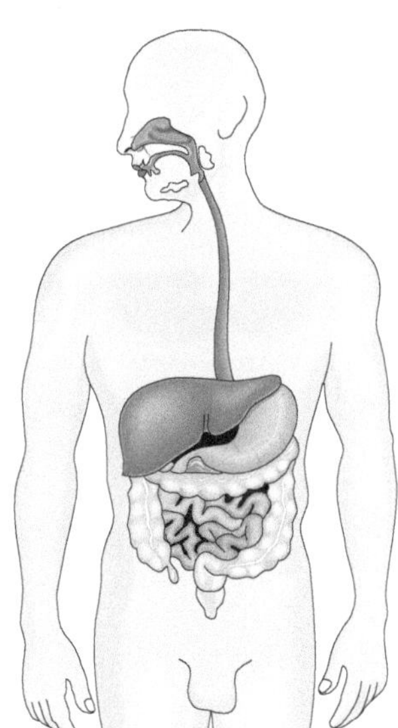

◘ **Abb. 6.10** Verdauungstrakt – *Храносмилателна система.* (Aus Spornitz 2010)

Dialog – *Диалог*

— Ich habe Magenschmerzen.
  Боли ме стомаха.
  – Ist Ihnen auch schlecht?
    Лошо ли Ви е?
  – Müssen Sie sich übergeben?
    Повръща ли Ви се?

▬ Nein.

Не.

– Ich werde Ihnen Ihre Tabletten geben / einen Tee machen.

Ще Ви дам Вашите таблетки / ще Ви направя един чай.

▬ Ja.

Да.

– Ich bringe Ihnen eine Schüssel und ein Handtuch.

Ще Ви донеса една купичка и една кърпа за ръце.

– Brauchen Sie noch etwas?

Нуждаете ли се от още нещо?

▬ Ich habe Verstopfung.

Аз имам запек.

– Wann hatten Sie das letzte Mal Stuhlgang?

Кога сте ходили за последен път по голяма нужда?

– Möchten Sie ein Zäpfchen / ein Miniklistier?

Желаете ли да Ви сложа свещичка / да Ви направя клизма?

– Brauchen Sie dabei meine Hilfe?

Нуждаете ли се при това от моята помощ?

– Ich werde für die nächsten Tage Ihre Ernährung umstellen.

Аз ще променя Вашето хранене през следващите дни.

▬ Ich habe Durchfall.

Имам диария / стомашно-чревно разстройство.

– Ist es tatsächlich Durchfall oder nur ein lockerer Stuhlgang?

Наистина ли е диария или по- рядко изхождане?

– Wie oft hatten Sie Stuhlgang? Wie oft waren Sie auf der Toilette?

Колко често се изхождахте? Колко често ходихте на тоалетна?

▬ Es ist Durchfall.

Диария е.

– Haben Sie auch Bauchschmerzen?

Коремът ли Ви боли?

▬ Ja.

Да.

– Ich bringe Ihnen Zwieback / Salzstangen und schwarzen Tee / Cola.

Ще Ви донеса сухар / солени пръчици и черен чай / кока кола.

– Haben Sie sich verschmutzt?

Изцапали ли сте се?

▬ Ja.

Да.

– Nicht so schlimm. Ich helfe Ihnen, sich sauber zu machen und frische Wäsche anzuziehen.

Няма нищо. Аз ще Ви помогна да се измиете и да облечете чисто бельо.

▬ Nein.

Не.

– Gut. Hoffentlich geht es Ihnen bald besser. Vorsichtshalber werde ich in den nächsten Tagen besonders auf Ihre Ernährung achten.

Добре. Надявам се, че скоро ще сте по-добре. За по сигурно през следващите дни ще внимавам да се храните подходящо.

6.3.11 Aggression – Агресия

Агресия

Hilflosigkeit und Abhängigkeit von anderen Personen führt bei pflegebedürftigen und dementen Personen oft zu aggressivem Verhalten. Gründe dafür liegen in biologischen Faktoren (Veränderungen im Gehirn) sowie in psychologischen Faktoren (Frustration über verlorene Fähigkeiten oder Argwohn und Missverständnisse). Der Umgang mit aggressiven Pflegebedürftigen ist belastend und verlangt einen hohen psychischen Einsatz.

Лежащо болни и дементни такива често се държат агресивно поради чувство на безпомощност и зависимост от други лица. Причините за това се коренят в биологични фактори (промени в мозъчната дейност), както и във физиологични фактори (фрустрация от загубени умения или гняв и недоразумения). Общуването с агресивни пациенти е натоварващо и изисква голяма психическа издръжливост.

Wenn der Betreute sich wiederholt aggressiv verhält, informieren Sie die Kontaktperson und den Arzt. Vielleicht sind Beruhigungsmedikamente nötig.

Ако пациентът Ви повторно се държи агресивно, информирайте този от семейството, който отговаря за болния или личния лекар. Може би са необходими успокоителни таблетки.

Die empfohlene Verhaltensweise im Falle eines akut aggressiven Verhaltens: Nähern Sie sich dem Betreuten mit beruhigender Stimme und versuchen Sie, ihn abzulenken. Wenn die Situation eskaliert, verlassen Sie das Zimmer und kommen nach ein paar Minuten zurück, um die Versorgung fortzusetzen.

При силно изразено агресивно поведение Ви препоръчваме: приближавайте се към пациента със успокоителен глас и се опитайте, да го разсеете. Ако ситуацията ескалира, напуснете стаята и се върнете след няколко минути обратно, за да продължите да се грижите за пациента.

Beobachten Sie, in welchen Situationen sich der Betreute meist aggressiv verhält, und versuchen Sie, solche Situationen zu meiden oder anders zu gestalten.

Наблюдавайте внимателно, при какви ситуации болният се държи агресивно и се опитайте да избягвате такива ситуации или организирайте тези събития по друг начин.

fluchen	*ругая*
schreien	*крещя*
stoßen	*бутам*
beißen	*хапя*

Dialog – *Диалог*

▬ Herr Meier, Sie sind so aufgebracht. Brauchen Sie etwas? Kann ich Ihnen irgendwie helfen?
Г-н Майер, Вие сте толкова превъзбуден. Нуждаете ли се от нещо? Мога ли някак да Ви помогна?

Herr Meier ist weiterhin gereizt.
Г-н Майер продължава да е раздразнителен.
▬ Herr Meier, es tut mir leid, aber ich werde jetzt das Zimmer verlassen. Ich komme zurück, wenn Sie sich beruhigt haben.
Г-н Майер, съжалявам, обаче аз сега ще напусна стаята. Ще се върна, когато сте се успокоили.

Смущения на съня

6.3.12 Schlafstörungen – Смущения на съня

Dialog – *Диалог*

▬ Ich kann nicht einschlafen.
Не мога да заспя.
– Das tut mir aber leid. Was wollen wir tun?
Съжалявам. Какво искате да правим?
– Möchten Sie aufstehen?
Желаете ли да ставате?
▬ Nein, ich bleibe liegen.
Не, ще остана да си лежа.
– Dann kann ich Ihnen etwas vorlesen.
Тогава мога да Ви прочета нещо.
– Ich habe eine Zeitung / Zeitschrift oder ein Buch.
Имам вестник / списания или книга.
▬ Lesen Sie aus dem Buch vor.
Прочетете ми от книгата.
– Gerne. Legen Sie sich zurück und ich lese.
С удоволствие. Легнете си, а аз ще Ви почета.
– Möchten Sie liegen bleiben?
Желаете ли да останете да лежите?

━ Nein, ich möchte aufstehen.

Не, желая да остана да си лежа.

– Gut. Hier sind Ihre Hausschuhe.

Добре, Ето тук са Ви домашните пантофи.

– Ich setze Sie in den Sessel.

Ще Ви сложа да седите във фотьойла.

– Möchten Sie Musik hören?

Желаете ли да слушате музика? (◧ Abb. 6.11)

❯ Achten Sie bitte darauf, dass Personen mit Schlafstörungen so kurz wie möglich tagsüber schlafen. Eine Mittagsruhe ohne zu schlafen bringt Erholung und begünstigt die Nachtruhe.

Внимавайте и се постарайте, ако пациентът Ви има смущения в съня, да спи колкото е възможно по- малко през деня. Следобедната почивка, без да се спи, носи отмора и благоприятства нощния сън.

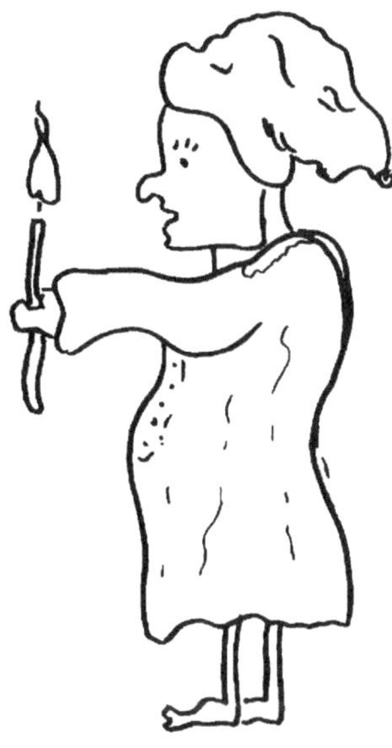

◧ **Abb. 6.11** Schlafstörungen – *Смущения на съня*

Schlafstörungen sind bei älteren Personen normal.

Einschlafstörungen: Hier helfen Einschlafrituale, z. B. immer gleiche Zeit des Zubettgehens, Getränk vorm Einschlafen, angenehme Bettwäsche, Zimmer lüften, niedrigere Temperatur als im Wohnzimmer. Bei kalten Füßen helfen Schlafsocken.

Durchschlafstörungen: Beim nächtlichen Aufwachen sollte der Betreute (wenn der Zustand es erlaubt) aufstehen, kurz ruhig beschäftigt werden und beim ersten Anflug von Müdigkeit sich wieder hinlegen und schlafen.

Frühes Aufwachen: Dies kann man mit Verdunkelung des Zimmers durch Rollläden und Vorhänge sowie Dämpfung der Geräusche hinauszögern. Wenn die Person jedoch wach ist, sollte sie gleich aufstehen und den Tag im üblichen Rhythmus verbringen.

Смущенията в съня са нещо нормално при по- възрастни пациенти.

Смущения при заспиване: Тук помагат ритуали при заспиване, напр. винаги да се ляга по едно и също време, напитка преди заспиване, приятно спално бельо, проветряване на стаята, по-ниски температури, отколкото във всекидневната. Ако стъпалата са студени, ще помогнат топли чорапи за сън

Ако не можете да спите без прекъсване: при нощно събуждане е добре болният да стане (ако състоянието му позволява това), да се занимава за кратко с нещо успокояващо, и при първия признак на умора да си легне отново и да спи.

Ранно събуждане: това може да се отложи чрез затъмняване на стаята с щори, дебели завеси, както и чрез приглушаване на шумове. Ако болният все пак се събуди трябва веднага да стане и да прекара деня в обичайния си ритъм.

Dialog – *Диалог*

▬ Wie spät ist es? Kann ich schon aufstehen? Ich bin völlig
wach.
*Колко е часа? Мога ли да стана вече? Аз съм напълно
буден.*
　　– Es ist gerade ein Uhr in der Nacht. Alle Menschen schla-
fen noch.
Сега е един часа през нощта. Всички хора спят още.
▬ Ich will aber aufstehen. Ich kann nicht mehr schlafen.
Аз обаче искам да стана. Не мога да спя повече.
　　– Gut, dann stehen wir auf. Kommen Sie mit mir in die
Küche. Ich mache uns einen heißen Kakao.
*Добре. Тогава да ставаме. Елате с мен в кухнята. Ще
си направим по едно топло какао.*
▬ Sehr gute Idee. Erzählen Sie mir eine Geschichte?
Много добра идея. Ще ми разкажете ли някаква история?

Manchmal ist der Betreute abends nörglerisch und will nicht
ins Bett. Oder er nörgelt tagsüber und Sie überlegen, ob Sie
ihn nicht ins Bett bringen. Das ist verständlich, aber oft kann
gerade zu viel Schlaf der Grund für die schlechte Laune sein.
Oder der Betreute erinnert sich an einen schlechten Traum und
die damit verbundenen Ängste.

*Понякога Вашият пациент вечер се инати и не иска да си
легне. Или мърмори през целия ден и Вие се колебаете дали
Вие да не го сложите в леглото. Това е разбираемо, но често
тъкмо повечето сън може да е причина за лошо настроение.
Или той / тя си спомня за някакъв кошмар и за страховете,
свързани с него.*

Dialog – *Диалог*

▬ Ich merke, Sie möchten heute nicht ins Bett.
Забелязвам, че Вие днес май не искате да си легнете.
　　– Nein, das will ich nicht.
Не, не искам.
▬ Warum? Haben Sie Schmerzen?
Защо? Имате ли болки?
　　– Nein, aber ich hatte schlechte Träume. Die mag ich nicht.
Не, обаче имах кошмар. Не ми е приятно.
▬ Erzählen Sie mir, wovon Sie geträumt haben. Wenn wir
darüber reden, kann ich Ihnen vielleicht die Angst nehmen.
*Разкажете ми какво сънувахте. Ако говорим за това,
може би ще мога да Ви помогна да преодолеете страха.*
　　– Ich weiß nicht mehr, aber es war unangenehm.
Не си спомням, обаче знам, че беше неприятно.

━ Dann lese ich Ihnen eine schöne, lustige Geschichte vor. Vielleicht können Sie dann besser schlafen und haben schöne Träume.
Тогава ще Ви прочета една хубава, весела случка. Може би след това ще спите по добре и ще сънувате хубави сънища.

6.4 **Medizinische Geräte und Pflegeausstattung – Медицински уреди и помощни средства**

Медицински уреди
и помощни средства

Pflegepatienten bekommen oft einige Medikamente, die Einfluss auf Zuckerwerte, Höhe des Blutdrucks oder das Gewicht haben. Um die Wirksamkeit der Medikamente festzustellen oder die richtige Dosis zu finden, wird oft eine Messung des Blutzuckerspiegels, des Blutdrucks oder des Körpergewichts benötigt. Klären Sie mit dem Hausarzt oder den verantwortlichen Personen, welche dieser Messungen Sie durchführen sollen und für welche ein entsprechendes Pflegepersonal zuständig ist.

Die einfachsten Messungen, die keine Vorkenntnisse erfordern, sind Wiegen, Messung des Bauchumfangs und Blutdruckmessen. Lassen Sie sich die Geräte vorführen und die Bedienung erklären. Achten Sie darauf, diese Messungen zu immer gleichen und vorab bestimmten Zeiten durchzuführen und die Ergebnisse sorgfältig aufzuschreiben. So können Sie dem Arzt, aber auch sich selbst die Arbeit erleichtern.

Инвалидизирани пациенти получават често някакви медикаменти, които оказват влияние на стойностите на кръвната захар, кръвното налягане или теглото. За да се установи действието на медикаментите или правилната им дозировка, често се изисква измерване на стойностите на кръвната захар, кръвното налягане или на телесното тегло. Изяснете с личния лекар или с тези лица, които отговарят, кои от тези измервания трябва да правите Вие и за кои от тях сте отговорни

Най- простите измервания, за които не е необходимо предварително обучение са меренето на телесното тегло, мерене на обиколката на ханша и измерване на кръвното налягане. Накарайте ги да Ви обяснят уредите за измерване предварително и да Ви покажат как функционират. Обърнете внимание, тези измервания да се правят винаги по едно и също време и записвайте стойностите прилежно. Така ще улесните лекаря, но и своята работа.

- **Pflegehilfsmittel zur Erleichterung der Pflege** – *Помощни средства, които улесняват обслужването на болните*

die Aufrichtehilfe	*Помощ при изправяне*
die Aufstehhilfe	*Помощ при ставане*
die Bettverlängerung, Bettverkürzung	*Удължаване / скъсяване на леглото*
das Hebegerät	*Уред за повдигане*
der Knietisch	*Масичка за коленете*
der Krankenaufrichter	*Изправяне на болния със специален уред*
das Lagerungskissen	*Възглавници за подпорка на болния*
das Pflegebett	*Болнично / медицинско легло*
der Pflegebett-Tisch	*Масичка на болничното легло*
das Pflegebettzubehör	*Атрибути към болничното легло*
der Pflegeliegestuhl	*Стол, на който се провеждат процедури*
die Rückenstütze	*Опора за гърба*
die Seitengitter	*Странични решетки на леглото*

- **Pflegehilfsmittel zur Körperpflege / Hygiene** – *Помощни средства при хигиенна грижа*

der Badewannenlift	*Лифт във ваната*
die Bettdusche	*Душ към болничното легло*
die Bettpfanne	*Подлога*
die Bettschutzeinlage	*Подложка за предпазване на леглото*
der Toilettenstuhl	*Нощен тоалетен стол*
die Urinflasche	*Уринатор*
der Urinflaschenhalter	*Поставка за уринатора*

- **Pflegehilfsmittel zur selbstständigeren Lebensführung / Mobilität** – *Помощни средства за мобилизиране на болния*

der Gehstock	*Бастун*
der Gehwagen / der Rollator	*Проходилка с 4 колела / ролатор*
das Hausnotrufsystem	*Система с паникбутон у дома*

die Krücke	*Патерици*
der Rollstuhl	*Инвалидна количка*

■ **Pflegehilfsmittel zur Linderung von Beschwerden –** *Помощни средства за намаляване на болките*

die Auflage gegen Dekubitus	*Подложка против рани от залежаване*
die Lagerungsrolle	*Роло за обръщане на лежащо болен*

■ **Pflegehilfsmittel zum Verbrauch –** *Артикули за ежедневна употреба*

das Desinfektionsmittel	*Дезинфекционни средства*
die Fingerlinge	*Гумени напръстници*
die Hand- / Hautschutzcreme	*Крем и защитен такъв за ръце*
das Inkontinenzmaterial	*Подложки за напикаване*
die Latexhandschuhe / Einmalhandschuhe	*Латексови / еднократни ръкавици*
der Mundschutz	*Предпазна маска*
die saugende Bettschutzeinlage zum Einmalgebrauch	*Еднократни пелени за леглото, за Предпазване от намокряне*
die Schutzbekleidung	*Защитно облекло*
die Schutzschürze	*Защитна престилка*

■ **Sonstige Hilfsmittel –** *Други помощни средства*

das Blutdruckmessgerät	*Уред за мерене на кръвно налягане*
die Brille	*очила*
die Digitalkamera zur Wunddokumentation	*Дигитална камера за документация на раните от залежаване*
der Eisbeutel	*Торбичка с лед*
das Hörgerät	*Слухов апарат*
die Körperwaage	*Кантар за мерене на телесно тегло*
die Perücke	*Перука*
das Thermometer	*Термометър*
das Verbandset mit Schere	*Набор от бинтове с ножица*

das Wärmekissen	*Електрическа възглавница*
die Zahnprothese	*Зъбни протези*

Dialog – *Диалог*

- Ich möchte lesen, bitte geben Sie mir meine Brille.
  Искам да чета, моля дайте ми очилата.
  - Ja, hier ist sie. Ich nehme sie aus dem Futteral / Etui heraus.
    Заповядайте. Ще ги извадя от калъфа.
  - Ich putze noch schnell die Gläser.
    Само набързо ще изчистя стъклата им.
  - Der Bügel ist abgebrochen, ich muss die Brille zum Optiker bringen.
    Рамката се е счупила, трябва да занеса очилата на оптиката.
  - Gut, dass wir eine Reservebrille haben.
    Добре е, че имаме резервни очила.
- Ich kann trotz der Brille nicht gut lesen.
  Въпреки очилата не мога да чета добре.
  - Dann gehen wir demnächst zum Augenarzt.
    Тогава скоро ще идем на очен лекар.
  - Soll ich vorlesen?
    Да Ви чета ли на глас?

6

■ Hörgeräte – *Слухови апарати*

Ein Hörgerät muss fachgerecht aufbewahrt und täglich gereinigt werden. Lassen Sie sich entsprechend einweisen.

Слуховият апарат трябва да се съхранява по предназначение и да се почиства ежедневно. Посъветвайте се как да процедирате със слуховия апарат (◘ Abb. 6.12).

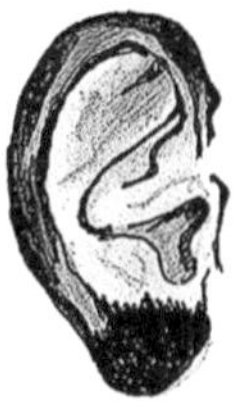

◘ **Abb. 6.12** Ohr – *Ухо*

Dialog – *Диалог*

- Ich höre Sie schlecht.
  Лошо Ви чувам.
  - Haben Sie Ihr Hörgerät eingesetzt?
    Сложили ли сте си слуховия апарат?
- Ja, aber es funktioniert nicht / ich höre Sie trotzdem nicht.
  Да, обаче той не работи / аз не чувам въпреки него.
  - Lassen Sie mich das überprüfen.
    Дайте да го проверя.
  - Versuchen wir nochmals, es einzusetzen. Das Gerät war nicht eingeschaltet.
    Да се опитаме да го поставим още веднъж. Уредът не беше включен.

> – Ich vermute, die Batterie ist leer. Wo sind die Ersatz-
> batterien?
> *Предполагам, че батерията му е празна. Къде са ре-
> зервните батерии?*

■ Weiß ich nicht / die sind ausgegangen.
Не знам / свършили са.

> – Ich hole beim Akustiker neue Batterien.
> *Ще донеса нови.*

■ **Heilmittel** – *Лечебни средства*

die Bewegungstherapie	*Раздвижваща терапия*
die Elektrotherapie	*Електротерапия*
die Ergotherapie	*Ерготерапия*
die Massage	*Масаж*
die Stimm- und Sprechtherapie	*Терапия за гласа и говоренето*
die motorisch-funktionelle Be-handlung	*Лечение на моториката*
das Hirnleistungstraining	*Тренировка на паметта*
die physikalische Therapie	*Физиотерапия*
die psychisch-funktionelle Be-handlung	*Психо-функционално лечение*

6.5 Medikamente – Лекарства

Лекарства

Die meisten Medikamente, viele sonstige Heilmittel und Hilfs-
mittel müssen vom Arzt verordnet werden.

*Повечето медикаменти, както и всякакви средства за ле-
чение, трябва да са предписани от лекар.*

Zu Ihren Aufgaben als Pflegerin gehört wahrscheinlich auch
die Verabreichung von Medikamenten. Dies soll genau nach
Vorgaben des Arztes erfolgen. Um Sicherheit für Sie (richtiger
Umgang mit Medikamenten und Kontrolle der eigenen Hand-
lung) und für den Betreuten zu gewährleisten und gleichzeitig
für den Arzt Transparenz zu schaffen, besorgen Sie sich ein
Heft und tragen Sie regelmäßig folgende Daten ein:

■ Medikamentengabe mit genauer Uhrzeit.
■ Dosierung und Art des Medikamentes.
■ Falls ein Medikament nicht eingenommen / nicht ver-
abreicht werden kann, die Ursache und genaue Zeit der
nötigen Einnahme.

*Към Вашите задачи като болногледачка, може би спада и да-
ването на лекарства. Това трябва да става точно според*

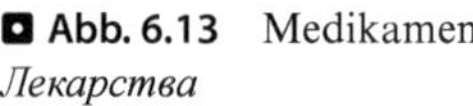

предписанията на лекаря. За Вашата сигурност (правилно разпределение на медикаментите, а и за да се контролирате), а и за да докажете на пациента и лекаря, си набавете една тетрадка и нанасяйте в нея редовно следните данни:

■ *Даване на лекарства с точния час*
■ *Дозировка и вид на лекарството*
■ *Ако пациентът не може да вземе някое лекарство, запишете причината, точното време и предписаната доза (*◘ Abb. 6.13*).*

◘ **Abb. 6.13**   Medikamente – *Лекарства*

■ **Applikationsformen –** *Названия на различните форми на лекарства*

oral / Anwendung über den Mund / schlucken	*Орал / за пиене / гълтане*
die Brausetablette	*Таблетка за разтваряне*
das Dragee	*Хапче / драже*
die Kapsel	*Капсула*
die Lutschtablette / die Kautablette	*Таблетки за смучене / дъвчене*
der Saft	*Сок*
der Sirup	*Сироп*
die Tablette	*Таблетка*
die Tropfen	*Капки*
dermal / auftragen auf die Haut / einreiben / eincremen	*Кремове и пасти / втриват / нанасят се на кожата*
die Creme	*Крем*
das Gel	*Гел*
die Lotion	*Лосион*
das Pflaster	*Лепенка*
der Puder	*Пудра / талк*
die Salbe / Paste	*Мехлем / паста*
das Spray	*Спрей*
die Tinktur	*Тинктура*
nasal / Anwendung über die Nase / eintropfen / inhalieren	*Назал / през носа / капане на капки / инхалиране*
die Nasensalbe	*Мехлем за нос*
das Nasenspray	*Спрей за нос*
die Nasentropfen	*Капки за нос*

rektal / einführen in Anus	*Ректално / през ануса*
der Einlauf	*Клизма*
das Klistier	*Клизма*
das Zäpfchen	*Свещичка*
intravenös / in die Vene	*Венозно / във вената*
intramuskulär / in den Muskel	*Мускулно / в мускула*
subkutan / unter die Haut	*Субкутално / подкожно*
per Injektion / Spritze	*Инжекционно / инжекция*
vaginal / in die Scheide / ein-führen	*Вагинално / във влагалището / вкарване*
die Creme	*Крем*
die Tablette	*Таблетка*
das Zäpfchen	*Свещичка*
ophthal / in das Auge / ein-tropfen	*Оптално / в окото / капане на капки*
die Tropfen	*Капки*
die Salbe	*Мехлем*

6.6 Arztbesuch – Посещение при лекар

- **Versicherungskarte – *Медицинска здравно-осигурителна карта***

In Deutschland zeigt man bei jedem Arztbesuch die Versicherungskarte. Diese wird in der Praxis eingelesen und die Behandlung wird je nach Art der Versicherung abgerechnet (◘ Abb. 6.14).

В Германия се показва при всяко посещение при лекар здравната осигурителна карта. Тя се отчита в лекарската практика и лечението се изчислява като стойност, в зависимост от вида на здравната застраховка.

Dialog – *Диалог*

— Wo ist Ihre Versicherungskarte?
Къде е Вашата здравна осигурителна карта?
  - In der Schublade.
    В чекмеджет.
  - Im Geldbeutel.
    В портмонет / портфейла.
  - In meiner Tasche.
    В маята чанта.

– Ich weiß es nicht.
Не знам.
- Macht nichts, ich suche danach.
Няма нищо, ще я потърся.

- **Vorbereitung auf den Arztbesuch –** *Подготовка за посещение при лекар*

Dialog – *Диалог*

- Möchten Sie sich frisch machen?
Искате ли да се освежите?
  – Nein, danke.
  Не, благодаря.
  – Ja, ich möchte gerne noch duschen / gewaschen werden.
  Да, искам да взема душ / да ме измиете.
- Möchten Sie sich noch umziehen?
Искате ли да се преоблечете?
  – Nein, danke.
  Не, благодаря.
  – Ja, bitte geben Sie mir frische Unterwäsche / Socken / Bluse / Hemd / Hose.
  Да, моля, дайте ми чисто бельо / чорапи / блуза / риза / панталон.
- Sind wir fertig, haben wir alles?
Готови ли сме, взехме ли всичко?
- Dann ziehen wir noch Schuhe und Jacke an.
Тогава ще обуем обувките и ще облечем якето.
- Es regnet, wir brauchen einen Regenschirm.
Вали дъжд, трябва ни чадър.
- Dann gehen wir.
Тогава да вървим / да тръгваме.

- **In der Praxis –** *В лекарската практика*

Dialog – *Диалог*

- Guten Tag, ich begleite Herrn X.
Добър ден, аз придружавам г-н X.
  – Guten Tag, haben Sie heute einen Termin?
  Добър ден, имате ли запазен час за днес?
- Nein.
Не.
- Ja, um … Uhr.
Да ... около ... часа.
  – Bitte nehmen Sie Platz im Wartezimmer / setzen Sie sich ins Wartezimmer.
  Моля, заемете място в чакалнята / седнете в чакалнята.

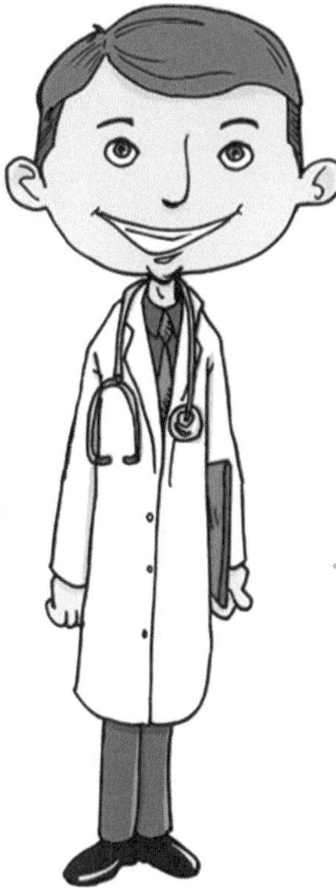

☐ Abb. 6.14 Arzt – *Лекар.*
(© Anton Brand)

– Wie geht es Herrn X?

Как се чувства г-н X?

Gut / nicht besonders / schlecht.

Добре / горе, долу / зле.

Er hat ...

Той има ...

... Schmerzen im Bauch

... болки в корема

– Wo genau?

Къде точно?

Hier.

Тук.

– Wann?

Кога?

Morgens / mittags / vor dem Essen / nach dem Essen.

Сутрин / на обяд / преди ядене / след ядене.

... in den Beinen

... в краката.

... in beiden Beinen

... в двата крака.

... im linken Bein / im rechten Bein

... в левия крак / в десния крак.

... in der Wade

... в прасеца

... im Fuß

... в стъпалото

... im Oberschenkel

... в бедрото

... in der Hüfte

... в тазобедрената става

... in der Brust

... в гръдния кош

– Was für ein Schmerz ist es?

Каква е тази болка?

stechend

пробождаща

drückend

потискаща

beim Husten

при кашляне

ständig / ab und zu

постоянна / от време на време

... in den Gelenken

... в ставите

... Kopfschmerzen

... главоболие

... hohen Blutdruck / niedrigen Blutdruck

... високо кръвно налягане / ниско кръвно налягане

– Wie hoch war der Blutdruck?
Колко високо беше кръвното налягане?
– Was haben Sie unternommen?
Какво предприехте?
▬ Gar nichts.
Абсолютно нищо.
▬ Tabletten gegeben.
Дадох таблетки.
▬ Tropfen gegeben.
Дадох капки.
▬ Wasser gegeben.
Дадох вода.
▬ Herrn X hingelegt.
Сложих г-н X да си легне.
– Ich verordne Herrn X …
Предписвам на г-н X ...
– Sie bekommen eine Überweisung zum Facharzt.
Ще получите направление за лекар- специалист.
– Wir brauchen folgende Untersuchungen:
Трябват ни следните прегледи и изследвания

die Blutdruckmessung / Langzeitblutdruckmessung	*Мерене на кръвното налягане / 24 часово мерен на кръвното налягане*
die Blutabnahme	*Вземане на кръв*
die Urinprobe	*Изследване на урината*
das EKG / Belastungs-EKG	*Електрокардиограма / с натоварване*
die Blutzuckerkontrolle	*Изследване на глюкозата в кръвта*
die Röntgenaufnahme	*Рентгенова снимка*

● **Ärztliche Fachrichtungen – *Лекарски специалности***

Allgemeinarzt	*Лекар – обща медицина*
Allergologe	*Алерголог*
Augenarzt	*Очен лекар*
Dermatologe	*Дерматолог / кожен лекар*
Frauenarzt	*Гинеколог*
HNO-Arzt	*Лекар уши, нос, гърло*
Kardiologe	*Кардиолог / сърдечен лекар*
Kinderarzt	*Детски лекар / педиатър*
Lungenfacharzt	*Пулмолог*

Neurologe	*Невролог*
Psychiater	*Психиатър*
Radiologe	*Радиолог*
Rheumatologe	*Ревматолог*
Urologe	*Уролог*
Zahnarzt	*Зъболекар / дентист*

Dialog – *Диалог*

▬ Bitte kommen Sie wieder:
Моля, елате пак:
▬ … morgen
… утре
▬ … nächste Woche
… следващата седмица
▬ … in zwei Wochen
… след две седмици
▬ … im nächsten Quartal
… през следващото тримесечие
▬ … zu diesem Termin: …
… ето Ви запазен час за преглед:…
▬ … wenn es nicht besser wird
… ако не се подобрите
▬ Aufgrund der EKG-Ergebnisse muss ich Herrn X ins Krankenhaus einweisen.
Според резултатите от ЕКГ на г-н X, трябва да го настаня в болница.
▬ Ich habe bereits den Krankenwagen bestellt.
Аз вече поръчах линейка.
▬ Es ist eine Noteinweisung.
По спешност.
   – Herr X, ich werde dann nach Hause fahren, Ihnen einige nötige Sachen zusammenpacken und ins Krankenhaus bringen.
   Г-н X, аз ще отида до в къщи, да Ви приготвя някои неща, които ще Ви трябват и ще ги донеса в болницата.
   – Ich werde dann auch Ihre Kinder (bzw. die verantwortlichen Personen) benachrichtigen.
   Аз ще уведомя децата Ви (отговорното лице).

■ **In der Apotheke** – *В аптеката*
Wenn Sie ein Rezept vom Arzt bekommen, müssen Sie es innerhalb von 28 Tagen nach der Ausstellung einlösen. Ansonsten verfällt es und Sie brauchen ein neues Rezept.

Wenn Sie das Rezept einlösen, müssen Sie eventuell abhängig vom Preis der Medikamente eine Zuzahlung leisten.

Ако сте получили рецепта от лекар, трябва да я изпълните в аптека в срок от 28 дни от издаването и. Иначе тя става невалидна и ще Ви трябва нова рецепта.

Когато получавате лекарства по рецепта, може би ще трябва да доплащате, в зависимост от цената на лекарството.

Kassenpatient *Осигурен пациент*	von der Zuzahlung befreit *Освободен от доплащане*	keine Zuzahlung *Без доплащане*
	Medikamente kosten bis 50 € *Лекарствата струват до 50 евра*	5 € Zuzahlung *5 евра доплащане*
	Medikamente kosten 50–100 € *Лекарствата струват 50–100 евра*	10 % des Preises Zuzahlung *10 % от цената за доплащане*
	Medikamente kosten über 100 € *Лекарства с цена над 100 евра*	10 € Zuzahlung *10 % доплащане*
Privatpatient *Пациент с допълнително / частно осигуряване*	Medikamente werden komplett in der Apotheke bezahlt und anschließend mit der Kasse abgerechnet. *Плаща се цялата цена, а после касата им я възстановява.*	

Vorteilhaft ist es, immer in dieselbe Apotheke zu gehen. Oft führen die Apotheker für ihre Kunden Kundenkarteien, auf welchen notiert ist, welcher Patient welche Medikamente bekommt. Sollte z. B. aus Versehen eine andere Größe oder Stärke als gewohnt auf dem Rezept stehen, bemerkt das der Apotheker sofort und kann beim Arzt nachfragen. Wenn Ihr Betreuter eine Dauertherapie benötigt, hat der Apotheker die Medikamente meist vorrätig und sie müssen nicht bestellt werden.

За предпочитане е да пазарувате от една и съща аптека. Често се въвеждат карти за редовни клиенти, на които пише кой пациент, какви лекарства получава. Ако например е сбъркана дозировката на рецептата от недоглеждане, аптекарят забелязва веднага и се обажда на лекаря. Ако пациентът Ви постоянно приема лекарства, аптекарят ги има на склад и не се налага да ги поръчва.

6.7 Krankengymnastik – Рехабилитация / Лечебна гимнастика

Dialog – *Диалог*

- Wir haben heute einen Termin zur Gymnastik.
  Днес имаме запазен час за гимнастика.
  – Ich will nicht hin. Ich brauche das nicht. Ich habe genug Bewegung.
  Не искам да ида там. Не ми трябва това. Имам достатъчно движение.
- Der Arzt hat das verordnet und es wird Ihnen nachher bestimmt besser gehen.
  Лекарят я е предписал и със сигурност по късно ще Ви се отрази добре.
  – Na gut, dann gehen wir hin.
  Е, добре, тогава да идем там.
- Ich habe Ihre Sachen gepackt. Wir ziehen uns um und gehen.
  Аз съм Ви приготвила екипа. Обличаме се и тръгваме.
  – Es geht mir heute nicht gut genug.
  Днес не ми е много добре.
- In Ordnung, ich werde den Termin absagen / verschieben.
  Добре, ще откажа часа / ще го отложа.
- Wir machen Gymnastik. Heben Sie Ihren Arm und bewegen Sie sich so wie ich.
  Ще правим гимнастика. Вдигнете ръка и я движете като мен (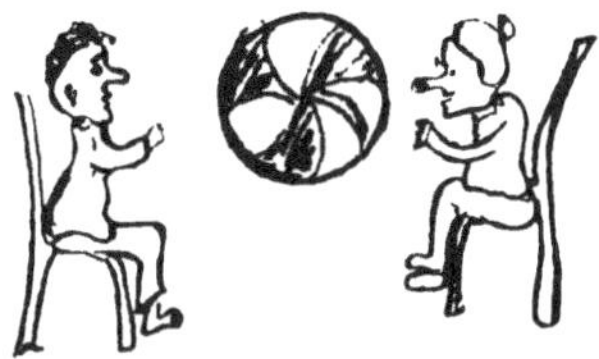 Abb. 6.15).

In Abhängigkeit vom Mobilitätsgrad des Betreuten können Sie während des Tages verschiedene Bewegungsabläufe einplanen. Bewegung ist gut – nicht nur für die körperliche Verfassung, sondern auch für die Psyche. Versuchen Sie, die Übungen gemeinsam durchzuführen. Wenn der Betreute bettlägerig ist, bewegen Sie täglich seine Arme und Beine bzw. Hände und Füße. Zeigen Sie dabei gute Laune, seien Sie motivierend und loben Sie viel.

В зависимост от мобилността на пациента Вие можете да планувате различни начини на движение. Движението е добро не само за тялото, но за психиката. Опитайте да правите заедно упражненията. Ако пациентът е на легло, раздвижвайте ежедневно ръцете и краката му, също и стъпалата и китките. При това показвайте добро настроение, мотивирайте пациента и много го хвалете.

Рехабилитация / лечебна гимнастика

Abb. 6.15 Krankengymnastik – *Рехабилитация / лечебна гимнастика*

Wohnung – Жилище

Inhaltsverzeichnis

7.1   **Wohnumfeld – Жилищна площ – 120**

7.2   **Alltagssituationen – Ситуации в ежедневието – 130**

7.3   **Haustiere – Домашни любимци – 135**

© Springer-Verlag GmbH Deutschland, ein Teil von Springer Nature 2020
N. Konopinski-Klein, *Bulgarisch-Deutsch für die Pflege zu Hause,*
https://doi.org/10.1007/978-3-662-60948-4_7

7.1 Wohnumfeld – Жилищна площ

Dialog – *Диалог*

▬ Ich zeige Ihnen das Haus / die Wohnung.
Ще Ви покажа къщата / апартамента.
– Das ist ein schönes Haus / eine schöne Wohnung.
Къщата Ви е красива / красив апартамент.

■ **Wohnumfeld** – *Жилищна площ*

das Haus	*къща*
das Einfamilienhaus	*еднофамилна къща*
das Hochhaus	*жилищен блок*
das Mehrfamilienhaus	*къща за повече семейства*
die Villa	*вила*
die Wohnung	*апартамент*
das Gebäude	*сграда*
das Erdgeschoss	*партер*
der erste Stock	*първи етаж*
das Dach	*покрив*
die Terrasse	*тераса*
der Balkon	*балкон*
der Flur	*антре / коридор*
der Briefkasten	*пощенска кутия*
der Aufzug	*асансьор*

7.1.1 Treppenhaus – Стълбище

Die Stufen sind hoch. Bitte halten Sie immer beim Hoch- und Runtergehen Ihre Hand am Handlauf. Es ist für Ihre Sicherheit. Auch wenn Sie Wäsche oder andere Sachen nach oben oder unten tragen, nehmen Sie nur so viel, dass Sie auf die Stufen schauen können und nicht stolpern.

Стълбите са високи. Моля, дръжте се за парапета при слизане и качване. Това е важно за Вашата сигурност. Дори, когато носите нагоре или надолу леген с пране или други неща, вземайте в ръцете си само толкова, че да можете да виждате стъпалата, за да не се спънете или подхлъзнете.

> Wenn Sie mit dem Betreuten nach unten gehen, gehen Sie immer vor ihm, und wenn Sie nach oben gehen, gehen Sie immer hinter ihm – falls er stolpern oder umfallen sollte, können Sie ihn so leichter auffangen.
>
> *Ако придружавате Вашия пациент надолу по стълбите, вървете винаги пред него, а когато се качвате по стълбите, вървете винаги след него – така че ако той се спъне или понечи да падне, да можете да го задържите.*

7.1.2 **Diele – Антре / коридор**

Антре / коридор

Dialog – *Диалог*

- Hier ist die Diele / der Flur.
  Тук е коридора / антрето (■ Abb. 7.1).
- Im Schrank sind die Schuhe / die Hausschuhe / die Schuhputzmittel / die Schals und die Handschuhe.
  В шкафа са обувките / пантофите / боята за обувки / шаловете и ръкавиците.
- Hinter dieser Verkleidung ist der Sicherungskasten. Sollte es einen Stromausfall geben, können Sie an diesem Schalter den Strom ein- oder ausschalten.

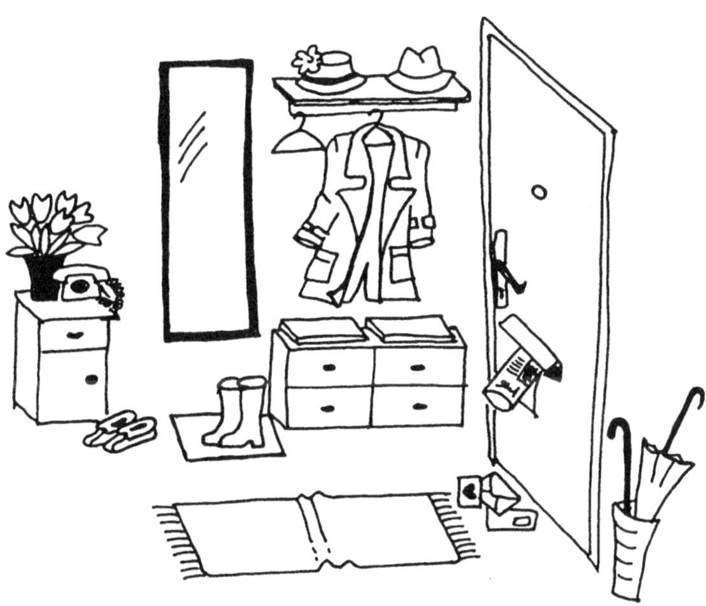

■ **Abb. 7.1**   Diele – *Коридор / антре*

Зад тази вратичка се намира електрическото табло с предпазните бушони. Ако се случи да спре тока, тук можете да включите или изключите с този шалтер електричеството.

■ Daneben steht der Regenschirmständer mit Schirmen.

До него стои поставката за чадъри.

■ Vor der Tür liegt der Fußabstreifer.

Пред вратата има изтривалка.

■ Die schmutzigen Schuhe können Sie hier auf der Matte abstellen.

Калните обувки може да оставите тук на изтривалката.

■ Wir ziehen immer am Eingang die Schuhe aus. Für Gäste haben wir Gästepantoffeln.

Ние винаги си обуваме обувките на входа. За гости имаме пантофи.

■ An der Wand hängt der Schlüsselkasten. Der Reserveschlüssel für die Wohnung ist bei der Nachbarin / Hausmeisterin, Frau …

На стената има закачена кутия за ключове. Резервният ключ за жилището е в съседката / домоуправителката г-жа …

■ Denken Sie bitte daran, die Wohnung immer abzusperren, egal ob Sie innen oder außen sind.

Не забравяйте винаги да заключвате жилището, все едно дали сте вътре или навън.

■ Der Kasten neben der Tür ist die Gegensprechanlage. Wenn jemand klingelt, drücken Sie diesen Knopf und fragen, worum es geht. Wollen Sie jemanden in die Wohnung lassen, drücken Sie diesen Öffner.

Кутията до вратата е за домофона. Ако някой звънне, натиснете това копче и попитайте за какво става въпрос. Ако желаете някой да влезе в жилището, натиснете това копче за отваряне.

■ Das ist die Garderobe für Mäntel und Jacken. Falls die Kleiderbügel nicht ausreichen, können Sie die Jacke an einem Haken aufhängen. Über der Garderobe ist eine Ablage für Hüte und Mützen.

Това е закачалката / порт манто за палта и якета. Ако закачалките не стига, можете да закачите якетата на кукичките – закачалки. Отгоре над закачалката има място за меки шапки и каскети.

7.1.3 Wohnzimmer – Хол / всекидневна

Хол / всекидневна

Dialog – *Диалог*

- Von der Diele / dem Flur aus kommt man in alle Zimmer. Hier ist das Wohnzimmer.
  От коридора / антрето може да се влезе във всички стаи (Abb. 7.2).
- Auf der rechten Seite steht die Schrankwand. Neben dem Fernseher liegen die Fernbedienungen für den Fernseher und für das Radio.
  От дясната страна цялата стена е с шкафове. До телевизора са дистанционните за телевизора и за радиото.
  – Haben Sie hier Kabelfernsehen oder eine Satellitenantenne?
  Кабелна или сателитна антена имате за телевизора?
- Wir haben eine Satellitenantenne. Hier steht der Receiver. Es ist alles eingestellt. Wenn Sie fernsehen oder Radio hören wollen, drücken Sie auf diese Knöpfe. Sollten Sie versehentlich etwas umgestellt haben und brauchen Hilfe, rufen Sie mich an.
  Ние имаме сателитна антена. Ето това е ресивъра. Всичко е включено. Ако искате да гледате телевизия или да слушате радио, натиснете тези копчета. Ако натиснете някое копче без да искате и се нуждаете от помощ, ми се обадете по телефона.
  – Ist es möglich, bulgarische Sender zu empfangen?
  Възможно ли да се хващат български програми?

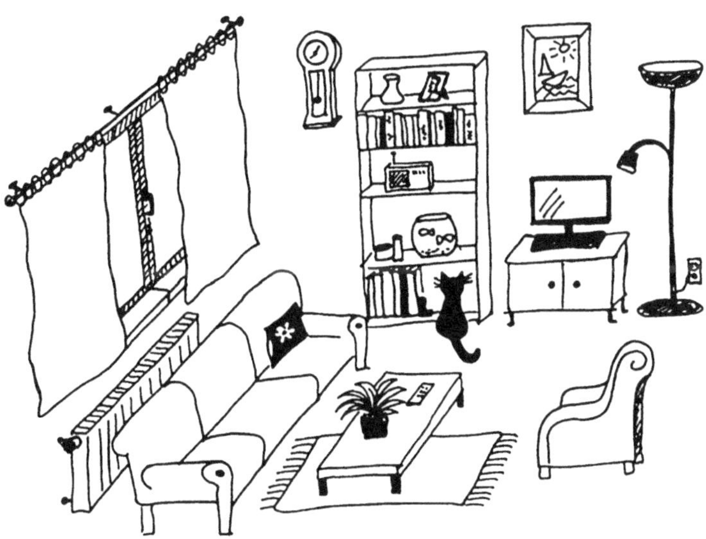

Abb. 7.2   Wohnzimmer – *Хол / всекидневна*

▬ Ja, wir haben bereits welche programmiert.
Да, ние вече сме програмирали някой от тях.

▬ Ich werde mich gerne darum kümmern.
Ще се погрижа с удоволствие за това.

▬ Nein, das ist leider nicht möglich.
Не, съжалявам, но това не е възможно.

▬ In der Schrankwand stehen Bücher, CDs, DVDs, Nippes und Reiseandenken als Erinnerung an die Reisen meines Vaters.
Във секцията са книгите, компактдискове, дивидита, сувенири като спомени от екскурзиите на моя баща.

– Wo sind die Fotoalben? Wir könnten irgendwann alte Bilder anschauen.
Къде са фотоалбумите? Ние бихме могли по някое време да разглеждаме стари албуми.

▬ Die sind in dieser Schublade. Hier liegen auch wichtige Dokumente wie Personalausweis, Krankenversicherungskarte, Urkunden und Versicherungspolicen.
Те са в това чекмедже. Тук се намират важни документи като личната му карта, медицинската осигурителна карта, свидетелства и застрахователни полици.

▬ Gegenüber der Schrankwand steht der Lieblingssessel meines Vaters. Er mag es, wenn auf dem Couchtisch neben dem Sofa frische Blumen stehen.
Срещу секцията стои любимия фотьойл на моя баща. Той обича да има свежи цветя на масичката до дивана.

▬ Zu den Blumen. Auf den Fensterbrettern stehen Topfpflanzen. Bitte achten Sie darauf, dass sie weder zu nass sind noch austrocknen.
За цветята. На перваза пред прозореца има саксии с цветя. Моля, внимавайте нито да са много мокри, нито пък да изсъхнат.

– Wo wird gegessen? Wo will Ihr Vater die Mahlzeiten einnehmen?
Къде ще се храним? Къде би желал баща Ви да се храни?

▬ Neben der Küche stehen der Esstisch und die Stühle. Die Tischdecken, Servietten und das Besteck sind in der Anrichte.
До кухнята се намират масата за хранене и столовете. Покривките за маса, салфетките и приборите за хранене са в шкафовете.

– An der Wand hängen viele schöne Bilder.
На стените са окачени много красиви картини.

▬ Danke. Ich mag sie auch gerne. Mein Vater wird sich freuen, sich mit Ihnen über die Bilder unterhalten zu können.
Благодаря. Аз също ги харесвам. Баща ми ще се радва, ако може да говори с Вас за картините.

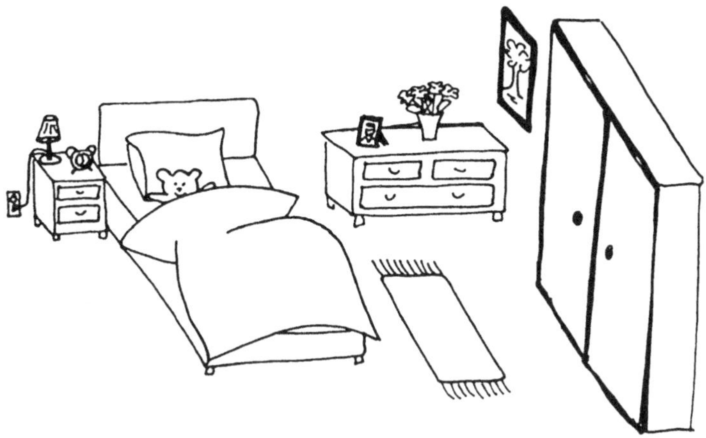

▣ Abb. 7.3 Schlafzimmer – *Спалня*

7.1.4 Schlafzimmer – Спално помещение

Спалня

Dialog – *Диалог*

- Das Bett meines Vaters steht an der Wand.
  Леглото на моя баща е до стената (▣ Abb. 7.3).
- Daneben steht ein Nachtkästchen. Hier sind die Notfall-
  medikamente, Taschentücher, ein Buch zum Vorlesen und
  ein Glas Wasser. Der Schalter der Nachttischlampe ist hier.
  *До него стои нощното шкафче. Тук са лекарствата за
  спешни случаи, носни кърпички, книга, от която да му че-
  тете и една чаша вода. Ключето за пускане и гасене на
  нощната лампа е тук.*
  – Wo ist die frische Bettwäsche / Kleidung / Unterwäsche?
    Къде е чистото спално бельо / дрехи / долно бельо?
- Bettwäsche ist in dem Schränkchen. Die Kleidung ist im
  Schrank. Die Unterwäsche ist in der Kommode. Die An-
  ordnung können Sie sich selbst anschauen.
  *Спалното бельо е в шкафчетата. Дрехите са в гардероба.
  Долното бельо е в раклата. Подреждането им можете
  сама да си видите.*

7.1.5 Gästezimmer – Стая за гости

Стая за гости

Dialog – *Диалог*

- Das ist Ihr Zimmer. Sie haben hier alles, was Sie brauchen.
  Ein Bett, einen Tisch mit Stühlen, einen Schrank und einen

Fernseher. Wenn Sie lesen möchten, können Sie die Bücher aus dem Wohnzimmer nehmen.

Това е Вашата стая. Вие имате тук всичко, което Ви е необходимо. Легло, маса със столове, гардероб и телевизор. Ако искате да четете, можете да си взимате книги от всекидневната.

▬ Sie können dieses Badezimmer benutzen.

Вие може да използвате тази баня.

Килер

7.1.6 Abstellkammer – Килер

Dialog – *Диалог*

▬ Wenn ich mein Zimmer putzen möchte, wo finde ich Putzsachen?

Когато искам да чистя, къде да намеря препарати и парцали?

– Alle Putzsachen stehen in der Abstellkammer.

Всички атрибути за чистене с в килера (◘ Abb. 7.4).

– Neben dem Staubsauger liegen Reservebeutel. Wenn Sie den letzten Staubsauberbeutel verbrauchen, besorgen Sie bitte gleich die nächsten. Wichtig ist die Nummer auf der Packung, denn fast jeder Staubsauger benötigt andere Beutel.

До прахосмукачката са резервните торбички за нея. Когато поставите последната в прахосмукачката, подсигурете веднага нова опаковка. Важен е номера на опаковката, защото почти за всяка прахосмукачка е нужна различна торбичка.

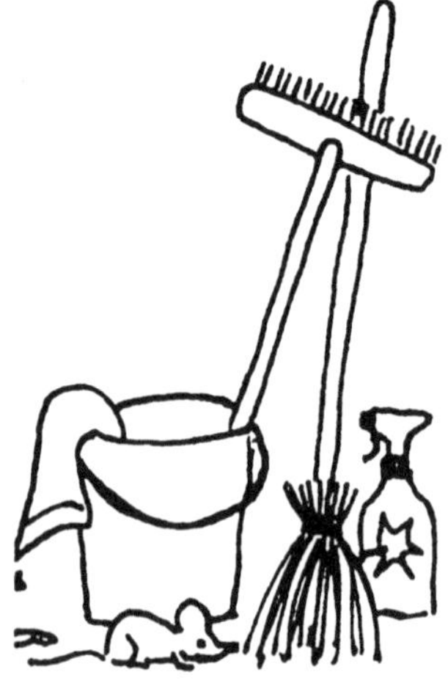

◘ **Abb. 7.4**   Abstellkammer – *Килер*

■ **Reinigungsmittel / Reinigungsgeräte** – *Почистващи препарати / почистващи уреди*

der Besen	*метла*
die Bürste / die Klobürste	*четка / четка за тоалетната*
der Putzlappen	*парцал*
der Putzeimer	*кофа за разтвор за чистене*
die Putzhandschuhe	*ръкавици за чистене*
die Schippe / Kehrschaufel	*лопата / лопатка*
der Schwamm	*гъба*
der Staubsauger	*прахосмукачка*
der Staubsaugerbeutel	*торбички за прахосмукачка*
der Staubwedel	*четка с пера за бърсане на прах*

7.1.7 **Küche – Кухня**　Кухня

Dialog – *Диалог*

▬ Wir haben hier einen Elektroherd / einen Gasherd. Wissen Sie, wie man ihn einschaltet / bedient? Ich zeige es Ihnen gerne.
Ние тук имаме готварска печка на ток / на газ. Знаете ли как се включва / как се работи с нея? Ще Ви покажа с удоволствие (◨ Abb. 7.5).

▬ Hier stehen die Kaffeemaschine und der Wasserkocher. Kaffeebohnen / Kaffeepulver finden Sie hier, verschiedene Tees finden Sie dort. Bitte bedienen Sie sich.
Тук са кафемашините и електрическата кана за топлене на вода. Кафе на зърна / мляно кафе ще намерите тук, различни видове чай ще намерите също тук. Моля, вземайте, каквото пожелаете.

▬ Hier sind der Kühlschrank, die Schränke mit Geschirr, die Töpfe, das Besteck und die Vorratsschränke.
Тук се намират хладилника, шкафовете със домакински съдове, тенджерите, приборите за хранене и шкафовете за запаси от храна.

▬ Unter der Spüle stehen die Spülmaschine und die Spülmittel.
Под мивката е съдомиялната и препаратите за нея.

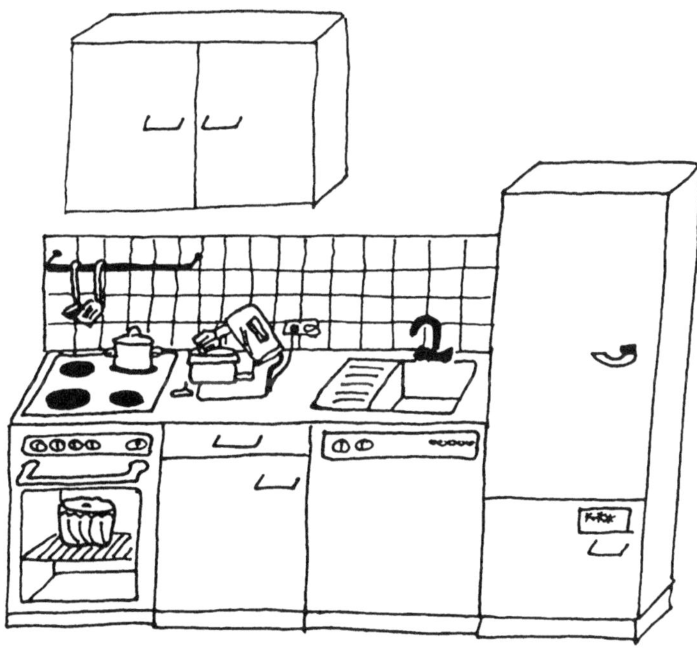

◨ **Abb. 7.5**　Küche – *кухня*

7

■ **Die Küchenausrüstung** – *Кухненско обзавеждане*

die Gabel	*вилица*
das Glas	*стъклена чаша*
die Kaffeemaschine	*кафемашина*
der Kartoffelstampfer	*прибор за мачкане на варени картофи*
die Kuchenform	*форма за сладкиш*
die Kuchengabel	*вилица за десерт / сладкиш*
der Kochlöffel	*готварска лъжица*
die Küchenmaschine	*кухненски робот*
die Küchenschürze	*готварска престилка*
der große Löffel / Esslöffel / Suppenlöffel	*голяма / дървена / за ядене лъжица / черпак*
der kleine Löffel / Kaffeelöffel / Teelöffel	*малка / за кафе / за чай лъжичка*
das Messer	*нож*
der Mixer	*миксер*
die Pfanne	*тиган*
das Reibeisen / die Reibe	*ренде*
der Schneebesen	*тел за разбиване*
die Schüssel	*купа*
die Serviette	*салфетка*
das Sieb	*сито*
die Spülbürste	*четка за миене на съдове*
der Spüllappen	*гъбичка за миене на съдове*
das Spülmittel	*препарат за миене на съдове*
der Strohhalm	*сламка*
die Tasse	*порцеланова чаша*
die Teekanne	*кана за чай*
der große Teller / Essteller	*голяма чиния за основно ядене*
der tiefe Teller / Suppenteller	*дълбоката чиния / чиния за супа*
der kleine Teller / Frühstücksteller	*малка чиния / чиния за закуска*
die Tischdecke	*покривка за маса*
der Topf	*тенджера*
der Topfdeckel	*капак за тенджера*
der Wasserkocher	*електрическа кана за топла вода*

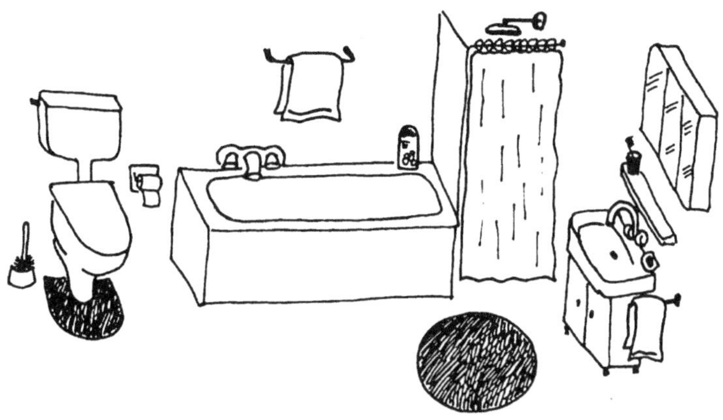

□ Abb. 7.6   Badezimmer – *Баня*

7.1.8 **Badezimmer – Баня**

баня

Dialog – *Диалог*

- Mein Vater badet gerne. Die Badehilfen liegen in der Badewanne.
  Баща ми обича да се къпе. Помощните средства за къпане са във ваната.
- Für Sie haben wir ein kleines Badezimmer mit Dusche und Toilette.
  За Вас имаме малка баня с душ и тоалетна …
- Die Waschmaschine und der Wäschetrockner stehen auch im Badezimmer / im Keller / in einer separaten Waschküche.
  Пералнята машина и сушилнята са също в банятаi (□ Abb. 7.6).
  – Wo sind die Waschmittel und der Weichspüler?
    Къде е праха за пране и омекотителя?

- **Baden / Duschen – *Къпане във вана / вземане на душ***

die Badekappe	*шапка за къпане*
das Bademittel	*атрибути за баня*
das Badeöl	*олио за баня*
die Badewanne	*вана*
das Duschbad	*душ*
die Duschbrause	*душ / розетка за душ*
die Dusche	*душ*
der Duschhocker	*табуретка за под душ*

die Duschmatte	*подложка против подхлъзване под душа*
der Duschvorhang	*завеса пред душа*
die Handbürste	*четка за ръце*
das Handtuch	*кърпа за ръце*
der Schwamm	*гъба*
die Seife	*сапун*
der Waschlappen	*кесия за баня*
der Wäschekorb	*кош за дрехи за пране*
das Waschmittel	*прах за пране*
das kalte Wasser	*студена вода*
das warme Wasser	*топла вода*
der Weichspüler	*омекотител*
die Zahnbürste	*четка за зъби*
die Zahnpasta	*паста за зъби*

- **Die Toilette –** *Тоалетна*

das Bidet	*биде*
die Feuchttücher	*мокри кърпички*
die Spülung	*казанче за тоалетната*
das Toilettenpapier	*тоалетна хартия*
der Toilettensitz / die Toiletten-brille	*капак за тоалетната чиния*
die Toilettenschüssel / die Kloschüssel	*тоалетна чиния / клозетна чиния*

7.2 Alltagssituationen – Ситуации в ежедневието

Ситуации в ежедневието

проветряване

7.2.1 Lüften – *Проветряване*

Jede Wohnung hat ihren eigenen Duft. Bei älteren Menschen, vor allem wenn sie inkontinent sind, kann es leicht zu unangenehmem Geruch kommen. Deshalb ist es wichtig, die Wohnung regelmäßig zu lüften, eventuell Duftlampen oder Raumsprays (nicht übertreiben!) zu benutzen und auf die Sauberkeit der Kleidung und der Umgebung zu achten. Für die Geruchsentwicklung sind auch oft die Betten und Schränke verantwortlich. Wechseln Sie oft die Bettwäsche, lüften und waschen Sie die Kleidung.

Всяко жилище има свой собствен мирис. При по възрастни хора, преди всичко, когато не могат да задържат урина, може да се усети неприятна миризма. Затова е важно, редовно да се проветрява жилището, евентуално да се използват (без да се прекалява) ароматни свещи или освежители за въздух. Появата на неприятна миризма най често идва от леглата и шкафовете. Сменявайте често спалното бельо, проветрявайте и перете дрехите (❏ Abb. 7.7).

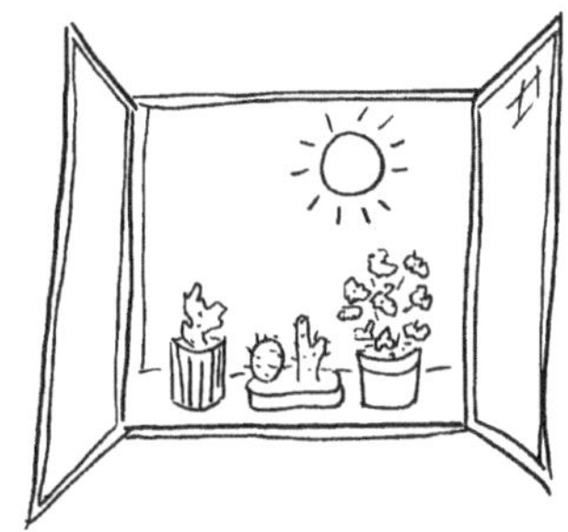

❏ **Abb. 7.7** Lüften – *Проветряване*

❯ Achten Sie auf Sauberkeit im Bad und in der Toilette. Benutzen Sie Abfalleimer mit Deckel, spülen und desinfizieren Sie diese nach jedem Ausleeren.

Обръщайте внимание на чистотата в банята. Използвайте кошче за отпадъци с капак, като го изплаквате и дезинфекцирайте след всяко изпразване.

Im Sommer, bei angenehmen Temperaturen, können die Fenster durchgehend offen bleiben. Wenn Sie weggehen, schließen Sie aber alle Fenster. So vermeiden Sie Wasserschäden durch unerwarteten Regen oder ein Gewitter – von Einbrüchen natürlich ganz zu schweigen.

През лятото, когато температурите са приятни, можете да оставите прозорците за постоянно отворени. Когато обаче излизате, затворете всички прозорци. По този начин ще предотвратите наводнение, ако внезапно завали дъжд или излезе буря – да не говорим за влизане с взлом с цел обир.

Im Winter können Sie die Fenster nicht durchgehend geöffnet lassen, daher empfiehlt sich ein kurzes Stoßlüften. Es wird in allen Räumen nacheinander in folgender Reihenfolge durchgeführt:

1. Heizung ausschalten / Regler runterdrehen
2. Fenster komplett öffnen, Raum verlassen, Tür schließen
3. 15 Minuten offen lassen
4. Fenster schließen, Heizung auf die gewohnte Stärke aufdrehen

През зимата не можете да оставяте прозорците постоянно отворени, и затова се препоръчва напълно отваряне на прозорците за кратко. Проветряването става подред във всички стаи една след друга:

1. *Изключва се парното / изключете главите за регулиране на температурата на радиаторите.*
2. *Отваряте докрай всички прозорци, напускате помещението, затваряте вратата.*
3. *Оставете отворено 15 минути*
4. *Затворете прозорците, Включете отново парното на нормалната температура.*

> Regelmäßiges Lüften beugt nicht nur Geruchsbildung vor, sondern auch Schimmel und Feuchtigkeitsstaus.
>
> *Редовното проветряване предпазва не само от неприятна миризма, но и от поява на мухъл и от повишена влажност в жилището.*

Отопление

7.2.2 Heizen – Отопление

Dialog – *Диалог*

- In diesem Haus haben wir eine Elektroheizung / Gasheizung / Ölheizung / Fernwärme.
  В тази къща имаме отопление с електричество / с газ / с нафта / на централно отопление.
- In den Räumen sind Heizkörper / ist eine Fußbodenheizung.
  Във всички помещения има радиатори за отопление / има подово отопление.
- Der Heizofen steht im Keller und ist auf alle Räume eingestellt. Sollte es zu kalt / warm sein, können Sie die Temperatur im jeweiligen Zimmer mit dem Thermostat am Heizkörper einstellen. Wenn Sie das Thermostat umgestellt haben, warten Sie mindestens eine halbe Stunde, um zu sehen, ob dann die Temperatur angenehm ist. Die Heizkörper brauchen Zeit, um zu reagieren. Bei der Fußbodenheizung kann es sogar deutlich länger dauern.
  Отоплението е в мазето и е настроено да отоплява всички помещения. Ако е твърде студено или топло, можете да регулирате температурата във всяка стая чрез термостата на радиатора. Когато сте регулирали термостата, изчакайте поне половин час, за да видите, дали след това температурата е приятна. На радиаторите им трябва време, за да реагират. При подовото отопление е необходимо даже още по- дълго време (◘ Abb. 7.8).

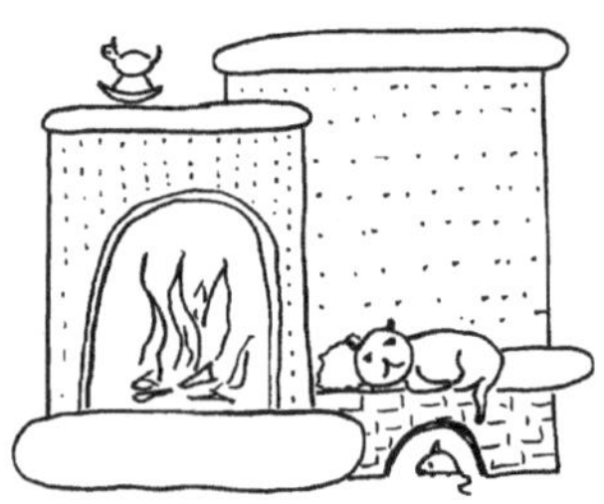

◘ **Abb. 7.8** Heizen – *Отопление*

> Bitte denken Sie daran, dass in überhitzten Räumen eine sehr trockene Luft herrscht und man dadurch anfälliger für Infekte wird.
>
> *Моля, обръщайте внимание на това, че в доста топли помещения въздухът е много сух, и заради това сте по податливи на вируси.*

Empfohlene Temperaturen sind:

Препоръчителни температури са:

Badezimmer	*баня*	20–23 °C
Wohn- / Kinderzimmer	*хол / детска стая*	20–23 °C
Küche	*кухня*	18–20 °C
Schlafzimmer	*спалня*	17–20 °C
WC	*тоалетна*	16–19 °C
Flur	*коридора / антре*	15–18 °C

7.2.3 Ordnung halten und putzen – Поддържане на ред в жилището и почистване

Поддържане на ред
в жилището и почистване

Wenn es nicht anders vereinbart ist: Sie sind eine Pflegerin und keine Putzfrau. Das bedeutet, Sie kümmern sich hauptsächlich um den Betreuten. Sie achten allerdings darauf, dass in seiner Umgebung Ordnung herrscht. Sollten Ihre Auftraggeber das Putzen und Kochen von Ihnen verlangen, soll es vereinbart und nicht stillschweigend angenommen werden (◘ Abb. 7.9).

Ако не сте се уговорили за нещо друго: Болногледачката не е чистачка. Това означава, че вашата задача е да се грижите предимно за болния. Вие обаче трябва да се грижите около пациента Ви да има ред и да е чисто. Ако имате предварителна уговорка да готвите и чистите, тогава го правете (◘ Abb. 7.9).

In Deutschland, Österreich und in der Schweiz legt man sehr hohen Wert auf die Mülltrennung. Es ist Pflicht für alle, und die praktische Durchführung ist sehr gut organisiert. Erkundigen Sie sich, in welcher Form das in der Gemeinde, in der Sie sich aufhalten, funktioniert. Es gibt verschiedene Möglichkeiten. Ziel ist Recycling und Umweltschutz. Man trennt wie folgt:

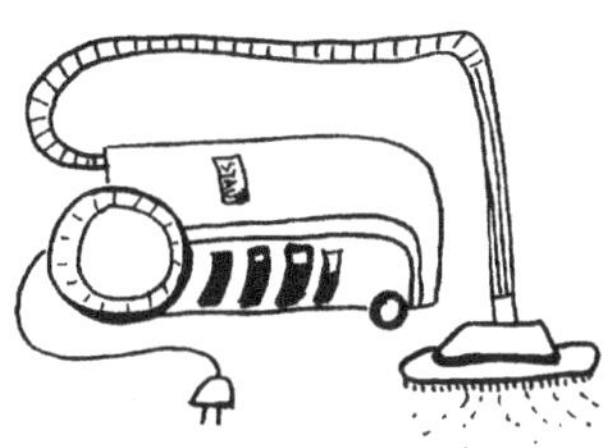

◘ **Abb. 7.9** Ordnung – *Ред / порядък*

- Normaler Abfall – Haushaltsabfall
- Grüner Abfall – Lebensmittelreste, Pflanzenreste
- Verpackungen – Plastikverpackungen, Kunststoffreste, Verpackungen mit Recyclingzeichen
- Glas – spezielle Container
- Altkleidung, Schuhe – spezielle Container
- Altpapier

В Германия, Австрия и Швейцария се обръща голямо внимание на разделянето на боклука. За всички граждани е задължително да организират практическото разделянето на боклука. Осведомете се как функционира този процес в общината, в която сте, има различни възможности. Целта е преработка на отпадъците и опазването на околната среда.

- *Нормални отпадъци – отпадък от домакинството*
- *Растителни отпадъци – отпадъци от храна, от растения*
- *Опаковки – найлонови опаковки, остатъци от пластмаса, опаковки със знак, че може да се преработват.*
- *Стъкло – специални контейнери*
- *Стари дрехи, обувки – специален контейнер*
- *Хартиени отпадъци*

Dialog – *Диалог*

- Jeden Mittwoch kommt eine Putzfrau.
  Всяка сряда идва чистачка.
- Sie wird:
  Тя ще:
- … Fenster putzen
  … измие прозорците
- … Bäder wischen
  … измие баните
- … grundsätzlich alles sauber halten
  … основно всичко да се поддържа чисто
- Wir haben vereinbart, dass Sie kleine Reinigungsarbeiten selbst durchführen. Dazu gehört:
  Ние сме се договорили, че Вие ще извършвате следните дейности по почистването:

Staub saugen	*почистване с прахосмукачка*
Boden wischen	*миене на пода*
Abstauben / Staub wischen	*бърсане на прах*
Wäsche waschen	*пране*
Bügeln	*гладене*
Mangeln	*гладене с преса*
Spülen	*миене на съдове*
Küche sauber halten	*поддържане на чистота в кухнята*

Пране

7.2.4 **Wäsche pflegen – Пране**

Zur Betreuung gehört auch die Verantwortung für das saubere Aussehen des Betreuten. Das betrifft nicht nur den Körper, sondern auch die Kleidung (◻ Abb. 7.10).

Към Вашите задачи спада и отговорността за чистия и приличен външен вид на пациента Ви (Abb. 7.10).*

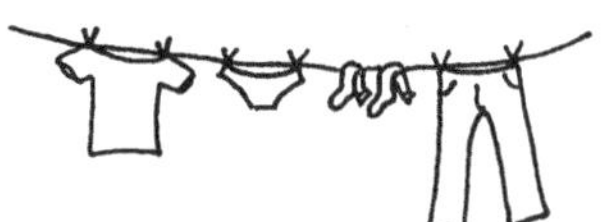

❯ Mit Urin und Fäkalien verschmutzte Kleidung und Bettwäsche muss sofort gewaschen werden.

Спално бельо, което е замърсено с урина и фекалии трябва да бъде веднага изпрано.

Erkundigen Sie sich, wo eine Reinigung ist, und bringen Sie die Kleidungsstücke, die nicht gewaschen werden können, regelmäßig dorthin.

Осведомете се, къде се намира химическото чистене и носете редовно там дрехите, които не бива да се перат.

Wenn der Zustand des Betreuten es erlaubt, können Sie gemeinsam waschen. Er kann die Wäsche vorsortieren. Genauso beim Bügeln. Sie können sich während des Bügelns unterhalten und gemeinsam die Wäsche in die Schränke einräumen.

Ако състоянието на пациента Ви е добро, можете да перете заедно. Той може да Ви сортира прането. Също така и при гладенето, Вие можете да си разговаряте, докато гладите и заедно да наредите изгладените дрехи в гардеробите.

7.3 Haustiere – Домашни любимци

Домашни любимци

Es wurde mehrfach wissenschaftlich nachgewiesen, wie positiv sich Haustiere auf das Wohlbefinden älterer Menschen auswirken. Sie beugen der Vereinsamung und depressiven Verstimmungen vor und haben positive Wirkung auf Bluthochdruck und Herzerkrankungen. Jedoch bedeutet es eine zusätzliche Belastung und Verantwortung, ein Tier im Haushalt eines Betreuten zu halten (Abb. 7.11).

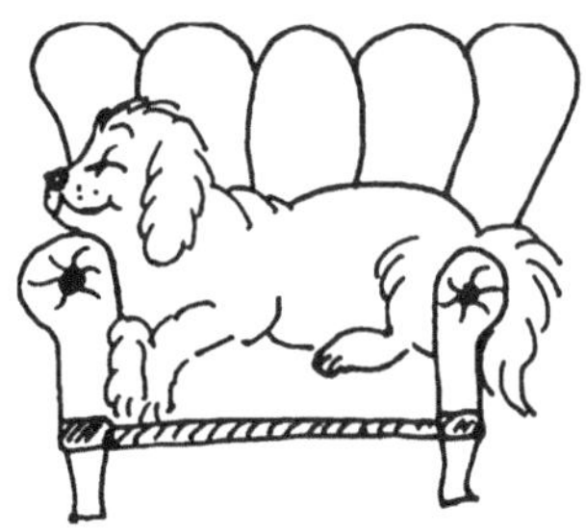

Научно е доказано, колко добре влияят домашните любимци за доброто състояние на по- възрастни хора. Те прогонват самотата, депресивните състояния и оказват позитивно влияние на кръвното налягане и на сърдечни заболявания. Въпреки това, гледането им в дома на пациента представлява допълнително натоварване и отговорност (Abb. 7.11).*

Deshalb wird es selten vorkommen, dass Sie gleichzeitig ein Tier mitversorgen müssen. Da Sie eventuell mit Tieren in Kontakt kommen, hier einige wichtige Begriffe.

За това рядко може да се случи, в домакинството, където сте, да се грижите и за домашен любимец.

■ **Das Haustier –** *Домашен любимец*

der Hase	*заек*
der Hund	*куче*
der Kanarienvogel	*канарче*
das Kaninchen	*зайче*
die Katze	*котка*
das Meerschweinchen	*морско свинче*
der Wellensittich	*папагал*

■ **Die Haustierausstattung –** *Атрибути на домашните любимци*

das Futter	*храна*
das Halsband	*каишка за врата*
der Käfig	*кафез*
der Napf	*съд за храна*
der Wassertrog	*поилка*

Dialog – *Диалог*

— Ich gehe mit dem Hund spazieren.
Отивам с кучето на разходка.
— Wo ist die Leine?
Къде е каишката?
— Haben Sie Angst vor Hunden?
Страх ли ви е от кучета?
— Sind Sie allergisch auf Hunde- / Katzenhaare?
Алергични ли сте към косми от котки или кучета?
— Was für ein schönes Tier. Möchten Sie den Hund streicheln?
Какво красиво животно. Желаете ли да погалите кучето?
— Darf ich die Katze hinauslassen oder ist es eine Wohnungskatze?
Може ли да пусна котката навън или тя е домашна котка?

Tagesplan – Дневен режим

Inhaltsverzeichnis

8.1   Schlafen und aufstehen – Спане и ставане – 138

8.2   Körperpflege – Хигиена на тялото – 140

8.3   Anziehen – Обличане – 149

8.4   Essen und Lebensmittel – Хранене и хранителни стоки – 153

8.5   Einkaufen – Покупки – 164

8.6   Spazierengehen – Разходка / пеш – 174

8.7   Unterwegs – На път – 176

8.8   Fernsehen und Radio hören – Гледане на телевизия и слушане на радио – 178

8.9   Telefonieren – Обаждане по телефона – 179

8.10   Sonstige Beschäftigung – Други занимания – 180

© Springer-Verlag GmbH Deutschland, ein Teil von Springer Nature 2020
N. Konopinski-Klein, *Bulgarisch-Deutsch für die Pflege zu Hause,*
https://doi.org/10.1007/978-3-662-60948-4_8

Bedenken Sie, dass der Betreute einen ruhigen, beständigen Tagesplan braucht. Aufregung und Hektik verursachen nur Nervosität und Verwirrtheit. Erstellen Sie allein oder mit der Familie des Betreuten einen Tagesplan und halten Sie sich daran.

Съобразявайте се с това, че пациентът Ви се нуждае от спокоен дневен режим. Нервност и прибързаност от Ваша страна предизвикват нервност и объркаহност у пациента. Изработете сами или с членове на семейството дневен режим и се придържайте към него.

8.1 Schlafen und aufstehen – Спане и ставане

- **Über Schlaf – *За съня***

Schlaf ist eine sehr empfindliche Körperfunktion, die auf äußere Faktoren reagiert. Ältere Personen schlafen deutlich weniger und nicht so tief wie im jüngeren Alter. Oft können sie nur schwer einschlafen, schlafen nicht durch und wachen früh auf. Tagsüber wird der Schlafmangel durch ein Nickerchen ausgeglichen. Ihr Betreuter ist vielleicht daran gewöhnt oder ist tagsüber unruhig und nutzt die Zeit auf andere Weise. Stellen Sie sich darauf ein, reden Sie darüber, zeigen Sie Verständnis und versuchen Sie nicht, ihn in einen bestimmten Tagesrhythmus zu zwingen (siehe dazu auch ▶ Kap. 6).

Спането е много чувствителна функция на организма, която реагира на външни фактори. По възрастните пациенти спят значително по кратко и не толкова дълбоко, както в по млада възраст. Случва се те да не могат да заспиват лесно, събуждат се често и се събуждат рано. През деня недостатъчния сън от предната нощ, се изравнява със следобедния сън. Може би Вашият пациент е свикнал с това или пък е неспокоен през деня и използва времето си по друг начин. Съобразявайте се с това, говорете затова, покажете разбиране и не се опитвайте да го принуждавате да спазва определен дневен режим (виж към това и раздел 6) (▢ Abb. 8.1).

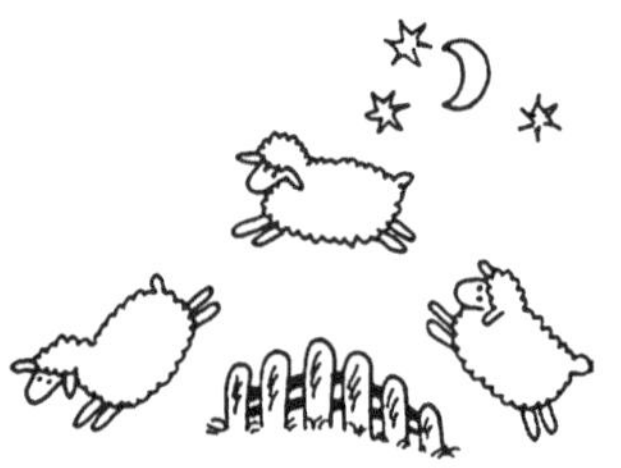

▢ **Abb. 8.1** Schäfchen zählen – *Да броим овце*

Dialog

- Es ist jetzt 22.00 Uhr. Möchten Sie schlafen gehen?

  Сега е 22.00 часа. Желаете ли да си лягате?

  – Ja, ich bin müde und möchte schlafen.

  Да, аз съм уморен и желая да спя.

- Gut, dann helfe ich Ihnen im Bad.

  Добре, тогава ще Ви помогна в банята.

  – Das ist nicht nötig. Ich komme alleine zurecht.

  Не е необходимо. Аз ще се справя сам.

━ Dann sagen Sie mir bitte, wenn Sie fertig sind. Inzwischen bereite ich Ihnen das Bett.

Тогава моля ми кажете, когато сте готов. През това време ще Ви оправя леглото.

   – Nein, ich möchte noch nicht schlafen.

     Не, не желая още да спя.

━ Was möchten Sie sonst tun? Ich kann Ihnen was vorlesen.

Какво желаете още да правите? Мога да Випрочета нещо.

━ Ich werde Ihr Bett frisch beziehen.

Ще Ви сменя чаршафите.

━ Ich mache jetzt Ihr Bett.

Сега ще Ви оправя леглото.

━ Ich möchte Ihr Kopfkissen aufschütteln.

Искам да Ви оправя възглавницата.

━ Ihr Bettlaken hat sich verschoben. Ich richte das.

Долният Ви чаршав се е нагънал. Ще Ви го оправя.

━ Ich werde das Kopfteil hochstellen.

Ще Ви повдигна леглото от към главата.

━ Ich decke Ihre Beine zu.

Ще Ви покрия краката.

■ **Das Bett – *Легло***

die Bettwäsche	*Спално бельо*
das Bettlaken	*Долен чаршав*
die Decke / die Tagesdecke	*Завивка / Дневна завивка*
der Deckenbezug	*Горни чаршави*
der Kopfkissenbezug	*Калъфка за възглавница*
das Kopfkissen	*Възглавница*
die Kopfstütze	*Подпорка за повдигане на главата*
der Lattenrost	*Помадрачна рамка*
die Matratze	*Матрак*
das Sofakissen	*Възглавница за диван*
die Zudecke	*Завивка*

■ **Aufstehen – *Ставане от сън***

Dialog – *Диалог*

━ Guten Morgen, was für ein schöner Tag.

Добро утро, какъв прекрасен ден.

━ Wollen Sie aufstehen?

Искате ли да ставате?

- Wie haben Sie geschlafen?
  Как спахте?
  – Gut / sehr gut / nicht gut / schlecht
    Добре / много добре / не добре / зле
- Das freut mich.
  Радвам се.
- Oh, das hört sich nicht gut an. Warum?
  О, Това не ми звучи добре. Защо?
- Hoffentlich können Sie heute Nacht besser schlafen.
  Да се надяваме, че тази нощ ще спите по-добре.
- Ich helfe Ihnen beim Aufstehen.
  Ще Ви помогна при ставането.
- So, halten Sie sich an mir fest. Ich hebe Sie jetzt hoch.
  Така, дръжте се мен здраво. Ще Ви вдигна сега.
- Jetzt umdrehen. Sehr gut. Und die Beine runter.
  Сега да се обърнем. А краката надолу.
- Bleiben Sie am Bettrand sitzen.
  Останете да седите на ръба на леглото.
- Geht es Ihnen gut? Alles in Ordnung?
  Добре ли сте? Всичко ли е наред?
  – Nein. Mir ist schwindelig.
    Не. Вие ми се свят.
- Dann bleiben Sie noch einen Moment sitzen.
  Тогава останете още един момент да седите.
- Geht's jetzt besser?
  Сега по добре ли Ви е?
- Stützen Sie sich auf mich und stehen Sie langsam auf.
  Подпрете се на мен и ставайте бавно.
- So, jetzt können wir langsam ins Bad gehen.
  Така, сега ние бавно ще отидем в банята.
- Während Sie im Bad sind, lüfte ich das Zimmer.
  Докато сте в банята, аз ще Ви проветря стаята
  (◘ Abb. 8.2).

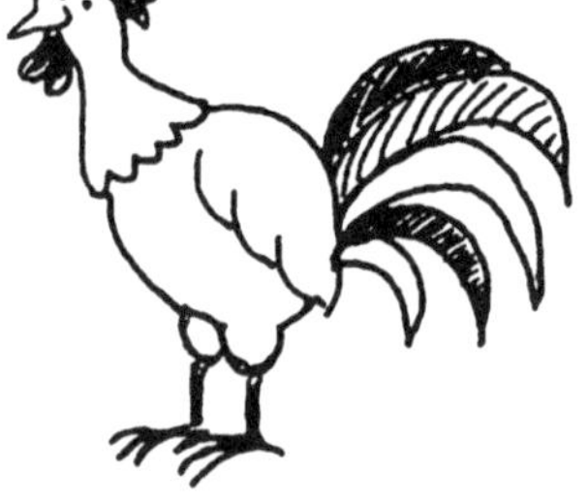

◘ **Abb. 8.2** Hahn – *кран*

Хигиена на тялото

8.2 **Körperpflege – Хигиена на тялото**

Zu Ihren Aufgaben gehört auch die Unterstützung des Betreuten bei der Körperpflege. Der gesundheitliche Zustand des Betreuten bestimmt den Umfang Ihrer Hilfe. Versorgen Sie sich mit nötigen Pflegeutensilien und achten Sie darauf, dass die Umgebung sicher und pflegegerecht ausgestattet ist.

Към Вашите задължения спада и да подпомагате на пациента за личната му хигиена. Здравословното състояние на пациента обослявя размера на необходимата от Вас помощ. Осигурете си необходимите за гледането на пациента средства и се погрижете жилището да е оборудвано според неговото състояние.

Vielleicht ist es für Sie als Pflegerin eine neue, ungewohnte Situation. Ebenso kann es für den Betreuten ungewohnt sein, sich bei der Körperpflege helfen zu lassen. Es ist für viele Menschen eine Überwindung und ein letztes Eingeständnis der eigenen Schwäche, im Intimbereich von einer anderen Person gereinigt zu werden. Versuchen Sie, sich in die Situation des Betreuten zu versetzen, und behandeln Sie ihn so, wie Sie selbst gerne behandelt werden würden.

Вероятно за Вас като болногледачка, това е нова, необикновенна ситуация. Също така и за пациента може да е нова ситуация да приеме помощ за личната си хигиена. За много хора е трудно да признаят собствената си слабост особено, когато някой друг трябва да измие интимната им област. Опитайте се да се поставите на тяхно място, и се отнасяйте стях така, както бихте искали да се отнасят с Вас самите.

Bei inkontinenten Personen achten Sie auf besondere Empfindlichkeit der Haut im Windelbereich. Hierzu benötigen Sie eine Wund- und Schutzcreme. Lassen Sie sich am Anfang Ihrer Tätigkeit von dem bisherigen Betreuer in der Inkontinenzbetreuung unterweisen. Erfragen Sie, welche Pflegeartikel und wie oft sie benutzt wurden. Für die Intimhygiene einer bettlägerigen Person besorgen Sie Zellstoffpapier oder Küchenpapier.

Обръщайте особено внимание на чувствителността на кожата под памперсите при пациенти, които не могат да задържат урина. В такъв случай трябва да имате крем за рани, Още от началото на Вашата работа, поискайте от предходната болногледачка да Ви запознае с процедурите, при пациент, който неконтролируемо изпуска урина. Попитайте какви продукти / мехлеми и т. н. / е използвла и колко пъти на ден. За интимната хигиена на лежащо болни се използва целулозна ии домакинска хартия.

Bei Betreuten, die noch mobil sind und sich draußen bewegen können, ist die „Unsichtbarkeit" der Windeln ein wichtiges Kriterium für das Selbstbewusstsein. Unterstützen Sie Ihren Schützling dabei freundlich.

При пациенти, които са мобилни и излизат на вън незабележителността на памперса или превръзките е важен критерий за тяхното самочувствие. Подкрепяйте любезно Вашия пациент за товя.

Seien Sie während der Körperpflege besonders ruhig, sachlich und besonnen und achten Sie auf eine ruhige und stressfreie Atmosphäre.

По време на поддържане на личната хигиена на пациента бъдете особено спокойни, кратки и сериозни и се погрижете за спокойна атмосфера, без стрес.

Лежащо болни

8.2.1 **Bettlägerige Person – Лежащо болни**

Dalog – *Диалог*

- Ich gebe Ihnen jetzt die Bettpfanne.
  Аз ще Ви сложа сега подлогата.
- Bitte heben Sie Ihr Becken an.
  Мола, повдигнете си таза.
- Ich helfe Ihnen sich abzustützen und lege die Bettpfanne
  unter Ihr Becken.
  *Аз ще Ви помогна да се надигнете и ще ложа подлогата
  под таза Ви.*
- Jetzt trockne ich alles ab und werde Sie waschen.
  Сега ше подсуша всичко и ще Ви измия.
- Entspannen Sie sich, ich werde Ihren Katheter reinigen.
  Отпуснете се, ще почистя катетъра Ви.
- Ich drehe Sie jetzt zur Seite und wasche Ihnen den Rü-
  cken.
  Ще Ви завъртя на една страна и ще измия гърба Ви.
- Bitte drehen Sie sich zur Seite.
  Моля, обърнете се на една страна.
- Ich klopfe Ihnen den Rücken.
  Ще Ви почукам по гърба.
- Bitte husten Sie den Schleim ab.
  Моля изкашляйте храчките си.
- Ich wasche Ihnen den Po und den Genitalbereich.
  Ще Ви измия дупето и генеталната област.

Пациети на крак

8.2.2 **Mobile Person – Пациенти на крак**

❯ Fragen Sie nach oder hören Sie genau hin, welche Begriffe der
Betreute im Zusammenhang mit Urin und Kot benutzt, damit
keine Missverständnisse entstehen.
  *Попитайте или слушайте мнго внимателно, какви точно
  думи употребява Вашият пациент за урина и изпражнения,
  за да няма после недоразумения.*

Dalog – *Диалог*

- Möchten Sie ins Bad?
  Искате ли да идете в банята?
  - Ja, ich möchte auf die Toilette.
    Да, искам на тоалетна.
  - Ich möchte …
    Аз искам / желая …

– … „kleines Geschäft": pinkeln, pieseln, pissen, Pipi machen, pullern

… „малката работа" / пикая и т.н.

– … „großes Geschäft": groß machen, kacken, scheißen

… понятия и думи за ходене по голямc нужда

> Bitte benutzen Sie keine Ausdrücke wie „scheißen" und „kacken". Diese sind unelegant und vulgär.
>
> *Моля, не използвайте думи като „scheissen" или „kacken". Те не са елегантни а по скоро вулгарни.*

– Brauchen Sie Hilfe dabei, sich sauber zu machen?

Нуждаете ли се от помощ, за да се измиете?

– Nein, ich komme allein zurecht.

Не, аз сам ще се справя.

– Ja, danke, ich brauche Unterstützung.

Да, благодаря, нужна ми е помощ.

> An dieser Stelle ein Hinweis bezüglich Sexualität: Sollten Sie merken, dass die Ihnen anvertraute Person sich Ihnen körperlich nähert oder Sie verbal auf sexuelle Weise belästigt, weisen Sie die Annäherungen freundlich, aber bestimmt zurück. Sollte es dennoch erneut vorkommen, sprechen Sie mit den Angehörigen darüber.
>
> *На това място и един съвет, отнасящ се за сексуалността: Ако забележите, че Вашият пациент Ви доближава твърде мнго и Ви притеснява физически или Ви досажда със сексуални намеци, отговорете любезно, но категорично. Ако въпреки това се случи отново, говорете със семейството по този въпрос.*

Dalog – *Диалог*

– Wir nehmen einen Waschlappen / Toilettenpapier.

Ще вземем кесия за баня / тоалетна хартия.

– Hier ist Ihre Windel. Ich helfe Ihnen beim Anlegen.

Тук е Вашият памперс. Ще Ви помогна при поставането му.

– Bitte stehen Sie auf.

Моля, станете.

– Ich werde Sie jetzt ausziehen.

Аз ще Ви съблека сега.

– Bitte legen Sie sich hin.

Моля. Легнете си.

– Zuerst brauchen wir warmes Wasser.

Първо ни трябва топла вода.

– Jetzt können wir Ihr Gesicht waschen.

Сега може да измием лицето Ви.

- Ist das Wasser warm genug?
  Достатъчно топла ли е водата?
- Ist das Wasser zu kalt?
  Водата твърде студена ли е?
- Ist das Wasser nicht zu kalt?
  Водата не е ли студена?
- Ist das Wasser zu heiß?
  Водата не е ли твърде гореща?
- Das können wir gleich regeln.
  Това можем да го оправим веднага.
- Jetzt ist es gut, oder?
  Сега е добре, или?
- Möchten Sie duschen oder baden?
  Желаете ли да вземете душ или вана?
  - Ich möchte gerne duschen.
    Искам да взема душ.
  - Ich möchte gerne baden.
    Искам да взема вана.
- So, jetzt gehen wir unter die Dusche / in die Badewanne.
  Така, сега отиваме под душа / във ваната.
- Bitte setzen Sie sich auf den Duschhocker / auf den Badehocker.
  Моля, седнете на табуретката под душа / столчето във ваната.
- Ich werde Sie nass machen und dann einseifen.
  Ще Ви намокря и после ще Ви насапунисам.
- Ist das so angenehm?
  Приятно ли е така?
- Ich wasche Ihnen den Rücken und die Füße.
  Ще Ви измия гърба и краката.
- So, jetzt sind wir fertig. Ich gebe Ihnen das Handtuch und helfe Ihnen beim Abtrocknen.
  Така, сега сме готови. Ще Ви дам кърпа за ръце и ще Ви помогна да се подсушите.
- Wie fühlen Sie sich?
  Как се чувствате?
- Können Sie aufstehen?
  Можете ли да станете?
- Bitte stehen Sie langsam auf.
  Моля, станнете бавно.
- Möchten Sie sich am Waschbecken waschen?
  Искате ли да се измиете във мивката?
- Ich werde Ihnen den Rücken eincremen.
  Ще Ви намажа гърба с крем.
- Ich werde Sie jetzt rasieren.
  Ще Ви избръсна сега (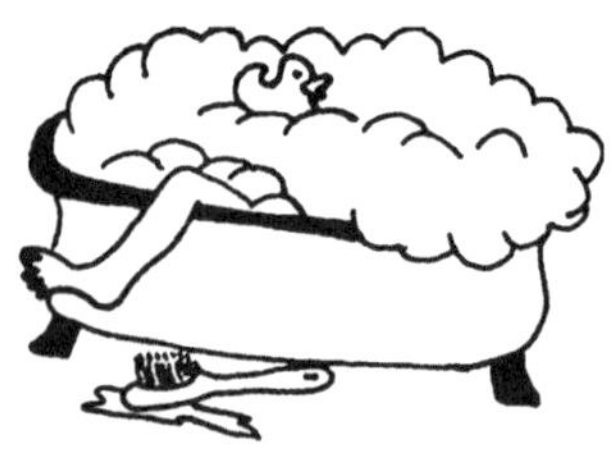 Abb. 8.3).

◪ **Abb. 8.3** Baden – *Къпане*

8.2.3 Pflege einzelner Körperteile – Поддържане на отделните части на тялото

Поддържане на отделните части на тялото

■ **Das Auge / die Augen –** *Око / очи*

die Augenbrauen	*вежди*
die Augentropfen	*капки за очи*
die Brille	*очила*
ein Fremdkörper im Auge	*чуждо тяло в окото*
die Sonnenbrille	*слънчеви очила*
die Tränen	*сълзи*
die Wimpern	*мигли (◘ Abb. 8.4)*

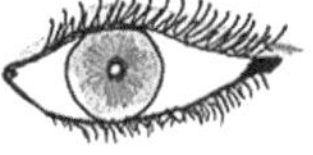

◘ **Abb. 8.4** Auge – *Око*

Dalog – *Диалог*

■ Ich sehe nicht gut.
 Не виждам добре.
 – Soll ich Ihnen eine Brille geben?
  Трябва ли да Ви дам очила?
■ Nein, danke. / Ja, bitte.
 Не, благодаря. / Да, моля.
■ Ich sehe viele schwarze Punkte / einen großen schwarzen Fleck in der Mitte.
 Аз виждам много черни точки / една голямо черно петно в средата.
 – Wir erzählen das dem Hausarzt und bitten um eine Überweisung zum Augenarzt.
  Ние ще разкажем това на личния лекар и ще помолим за направлвние за очен лекар.
 – Es kann ein grüner Star / grauer Star sein / ich weiß nicht, was das sein kann.
  Имам перде / глаукома / не знам какво може да е това.
■ Ich möchte lesen, bitte geben Sie mir meine Brille.
 Аз искам да чета, моля дайте ми моите очила.
 – Hier ist sie. Ich putze noch die Gläser.
  Ето ги. Аз само ще исчистя стъклата им.
 – Ich kann sie nicht finden.
  Аз не мога да ги намеря.
 – Ich suche jetzt die Reservebrille.
  Аз ще потърся сега резервните очила.
■ Ich habe ein Brennen / Jucken im Auge.
 Очите ми горят / сърбят ме.

– Lassen Sie mich sehen. Sie haben ein Staubkorn im Auge. Ich werde es entfernen.
Дайте да погледна. Имате една прашинка в окото. Сега ще я отстраня.
– Ich werde Ihnen die Augentropfen eintropfen. Legen Sie den Kopf zurück. Bewegen Sie sich nicht. Lassen Sie die Augen offen.
Ще Ви сложа капки в очите. Дайте главата назад. Не се движете. Дръжте очите отворени.

- **Das Ohr / die Ohren – *Ухо / Уши***

Dalog – *Диалог*

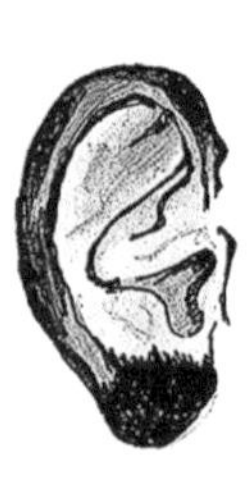

■ Ich habe ständig Ohrenschmerzen / Ohrensausen.
Имам непрекъсната болка в ухото / шум в ушите
– Das erzählen wir dem Hausarzt. Vielleicht müssen wir zum HNO-Arzt gehen.
Това ще го разкажем на ушния лекар. Може би трябва да идем на лекар уши, нос, гърло (■ Abb. 8.5).

■ **Abb. 8.5**   Ohr – *Ухо*

- **Das Hörgerät – *Слухов апарат***

Dalog – *Диалог*

■ Bitte legen Sie Ihr Hörgerät an.
Моля, сложете си слуховия апарат.
– Ich höre trotzdem nichts.
Въпреки това не чувам нищо.
■ Wahrscheinlich ist die Batterie leer.
Вероятно батериата е празна.
■ Ich tausche sie aus.
Ще я сменя.
■ Können Sie jetzt hören?
Можете ли сега да чувате?
■ Ich werde Ihre Ohren mit Wattestäbchen putzen.
Ще почистя сега ушите Ви с клечки за уши.
■ Bitte legen Sie Ihren Kopf zur Seite. So ist es gut.
Моля, сложете си главата на една страна.
■ Ich entferne Ohrenschmalz. Geschafft.
Отстранявам ушна кал. Готово / справих се.

- **Das Haar / die Haare – *Косъм / Коса***

Dalog – *Диалог*

■ Meine Haare brauchen eine Frisur.
Моята коса се нуждае от фризура,

- Gut, gehen wir morgen zum Frisör.
  Добре, утре ще идем на фризьор.
- Was möchten Sie machen lassen?
  Какво бихте желали да Ви направят?

■ Ich möchte die Haare waschen / schneiden / fönen / frisieren / färben lassen.

Аз искам да ми измият косата / да ме подстрижат / да ме изсушат / да ми направят прическа / да ми боядисат косата.

■ Ich möchte Locken / einen Pony / einen Pferdeschwanz / eine Dauerwelle.

Желая къдри / подстригване пони / конска опашка / постоянно къдрене.

■ Ich möchte meine Haare waschen.

Аз искам да си измия косата.

- Ich helfe Ihnen. Wir werden die Haare vor dem Baden waschen.
  Аз ще Ви помогна. Ще измием косата преди къпането.
- Jetzt helfe ich Ihnen Ihre Haare kämmen.
  Сега ще Ви помогна да се срешите.
- Ich brauche einen Kamm / eine Bürste.
  Трябва ми гребен / четкка за коса.

■ Ich verliere so viele Haare.

Косата ми пада много.

- Das sind nicht viele. Es ist normal.
  Не, не е много. Това е нормално.

■ Der Mund – *Уста*

Zähne putzen	*Мия си зъбите*
Prothese reinigen	*Почиствам си зъбната протеза*
Prothese einsetzen / herausnehmen	*Поставям си / свалям зъбната протеза*
Mund ausspülen	*Изплаквам си устата*
Mundwasser benutzen	*Използвам вода за устна кухина* (◘ Abb. 8.6)

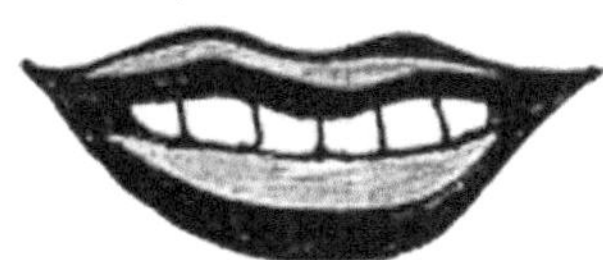

◘ **Abb. 8.6** Mund – *Уста*

Dalog – *Диалог*

■ Jetzt bereiten wir alles vor fürs Zähneputzen.

Сега ще подготвим всичко необходимо за миенето на зъбите.

■ Hier ist Ihre Zahnbürste mit der Zahnpasta.

Тук е Вашата четка за зъби с пастата за зъби.

■ Hier ist Ihr Gebiss. Es ist bereits gereinigt.

Тук е Вашата зъбна протеза. Тя е вече почистена.

- Wir setzen es gemeinsam ein.
  Ще я сложим заедно.
  – Ich habe Zahnschmerzen.
  Болят ме зъбите.
- Oh, das tut mir leid.
  О, много съжалявам.
- Möchten Sie eine Schmerztablette?
  Искате ли таблетка против болки?
- Ich werde gleich einen Termin beim Zahnarzt ausmachen.
  Веднага ще уговоря час при зъболекаря.
- Jetzt lege ich Ihre Zahnprothese in ein Glas zum Reinigen.
  Сега ще сложа зъбната Ви протеза в една чаша, да се почисти.
- Die Reinigungstablette und Wasser. Schon ist es erledigt.
  Таблетката за почистване и вода. Вече е направено.
- Heute Nacht brauchen Sie keine Prothese und bis morgen ist sie wieder ganz sauber.
  През нощта не се нуждаете от протезата, а до сутринта тя ще е отново съвсем чиста.

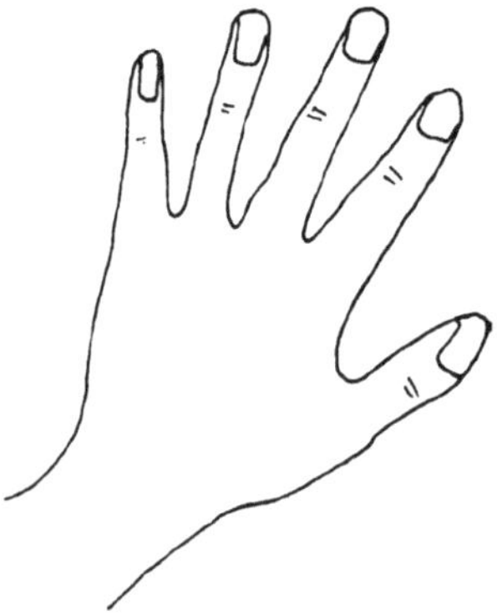

Abb. 8.7 Hand – *Ръка*

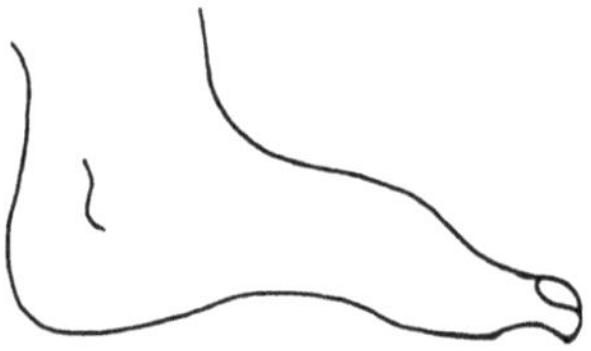

Abb. 8.8 Fuß – *Стъпало*

- **Die Hand / der Fuß – *Китка / стъпало***

eincremen	*Намазване с крем*
Nägel schneiden	*Рязане на нокти*
Nägel feilen	*Пилене на нокти*
die Nagelbürste	*Четка за нокти*
die Nagelfeile	*Пила за нокти*
der Nagellack	*Лак за нокти*
der Nagellackentferner	*Лакочистител*
die Nagelschere	*Ножичка за нокти*
die Nagelzange	*Клещи за рязане на нокти*
die Maniküre / die Handpflege	*Маникюр / грижа за ръцете*
die Pediküre / die Fußpflege	*Педикюр / поддържане на стъпалата* (◘ Abb. 8.7, 8.8)

Für die Fußpflege wird meist eine von der Krankenkasse bezahlte Fußpflegerin ins Haus kommen. Inspizieren Sie regelmäßig die Füße des Betreuten. Die Haut älterer Menschen regeneriert sich deutlich langsamer als in jungen Jahren, Risse und Verletzungen heilen langsamer und bei Diabetikern kann eine Fußverletzung zu ernsthaften Komplikationen und schlimmstenfalls zu einer Amputation führen.

За педикюр най-често у дома идва педикюристка, на която плаща Здравната каса за услугата. Редовно преглеждайте стъпалата на Вашия пациент. Кожата на по-възрасните хора се възстановява значително по-бавно, от колкото в по- млада възраст, пукнатини и наранявания оздравяват по-бавно, а при диабетици едно нараняване на стъпалото може да доведе до сериозни усложнения, а в най-лошия случай до ампутация.

Dalog – *Диалог*

- Ich werde Ihre Nägel schneiden.
  Аз ще Ви изрежа ноктите.
- Ihre Zähennägel sind sehr hart. Sie brauchen ein Fußbad.
  Ноктите на краката Ви са много твърди. Нуждаете се от накисване на стъпалата.
- Hier ist die Schüssel mit warmem Wasser. Bitte heben Sie Ihre Füße und stellen Sie sie in die Schüssel. Ich helfe Ihnen dabei.
  Ето легена с топала вода. Вдигнете си краката. Моля, сложете ги в легена. Аз ще Ви помогна.
- Sie haben eine Wunde an der Ferse. Das müssen wir dem Arzt zeigen.
  Имате рана на петата. Това трябва да го покажем на лекаря.
- Ihre Füße sind sehr trocken. Ich creme sie ein.
  Стъпалата Ви са много сухи. Ще Ви ги намажа с крем.

8.3 **Anziehen – Обличане**

Обличане

Auch wenn Ihr Betreuter bettlägerig ist, soll er tagsüber umgezogen werden. Sie können ihm einen Hausanzug, einen Trainingsanzug oder eine leichte Hose und einen Pullover anziehen. Wichtig ist, dass der Tag in einer anderen Kleidung als die Nacht verbracht wird.

Дори ако Вашият пациент е лежащо болен, през деня той трябва да е облечен. Вие можете да му облечете домашни дрехи, спортен анцуг или лек панталон и пуловер, важно е той да прекарва деня и нощта облечен в различни дрехи (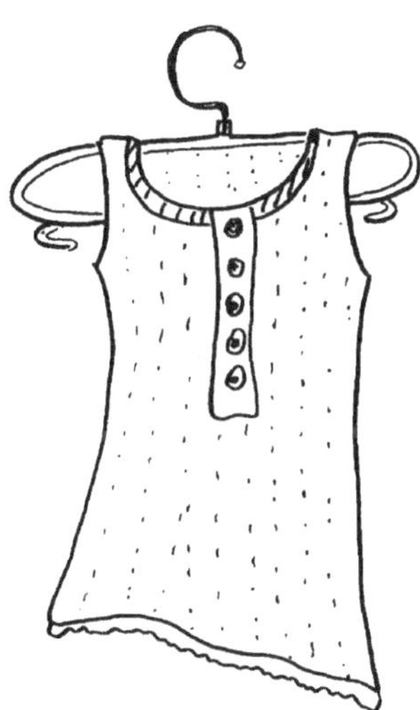 Abb. 8.9).

Dalog – *Диалог*

- Als Erstes ziehen wir uns an.
  Най- напред ще се облечем.
- Hier ist Ihre Kleidung für heute. Es ist warm / kalt draußen.
  Тук са Вашите дрехи за днес, Навън е топло / студено.
- Sind Sie damit einverstanden oder möchten Sie was anderes anziehen?
  Съгласен ли сте или искате да облечете нещо друго?

○ **Abb. 8.9** Anziehen – *Обличане*

– Es ist mir zu warm / zu kalt.

Твърде ми е топло / студено.

■ Ich zeige Ihnen das Kleidungsstück, das ich Ihnen gerne anziehen möchte.

Ще Ви покажа дрехата, която бих облякал с удоволствие.

■ Sie haben heute Besuch. Ihre Kinder / Enkelkinder kommen.

Днес ще имате гости, Вашите деца / внуци ще дойдат.

■ Ich werde Sie schön machen.

Ще Ви направя красив.

■ Möchten Sie sich allein anziehen?

Искате ло сам да се облечете?

■ Brauchen Sie Hilfe beim Anziehen?

Нуждаете ли се от помощ при обличането?

– Wie sehe ich aus?

Как изглеждам?

■ In diesem Hemd sehen Sie sehr gut / sehr elegant aus.

В тази риза изглеждате много добре / много елегантно.

■ Sie sehen heute schön aus.

Днес изглеждате много хубав.

■ Diese Farbe steht Ihnen gut.

Този цвят Ви отива много.

Облекло и бижута

8.3.1 Kleidung und Schmuck – Облекло и бижута

● **Typische Kleidung für die Frau** – *Типично облекло за жена*

die Bluse	*блуза*
die Jacke	*яке*
das Kleid	*рокля*
der Rock	*пола*
die Strickjacke	*плетена жилетка*

● **Typische Kleidung für den Mann** – *Типично облекло за мъж*

der Anzug	*костюм*
das Hemd	*риза*
die Hose	*панталони*
die Weste	*елек*
der Pullover	*пуловер*

- **Unterwäsche – *Долно бельо***

der Büstenhalter	*сутиен*
das Unterhemd	*корсаж / потник*
die Unterhose	*долни гащи*
die lange Unterhose	*дълги долни гащи*
die Socken / Strümpfe	*къси / мъжки чорапи / чорапи дълги*
die Strumpfhose	*чорапогащник*
der Unterrock	*подплата*

- **Kleidung für Draußen – *Дрехи за навън / за излизане***

der Anorak / die Jacke	*анурак / яке*
die Handschuhe	*ръкавици*
der Hut	*шапка- мека*
der Mantel	*палто*
die Mütze	*шапка-каскет*
der Schal	*шал*

- **Fußbekleidung – *Обувки***

die Gummistiefel	*гумени ботуши*
die Halbschuhe	*половинки*
die Hausschuhe / Pantoffeln	*домашни обувки / пантофи*
die orthopädischen Schuhe	*ортопедични обувки*
die Pumps	*официални обувки / женски*
die Sandalen	*сандали*
die Stiefel	*ботуши*
die Turnschuhe	*маратонки / спортни обувки*

- **Accessoires – *Аксесоари***

der Gürtel	*колан*
das Halstuch	*кърпа за около врата*
die Handtasche	*дамска чанта*
die Hosenträger	*тиранти*
die Krawatte	*вратовръзка*
das Taschentuch	*носна кърпичка* (◨ Abb. 8.10)

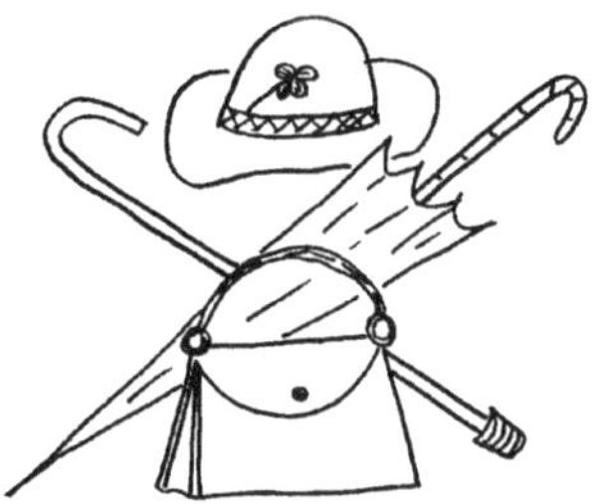

◨ **Abb. 8.10**　Accessoires – *Аксесоари*

- **Nachtgarderobe – *Спално облекло***

der Bademantel	*хавлия / халат*
das Nachthemd	*нощница*
der Schlafanzug	*пижама*
die Schlafsocken	*чорапки за сън*
der Schlafrock	*горнище на пижама*

- **Schmuck – *Бижута***

die Brosche	*брошка*
der Ehering	*брачна халка*
die Kette	*ланец / синджир*
die Korallen	*корали*
die Ohrringe	*обеци*
die Perlen	*перли*
der Ring	*пръстен*
die Uhr	*часовник* (◘ Abb. 8.11)

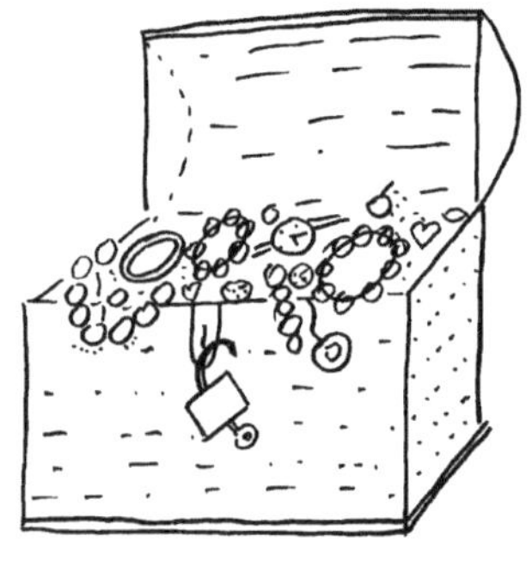

◘ **Abb. 8.11**   Schmuck – *Бижута*

Поправки на облеклото
и поддържането му

8.3.2 **Reparaturen und Kleidungspflege – Поправки на облеклото и поддържането му**

Dalog – *Диалог*

- Der Reißverschluss klemmt. Sie müssen was anderes anziehen.
  Ципът заяжда. Вие трябва да облечете нещо друго.
- Der Knopf ist abgerissen. Ich nähe ihn gleich an.
  Копчето се е откъснало. Веднага ще го зашия.
- Ihr Schnürsenkel ist offen. Ich binde ihn zu.
  Връзките на обувките не са вързани. Ще ги завържа веднага.
- Der Schnürsenkel ist gerissen. Ich fädle einen neuen ein.
  Връзката на обувката. Ви е скъсана. Ще вдена нова в обувката.
- Es ist warm. Ich knöpfe die Jacke auf.
  Топло е. Ще се разкопчая.
- Ihr Taschentuch ist in der Hosentasche.
  Носната кърпичка е в джоба на панталона Ви.

■ Das Hosenbein / der Ärmel hat sich verdreht.
   Крачолът / ръкавът Ви се е завъртял.
■ Das Hemd hat einen Fleck. Ich werde es waschen.
   Ризата Ви има петно. Ще я изпера.
■ Der Absatz ist abgelaufen. Ich bringe die Schuhe zum Schuhmacher.
   Токчетата на обувките Ви са се изтъркали, ще занеса обувките Ви на обущар.
■ Ich werde die Unterwäsche in der Schublade ordnen.
   Ще наредя долното Ви бельо в чекмеджето.
■ Heute möchte ich die Wäsche waschen.
   Днес искам да пера.
■ Ich hänge die nasse Wäsche draußen auf.
   Ще просна прането навън.
■ Ich benutze den Trockner.
   Ще използвам сушилнята.

■ **Kurzwaren – *Шевни пособия и материали***

der Absatz	*токче*
der Faden	*конец*
der Fingerhut	*напръстник*
die Hosentasche	*джоб на панталон*
der Klettverschluss	*цип*
der Knopf	*копче*
die Nadel	*игла*
die Nähutensilien	*пособия за шиене*
der Reißverschluss	*цип*
die Schuhsohle	*стелки за обувки*
der Schnürsenkel	*връзки за обувки*

8.4 Essen und Lebensmittel – Хранене и хранителни стоки

■ **Die Mahlzeiten – *Хранения***

das Frühstück	*закуска*
das zweite Frühstück	*втора закуска*
das Mittagessen	*обяд*
die Suppe	*супа*
das Hauptgericht	*основно ястие*

der Nachtisch	*десерт*
die Vesper	*следобедна закуска*
das Abendessen	*вечеря*
die Vollkost / Schonkost / Diät	*нормално хранене / щадящо / диетично хранене*

Die Mahlzeiten sind für den Betreuten sehr wichtig. Es ist nicht nur die Nahrungsaufnahme, sondern auch eine Abwechslung im Tagesablauf. Daher sollen die Mahlzeiten immer zur gleichen Zeit stattfinden und für den Betreuten angenehm sein. Sie können den Tisch schön decken und die Speisen appetitlich anrichten. Wenn nicht ausdrücklich anders gewünscht oder aufgrund einer Behinderung nicht möglich, essen Sie mit dem Betreuten gemeinsam am Tisch. Oder Sie können sich zumindest dazusetzen und ihm Gesellschaft leisten. Das ist vielen lieber, als alleine zu essen.

Храненията за пациента са много важни.Не става въпрос само за приема на храна, а и за едно разнообразие в ежедневието. При това храненията трябва да стават винаги по едно и също време на денонощието и да са приятни, удобни за пациента. Вие можете да подредите красиво масата и да поднесете яденето апетитно. Ако не е предявено друго желание или ако не е възможно заради състоянието на пациента, тодавахранете се заедно с Вашия пациент. Или поне можете да седнете до него и да му правите компания. Това е много по- приятно, отколкото да се храниш сам (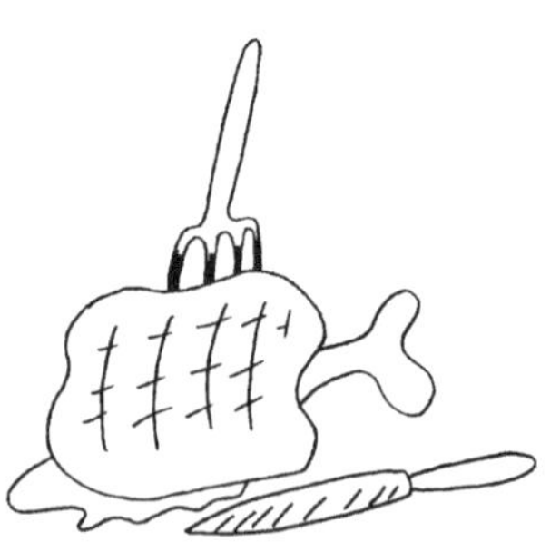 Abb. 8.12).

Erfragen Sie, was die Lieblingsspeisen des Betreuten sind, und passen Sie diese dem gesundheitlichen und körperlichen Zustand (z. B. Zahnprothesen) des Betreuten an. Beachten Sie, dass möglicherweise eine bestimmte Diät eingehalten werden muss, bestimmte Speisen nicht vertragen werden oder der Betreute auf bestimmte Lebensmittel allergisch reagiert.

Разпитайте кои са любимите ястия на пациента Ви, и ги съобразете с физиологичното му състояние (напр.зъбни протези). Внимавайте ако трябва да спазва определена диета; не понася определени ястия или има хранителни стоки, на които реагира алергично.

Wenn Sie kochen können und die Situation es erlaubt, dann kochen Sie. Versuchen Sie, frische Lebensmittel zu bevorzugen. Vielleicht werden Kochrezepte zu einem beliebten Gesprächsthema zwischen Ihnen beiden. Möglicherweise hat der Betreute Spaß und Interesse daran, bulgarische Gerichte kennenzulernen.

Ако можете да готвите и ситуацията го позволява, тогава гответе. Старайте се да осигурите пресни продукти.

Abb. 8.12 Essen und Lebensmittel – *Хранене и хранителни стоки*

Може би готварските рецепти ще станат любима тема на разговор между вас. Възможно е пациентът Ви да се заинтересува и да опита Вашата национална кухня.

Wenn Sie nicht kochen können oder die Pflege so intensiv ist, dass Sie keine Zeit dazu haben, besprechen Sie die Alternativen mit den verantwortlichen Personen. In vielen Städten und Gemeinden besteht auch die Möglichkeit, „Essen auf Rädern" zu bestellen.

Ако не можете да готвите или грижата за пациента е толкова интензивна, че не Ви остава време за това, обсъдете алтернативите с отговорните за това хора. В много градове и общини има възможност да ви доставят храна от „Храна на колела".

- **Geschmacksrichtungen / Geschmacksempfindungen –** *Вкусови усещания*

bitter	*горчиво*
fad	*безвкусно*
salzig	*солено*
sauer	*кисело*
scharf	*люто / пикантно*
süß	*сладко*
umami (fleischiger Geschmack)	*с вкус на месо*
das Essen, das Gericht, essen	*храна / ядене / ям*
der Durst, durstig	*жажда / жаден*
der Hunger, hungrig	*глад / гладен*

- **Geschmacksempfindung im Alter –** *Вкусови възприятия в напреднала възраст*

Im Alter treten oft Geschmacksstörungen auf. Es gibt dafür viele Gründe, dazu gehören physiologische Veränderungen im Alter, z. B. die Abnahme von Zahl und Dichte der Geschmacksknospen, Medikamenteneinnahme oder reaktive Veränderungen aufgrund der Mundhygiene (Prothese, wenig trinken). Diese Veränderungen treten individuell auf und können sich von Person zu Person unterscheiden. Manche ältere Menschen mögen mehr Süßes, andere dagegen gar nichts Süßes mehr. Erfragen Sie oder beobachten Sie, welche Geschmacksrichtung Ihr Betreuter bevorzugt, und bieten Sie ihm Lebensmittel an, die dieser Richtung entsprechen. Versuchen Sie trotzdem, die Nahrung vielseitig und appetitlich zuzubereiten.

Würzen Sie vorsichtig und achten Sie darauf, dass der Betreute sein Essen nicht zu stark nachsalzt.

С напредването на възрастта се появяват често смущения във вкусовите усещания. Затова има много причини, към тях спадат и физиологичните промени с възрастта, като напр. намаляването наброя и гъстотата на вкусовите рецептори, приемането на медикаменти или реактивни промени поради хигиената на устната кухина (зъбни протези, недостатъчен прием на вода). Тези изменения са различни за различните пациенти. Някои по-възрастни хора обичат повече сладки неща, други напротив нямат никакъв апетит за сладко. Разпитайте или наблюдавайте какво предпочита Вашият пациент и му предложете такива продукти, каквито той обича. Опитвайте се, въпреки това да приготвяте многообразна и апетитна храна.

Овкусявайте предпазливо и следете Вашия пациент да не досолва твърде много храната си.

Dalog – *Диалог*

■ Wie schmeckt Ihnen das Essen?
   Вкусно ли Ви е яденето?
   – Nicht gut. Es ist fad.
      Не, безвкусно е.
■ Möchten Sie Salz oder Pfeffer?
   Искате ли сол или черен пипер?
   – Ja, bitte salzen Sie nach.
      Да, моля посолете.
■ Nein, kein Salz, aber ein wenig Pfeffer.
   Не, не искам сол, но малко черен пипер.
■ Möchten Sie selbst salzen?
   Искате ли сам да си посолите?
   – Ja, jetzt ist das Essen zu salzig.
      Да, сега яденето е твърде солено.
■ Ich gebe Ihnen was anderes. Nächstes Mal salzen wir weniger.
   Ще Ви дам нещо друго. Следващият път ще солим по-малко.

Закуска

8.4.1 Frühstück – Закуска

Dalog – *Диалог*

■ Möchten Sie im Bett essen?
   Искате ли да ядете в леглото?
   – Ja.
      Да.

▬ Dann stelle ich Ihnen das Kopfteil höher und helfe Ihnen beim Essen.

Тогава ще вдигна леглото от към главата Ви и ще Ви помогна при храненето.

▬ Ich werde Sie gleich füttern.

Сега ще Ви нахраня.

– Ich weiß nicht.

Не знам.

▬ Dann stehen Sie bitte auf. Es ist besser am Tisch als im Bett zu essen. Ich helfe Ihnen dabei.

Тогава станете. По- добре е да се храните на масата отколкото в леглото. Ще Ви помогна.

– Nein, ich möchte aufstehen.

Не, бих желал да стана.

▬ Schön. Schauen Sie, wie ich heute den Tisch gedeckt habe.

Хубаво. Вижте как съм подредила днес масата.

▬ Hier ist Ihre Serviette.

Ето, това е Вашата салфетка.

▬ Was möchten Sie heute essen?

Какво желаете да се храните днес?

▬ Haben Sie heute spezielle Wünsche?

Имате ли днес специални предпочитания за храна?

– Ich möchte …

Аз искам …

■ **Der Brei – *Каша***

der Grießbrei	*Каша от грис*
die Haferflocken	*Овесени ядки*
der Maisbrei	*Царевична каша / качамак*
der Milchbrei	*Млечна каша*
der Milchreis	*Мляко с ориз*
die Milchsuppe	*Млечна супа*
der Reisbrei	*Оризова каша*

■ **Die Metzgereiwaren – *Храни от месо***

die Leberwurst	*Пастет*
die Mettwurst	*Метвурст*
der Schinken	*Шунка*
die Wiener Würstchen / Wiener	*Ввиенски кремвирши*
die Wurst	*Малотрайни колбаси / салами*

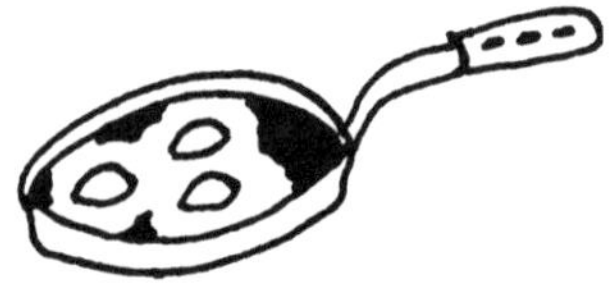

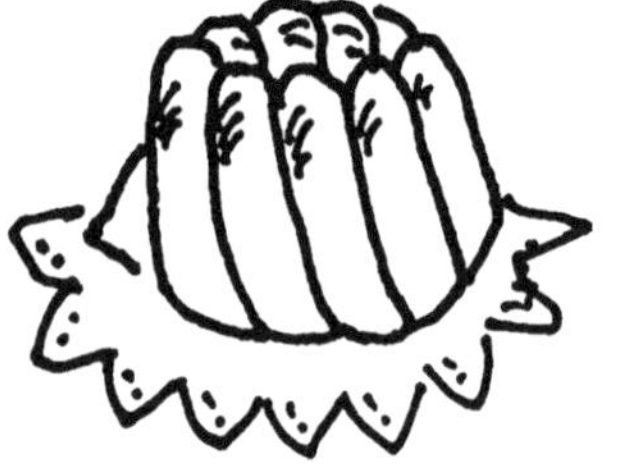

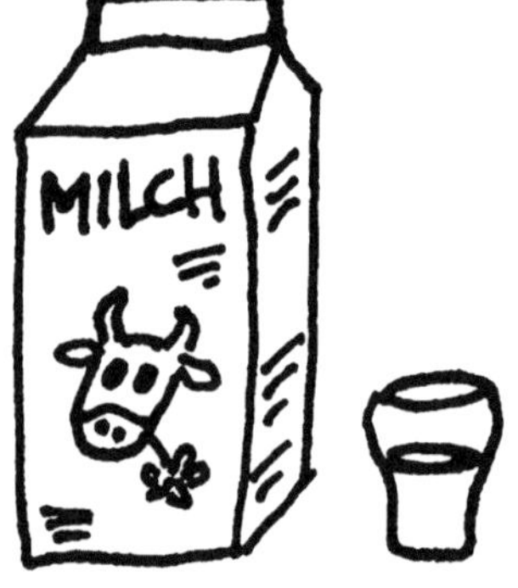

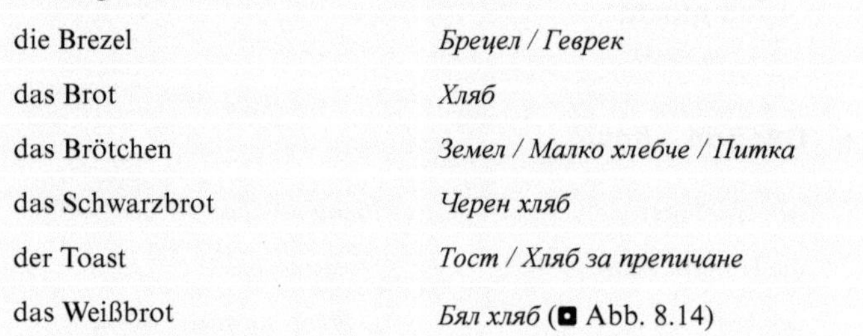

■ **Die Eigerichte** – *Храни с яйца*

das hartgekochte Ei	*Твърдосварено яйце*
das weichgekochte Ei	*Ррохкосварено яйце*
das Omelett	*Омлет*
das Rührei	*Бъркани яйца*
das Spiegelei	*Яяйца на очи (■ Abb. 8.13)*

■ **Der Brotaufstrich, süßer Aufstrich** – *Продукти, които мажем на хляб*

die Butter	*Масло*
der Honig	*Мед*
die Margarine	*Маргарин*
die Marmelade	*Мармалад*

■ **Das Gebäck** – *Тестени продукти*

das Baguette	*Багета*
die Brezel	*Брецел / Геврек*
das Brot	*Хляб*
das Brötchen	*Земел / Малко хлебче / Питка*
das Schwarzbrot	*Черен хляб*
der Toast	*Тост / Хляб за препичане*
das Weißbrot	*Бял хляб (■ Abb. 8.14)*

■ **Die Milchprodukte** – *Млечни продукти*

die Buttermilch	*Мътеница*
der Frischkäse	*Прясно сирене*
der Joghurt	*Кисело мляко*
der Käse	*Сирене*
die Kaffeemilch	*Мляко за кафе*
die Milch	*Прясно мляко*
der Quark	*Извара*
die Sahne	*Сметана (■ Abb. 8.15)*

■ **Abb. 8.13**   Eier – *Яйца*

■ **Abb. 8.14**   Kuchen – *Сладкиш*

■ **Abb. 8.15**   Milch – *Мляко*

Dalog – *Диалог*

- Jetzt werde ich das Brot schneiden. Ich bereite Ihnen kleine Häppchen zu, so lässt es sich besser essen.
  Сега ще нарежа хляба. Ще Ви направя малки хапки, така по-лесно ще се храаните.
- Ich schneide Ihnen alles in kleine Stücke.
  Ще Ви нарежа всичко на малки парчета.
- Ich schneide die Brotrinde ab.
  Ще изрежа кората на хляба.
- Ihre Serviette / Ihren Latz binde ich Ihnen um.
  Вашата салфетка / ще Ви завържа лигавника
- Möchten Sie Milch und Zucker in den Kaffee / Zitrone in den Tee?
  Желаете ли мляко и захар в кафето / лимон в чая?
- Möchten Sie noch eine Tasse Kaffee / ein Glas Tee?
  Желаете ли още една чаша кафе / чаша чай?
- Was möchten Sie heute zum Brot haben?
  Какво желаете да вземете към хляба?
- Möchten Sie ein Ei?
  Искате ли яйце?
- Wie möchten Sie Ihr Ei haben?
  Как искате да приготвя яйцето?
  - Ich möchte gerne ein Rührei / ein Spiegelei.
    Искам бъркани яйца / на очи.
- Ich habe frischen Schinken und Käse.
  Имам прясна шунка и сирене
- Ich wünsche Ihnen einen guten Appetit.
  Желая Ви добър апетит.
- Heute gehen wir zum Arzt und Sie sollen nüchtern bleiben. Wenn wir zurückkommen, können Sie frühstücken.
  Днес отиваме на лекар и не трябва се храните. Когато се върнем, можете да закусите.

8.4.2 **Mittagessen – Обяд**   Обяд

- **Suppe** – *Супа*

In Bulgarien ist es üblich, vor dem Hauptgericht eine Suppe zu essen. In Deutschland wird meist nur ein Hauptgericht gegessen. Ausnahmen sind Tagesstätten, Krankenhäuser, Pflegeheime usw. Im privaten Bereich wird eine Suppe meist als Eintopfgericht serviert (z. B. Kartoffelsuppe, Linsensuppe).

В България е прието да се яде супа преди основното ястие. В Германия се яде предимно само основното ястие. Изключение правят само детски градини, болници, старчески домове и т.н. в семействата супа се сервира като

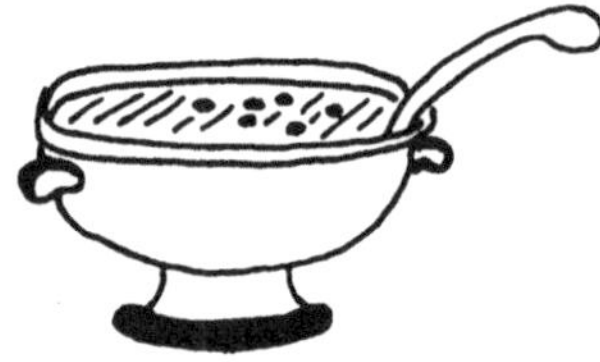

◘ Abb. 8.16   Suppe – *Супа*

яхния (напр. гъста картофена супа или такава от леща) (◘ Abb. 8.16).

Falls Sie für den Betreuten kochen, bleiben Sie bei Ihren Gewohnheiten. Eine Suppe ist immer gut. Sie bereitet den Körper auf die Nahrungsaufnahme vor und regt die Verdauungssäfte an. Allerdings ist in Deutschland die Vielfalt der Suppen nicht so bekannt und es kann passieren, dass Sie bei Sauerkrautsuppe, Gurkensuppe, Kohlrabisuppe usw. auf Überraschung oder sogar Widerstand stoßen. Seien Sie nicht verunsichert oder beleidigt, sondern lassen Sie den Betreuten zuerst einmal kosten.

В случай, че готвите за своя пациент, придържайте се към това, което добре знаете от дома. Супата е винаги добра за тялото, тя се усвоява добре от организма и подпомага храносмилателния тракт. Но в Германия не познават много супи, така че може да се случи да изненадате Вашия пациент или дори да срещнете съпротива от негова страна. Не се обиждайте, а оставете Вашия пациент да проба супата.

Erfragen Sie, ob der Betreute gerne Fleisch isst. Es wird empfohlen, nicht öfter als 2- bis 3-mal pro Woche Fleisch zu essen. Wurst, Schinken und Fleischprodukte sollten selten gegessen werden, dafür aber mehrere Portionen von Gemüse, Obst und Salat. Inzwischen ernähren sich immer mehr Menschen vegetarisch.

Beachten Sie bitte, welche Obstsorten Sie dem Betreuten geben. Saure Obstsorten verursachen oft Sodbrennen oder Verdauungsbeschwerden. Wenn der Betreute Verdauungsprobleme hat, empfiehlt sich gekochtes Gemüse. Rohkost sollte nicht abends gegeben werden bzw. nicht später als vier Stunden vor dem Schlafengehen, sonst kommt es zu Gärungsprozessen im Verdauungstrakt, die den Schlaf stören.

Осведомете се, дали Вашия пациент обича да яде месо. Препоръчително е да не се яде месо повече от 2до 3 пъти седмично. Малотрайни колбаси, шунка и други местни продукти трябва да се ядат рядко, за сметка на това повече порции зеленчуци, плодове и салата. Между другото все повече хора се хранят без месо.

Обръщайте внимание какви плодове давате на Вашия пациент. Киселите плодове предизвикват стомашни киселини или проблеми в храносмилането. Ако пациентът има проблеми с храносмилателната система, е препоръчително да приема варени зеленчуци. Сурови зеленчуци и плодове не бива да се дават вечер преди лягане, защото ферментацията им предизвиква смущения в съня.

Dalog – *Диалог*

- Ich werde jetzt kochen. Sie können sich zu mir in die Küche setzen und mir Gesellschaft leisten / und wir reden ein bisschen.
  Сега ще готвя. Вие можете да седнете при мен в кухнята и да ми правите компания / да си поговорим малко.
- Heute habe ich eine … Suppe gekocht? Mögen Sie …? Möchten Sie probieren?
  Днес сготвих една … супа? Искате ли …? Искате ли да пробвате?

- **In Deutschland bekannte Suppen** – *Познатите супи в Германия*

die Tomatensuppe	*Доматена супа*
die Bouillon	*Бульон*
die Rinderbrühe	*Говежди бульон*
die Leberknödelsuppe	*Бистра супа с кнедли от черен дроб*
die Spargelsuppe	*Супа от аспержи*
der Eintopf	*Яхния / гъста супа*
der Bohneneintopf	*Яхния от зрял фасул / боб*
die Nudelsuppe	*Супа с нудели*
der Linseneintopf	*Яхния от леща*
die Gulaschsuppe	*Гулаш супа*
die Erbsensuppe	*Супа от грах*
der Gemüseeintopf (verschiedenes Gemüse)	*Зеленчукова супа (от различни зеленчуци)*
die Hühnersuppe	*Пилешка супа*
die Kartoffelsuppe	*Картофена супа*
die Grießklößchensuppe	*Супа с кнедли от грис*
die Zwiebelsuppe	*Лучена супа / от кромид лук*

- Hier sind Ihr tiefer Teller und ein großer Löffel. Die Suppe ist nicht zu heiß.
  Ето Вашата дълбока чиния и голяма лъжица. Супата не е много гореща.
- Ich werde Sie füttern. Ein Löffel nach dem anderen.
  Аз ще Ви нахраня. Лъжичка по лъжичка.
- Schmeckt es Ihnen?
  Вкусно ли Ви е?

— Möchten Sie Brot zur Suppe?
Искате ли хляб със супата?

— Bitte essen Sie langsamer, sonst verschlucken Sie sich.
Моля, яжте по- бавно, иначе ще се задавите.

— Ich werde Sie füttern, damit Sie sich nicht verschlucken.
Аз ще ви нахраня, за да не се задавите.

— Sie haben plötzlich Schluckauf. Warten wir mit dem Weiter-essen, bis er vergeht.
Ненадейно започнахте да хълцате. Изчакайте да премине и тогава продължете да се храните.

■ **Hauptgericht –** *Основно ястие*
Vorschläge für einfache Gerichte
Предложения за прости ястия

■ **Fleischgerichte –** *Ястия с месо*

die Bratkartoffeln mit Speck	*Пържени картофи със сланина / бекон*
die Bratwürste mit Kraut	*Пържени наденички с кисело зеле*
die Fleischküchle / Bouletten / Frikadellen	*Кюфтета*
das Gulasch	*Гулаш*
das Hähnchen	*Пилета (■ Abb. 8.17)*
das Hühnerfrikassee mit Reis	*Пилешко фрикасе с ориз*
das Kalbfleisch mit Reis	*Телешко месо с ориз*
die Kohlrouladen	*Зелеви сърми*
das Lammfleisch	*Агнешко месо*
die Rouladen	*Сърми (от говеждо месо)*
das Schnitzel / das Kotelett	*Шницел / котлет*
der Schweinebraten	*Свинско печено*

■ **Vegetarische Gerichte –** *Вегетариански ястия*

das Gemüse	*Зеленчуци*
die Käsespätzle	*Макарони на фурна със сирене*
die Kartoffelpuffer mit Apfelmus	*Картофени кюфтета с ябълков мус / пюре*
die Kartoffeln mit Quark	*Картофи с извара*
der Kloß mit Soße	*Кнедли със сос*
die Nudeln mit Soße	*Макаронени изделия със сос*

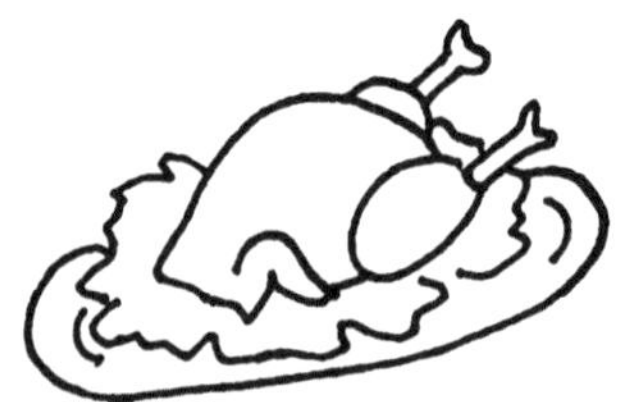

■ **Abb. 8.17**   Hähnchen – *Пилета*

der Salat	*Салата*
die Spaghetti	*Спагети*
Spinat und Ei	*Спанак с яйца*

■ **Süßspeisen – *Сладки ястия*

das Apfelmus	*Ябълков пай / пюре*
der Grießbrei mit Kompott	*Грис с компот*
der Kaiserschmarren	*Кайзершмарн / дебела палачинка*
der Pfannkuchen	*Палачинки*
die Haferflocken	*Овесени ядки*

Lassen Sie sich durch die Einkaufslisten im nächsten Kapitel zu weiteren Gerichten inspirieren. Dort finden Sie auch die Bezeichnungen für einzelne Lebensmittel.

Чрез списъците за пазаруване в следващата глава можете да разширите списъка на ястията, които можете да готвите. Там ще намерите и обозначенията на отделните хранителни продукти.

8.4.3 Abendessen – Вечеря

Вечеря

Planen Sie das Abendessen spätestens vier Stunden vorm Schlafengehen ein. Am besten eignet sich ein Brot mit Beilage und dazu ein Pudding oder eine Süßspeise.

Организирайте вечерята най- късно четири часа преди сън. Най- добре се приема намазана с масло филия хляб със сирене и други неща и към това пудинг или нещо сладко.

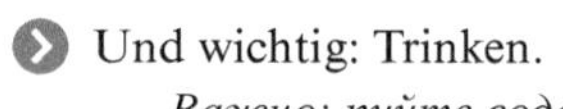 Und wichtig: Trinken.
Важно: пийте вода

Achten Sie darauf, dass der Betreute ausreichend trinkt. Ältere Menschen haben weniger Durst und dadurch besteht, vor allem im Sommer, die Gefahr einer Dehydration (Austrocknung).

Внимавайте, вашия пациент да пие достатъчно течности. По- възрастните хора по- рядко изпитват жажда и заради това има опасност, особено през лятото, да се дехидратират.

In der Wahl der Getränke existiert ein deutlicher Unterschied zu Bulgarien. In Deutschland werden mehr Kräuter- und Früchtetees getrunken, weniger als Begleitgetränk zum Essen, sondern eher als Gesundheits- und Wohlfühlgetränk.

Der schwarze Tee ist oft eine Alternative zum Kaffee. Kaffee wird viel und auch zu für Sie ungewohnten Zeiten getrunken. Sie werden öfter hören: „Ich trinke jetzt keinen schwarzen Tee mehr, sonst kann ich nicht einschlafen" als „Ich trinke jetzt keinen Kaffee mehr, sonst kann ich nicht einschlafen".

Zum Abendessen wird meist Wasser, Limo, Saft oder Bier getrunken.

В Германия се пият повече билкови и плодови чайове, но не по време на хранене, а по- скоро като здравословна напитка. Черен чай често се пие като алтернатива на кафето. Ка фе се пие много и често по време, което не е прието у нас. Ще чувате по-често; „Сега няма да пия повече черен чай, иначе няма да мога да заспя", отколкото: „аз няма да пия сега кафе, защото няма да мога да заспя.

По време на вечерята най-често се пие вода, лимонада, сок, или бира.

In vielen Orten ist das Trinken von Leitungswasser erlaubt und möglich. Erfragen Sie bei der Familie des Betreuten, ob das in Ihrem Haus der Fall ist.

В много от населените места е разрешено пиенето на чешмяна вода. Питайте семейството на пациента, дали това е така и за къщата, в която се намирате.

Dalog – *Диалог*

■ Möchten Sie was trinken?
  Желаете ли да пиете нещо?
  – Nein, ich habe keinen Durst.
    Не, не съм жаден.
■ Schade, ich habe Ihnen einen guten Tee / Früchtetee / Kräutertee / Kaffee / Saft / Wasser gebracht.
  Жалко, аз съм Ви донесла хубав чай, плодов чай, билков чай, ксфе, сок, вода.
  – Dann trinke ich einen Schluck.
    Тогава ще пийна една глътка.
■ Schön, trinken ist wichtig für die Gesundheit und für das Gehirn.
  Хубаво, пиенето е важно за здравето и за мозъка.
■ Schauen Sie, auch ich trinke einen Tee mit Ihnen. Auf unsere Gesundheit!
  Вижте, и аз ще пия един чай с Вас! (■ Abb. 8.18)

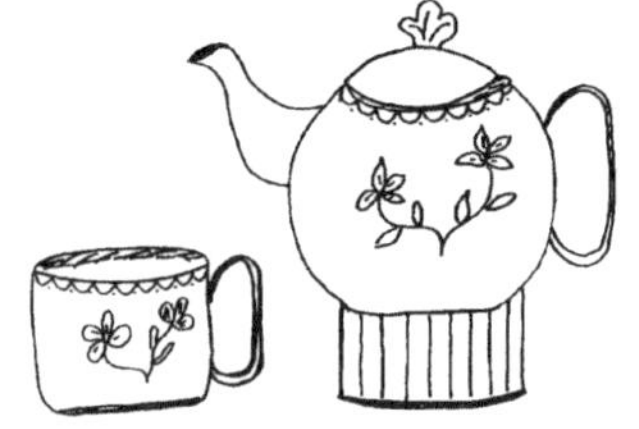

■ **Abb. 8.18** Abendessen – *Вечеря*

Покупки

8.5 **Einkaufen – Покупки**

Falls das Einkaufen der Lebensmittel zu Ihren Aufgaben gehört, planen Sie sorgfältig und führen Sie ein Einkaufsheft, in dem Sie Ihre Ausgaben dokumentieren. Ein Einkaufszettel hilft, Ihre

Einkäufe schnell zu erledigen und nur das zu kaufen, was Sie brauchen. In Supermärkten gibt es meist auch Hausmarken, die besonders gekennzeichnet sind. Diese sind von guter Qualität und deutlich günstiger als die Markenware. In den Regalen herrscht auch eine bestimmte Ordnung – die teuersten Artikel befinden sich auf Augenhöhe (in der Mitte), zu den günstigsten muss man sich bücken. Kaufen Sie Gemüse und Obst der Saison. Es ist günstig und frisch. Erdbeeren im Winter sind teuer und der Transport trägt erheblich zur Umweltbelastung bei.

Wenn der Zustand des Betreuten es erlaubt, nehmen Sie ihn mit zum Einkaufen – es ist eine willkommene Abwechslung, die gleichzeitig als Gehirntraining genutzt werden kann.

Ако пазаруването спада към вашите задачи, планувайте го старателно, водете тетрадка за покупки, в която документирате разходите. Списък за покупки помага много, да се справите бързо с пазаруването, а и да купувате само онова, което Ви е нужно. В Супермаркетите има стоки с марка на съответната верига, които са обозначени като такива. Те са с добро качество и често с доста по- изгодни цени в сравнение с марковите стоки. На рафтовете има определен ред, най- скъпите стоки са наредени на нивото на очите ви (в средата), за да намерите по- изгодните, трябва да се навеждате. Купувайте само сезонни зеленчуци и плодове. Изгодно е иса пресни. Ягодите през зимата са скъпи, а и транспорта замърсява околната среда.

Ако състоянието на пациента позволява, вземете го с Вас при пазаруването- това е едно добре дошло разнообразие за него, аи може да се използва като тренировка на мозъка (◧ Abb. 8.19).

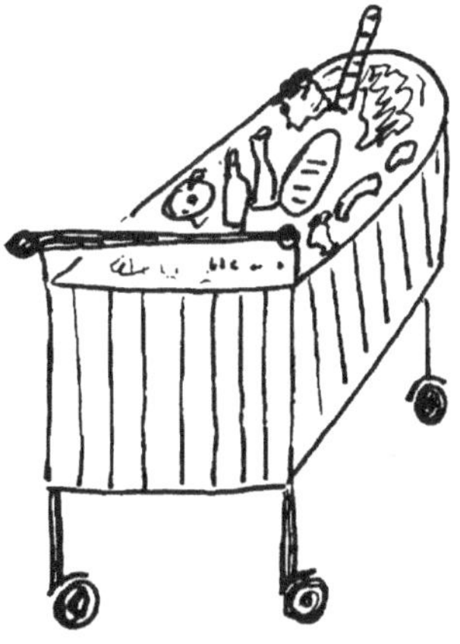

◧ **Abb. 8.19** Einkaufen – *Пазаруване*

- **Vor dem Einkauf – *Преди да идете да пазарувате***

Dalog – *Диалог*

— Ich muss einkaufen gehen. Möchten Sie mitkommen?
аз трябва да ида да пазарувам. Искате ли да дойдете с мен?
  – Ja, gerne.
  Да с удоволствие.
— Schön, dann machen wir einen gemeinsamen Ausflug daraus.
Добре, ще си направим заедно излет.
  – Ich möchte nicht mitgehen.
  Не искам да дойда.
  – Ich möchte zu Hause bleiben.
  Искам да си остана в къщи.
— Gut, dann lasse ich Sie kurz alleine.
Добре, тогава ще Ви оставя за кратко сам у дома.

– Ist gut, in der Zeit kann ich ruhen.
Добре, в това време ще си почина.

━ Ich habe hier eine Einkaufsliste erstellt.
Аз съм съставила списък за покупки.

━ Wir brauchen …
Трябва ни …

━ Fällt Ihnen noch etwas ein?
Хрумва ли Ви още нещо?

– Nein, ich glaube, das ist alles.
Не, аз мисля, че това е всичко.

━ Wo ist die Einkaufstasche / ein Chip für den Einkaufswagen?
Къде е пазарската чанта / читът за количката в магазина?

━ Ich nehme gleich die leeren Flaschen zur Abgabe mit.
Ще взема да върнаа празните шишета.

━ Ich habe einen Einkaufszettel und brauche jetzt Geld.
Имам списък за покупки и ми трябват пари.

– Wie viel brauchen Sie?
И колко пари Ви трябват?

━ 50 € werden reichen.
50 евро ще ми стигнат.

– Hier ist das Geld.
Ето парите.

- **Beim Einkaufen – *При пазаруване***

Manche Artikel haben Sie bereits in dem Abschnitt zum Thema Mahlzeiten gesehen (► Abschn. 8.4). Diese Liste kann Ihnen dabei helfen, Einkäufe zu planen. Selbstverständlich gibt es viele weitere Produkte – fragen Sie den Betreuten nach seinen Vorlieben.

Някои артикули видяхте вече в раздела на тема хранене (раздел 8.4). Този списък може да Ви помогне, да планувате покупки. Естествено има и още много продукти- попитайте вашия пациент какво обича или предпочита.

- **Vom Bäcker / aus der Backwarenabteilung – *От пекаря / от пекарната***

das Brötchen	*Малко хлебче / земел*
das Brot	*Хляб*
die Kekse	*Бисквити*
der Kuchen	*Сладкиш*
der Toast	*Тост / хляб за тостер*
die Torte	*Торта*
der Zwieback	*Сухар (◘ Abb. 8.20)*

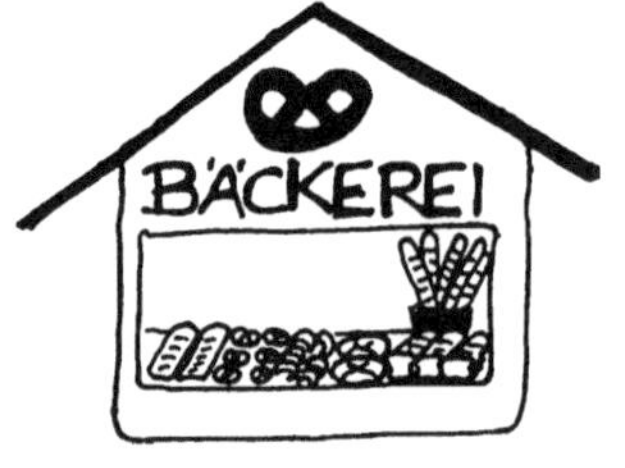

◘ **Abb. 8.20**   Bäckerei – *Пекарна*

Dalog – *Диалог*

━ Ich möchte zwei Brötchen und das Roggenbrot.
Искам две хлебчета / земели и ръжен хляб
   – Wir haben heute Krapfen / Plundergebäck / Quarkta-
     schen im Angebot.
     Днес на промоция са поничките, сладкиш от много-
     листно тесто / с извара.
━ Dann nehme ich noch zwei Krapfen. Danke.
Тогава ще взема две понички.

■ **Vom Metzger / aus der Fleischwarenabteilung –**
   От месаря / от месарницата

der Braten	*Печено месо*
das Hähnchenfleisch	*Пилешко месо*
der Hähnchenschenkel	*Пилешки бутчета*
das Kotelett	*Котлет*
die Lende	*Каре*
die Mettwurst	*Метвурст*
das Putenfleisch	*Пуешко месо*
das Putenschnitzel	*Шницел от пуешко месо*
das Rindfleisch	*Говеждо месо*
die Roulade	*Сарми от месо*
das Schnitzel	*Шницел*
das Schweinefleisch	*Свинско месо*
der Speck	*Бекон / сланина*
der gekochte Schinken	*Варена шунка*
der rohe Schinken	*Сушена шунка*
das Suppenfleisch	*Месо за супа*
die Wurst / der Wurstaufschnitt	*Колбас / нарязан колбас* (◘ Abb. 8.21)

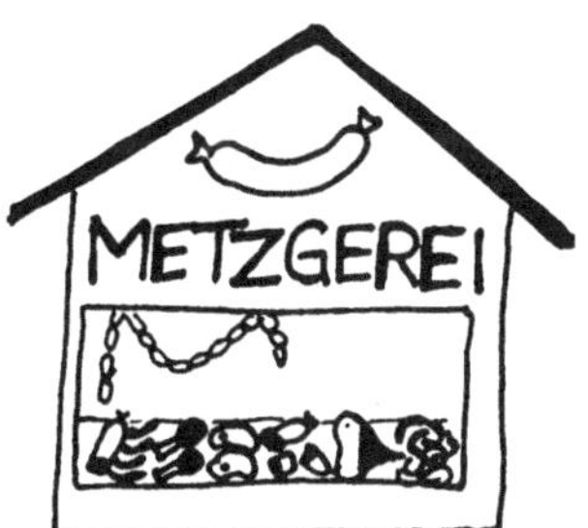

◘ **Abb. 8.21**   Metzgerei –
Месарница

Dalog – *Диалог*

━ Ich möchte 200 Gramm gekochten Schinken.
Искам 200 грама варена шунка.
   – Wie dick möchten Sie die Scheiben?
     Колко дебели да са шайбите?
━ Nicht zu dick / dünn / sehr fein / dicke Scheiben.
Не много дебели / тънки / много финни / дебели шайби.

– Reicht das?
Достатъчно ли е това?
– Es ist ein bisschen mehr geworden. Kann das so bleiben?
Дойде малко повече. Да остане лии така?

▪ Fische – *Риби*

der Lachs	*Сьомга*
der Hecht	*Щука*
der Karpfen	*Шаран*
die Forelle	*Пастърва*
der Hering	*Херинга* (◘ Abb. 8.22)

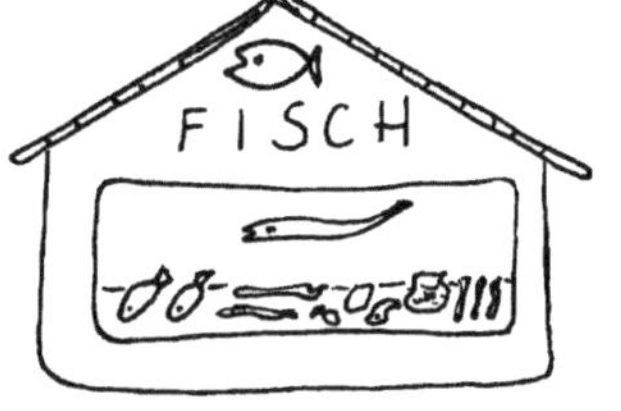

◘ **Abb. 8.22**   Fische – *Риби*

▪ Milchwaren / Eier – *Млечни произведения / Яйца*

die Butter	*Масло*
die Buttermilch	*Мътеница*
der Camembert	*Сирене камамберт*
das Ei	*Яйце*
der körnige Frischkäse	*Прясно сирене на зърна*
der Joghurt	*Кисело мляко*
der Käse	*Сирене*
die Margarine	*Маргарин*
die Milch	*Прясно мляко*
der Kefir	*Кефир*
der Quark	*Извара*
die Sahne	*Сметана*

Dalog – *Диалог*

▬ Wo steht die laktosefreie Milch?
Къде се намира млякото без лактоза?
– Hier, im dritten Regal, unten.
Тук на третия рафт долу.
▬ Und wo finde ich die Margarine?
А къде да намеря маргарина?
– Gegenüber, neben der Butter.
Отсреща, до маслото.

- **Obst –** *Плодове*

der Apfel / Äpfel	*Ябълка / ябълки*
die Ananas	*Ананас*
die Banane	*Банан*
die Birne	*Круша*
die Erdbeere	*Ягода*
die Heidelbeere	*Боровинка черна*
die Himbeere	*Малина*
die Kirsche	*Череша*
die Kiwi	*Киви*
die Mandarine	*Мандарина*
die Orange	*Портокал*
der Pfirsich	*Праскова*
die Pflaume	*Слива*
die Wassermelone	*Диня*
die Weintrauben	*Грозде*
die Zitrone	*Лимон*
die Zwetschge	*Джанки*

- **Gemüse –** *Зеленчуци*

das Blaukraut	*Синьо зеле*
der Blumenkohl	*Цветно зеле / карфиол*
die Bohne	*Зрял фасул / боб*
der Brokkoli	*Броколи*
die Champignons	*Гъби / култивирани*
der Dill	*Копър*
die Erbsen	*Грах*
die Gurke	*Краставица*
die Kartoffel	*Картофи*
der Kohl	*Зеле*
der Lauch	*Праз*
die Möhren	*Моркови*
die Paprika	*Чушки*
die Petersilie	*Магданоз*
das Radieschen	*Репички*

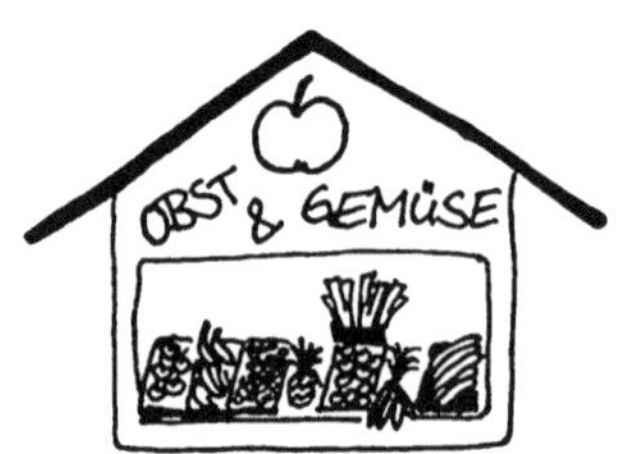

◘ Abb. 8.23 Gemüsestand – *Щанд за зеленчуци*

der Rosenkohl	*Брюкселско зеле*
der Rotkohl	*Червено зеле*
der Salat	*Маруля за салата*
der Schnittlauch	*Див чесън*
der Sellerie	*Кервиз*
das Suppengrün	*Зеленчуци за супа*
die Tomate(n)	*Домати*
der Weißkohl	*Бяло зеле*
die Zwiebel	*Кромид лук (◘ Abb. 8.23)*

- **Mehlprodukte / Reis – *Продукти от брашно / ориз***

der Grieß	*Грис*
das Kartoffelmehl	*Брашно от картофи*
das Mehl	*Брашно*
die Nudel(n)	*Макаронени изделия*
der Reis	*Ориз*
die Spaghetti	*Спагети*

- **Zutaten / Gewürze – *Продукти / подправки***

der Essig	*Оцет*
der Ketchup	*Кетчуп*
der Majoran	*Риган*
die Mayonnaise	*Майонеза*
der Meerrettich	*Хрян*
das Olivenöl	*Зехтин*
der Pfeffer	*Черен пипер*
das Salz	*Сол*
der Senf	*Горчица*
der Thymian	*Мащерка*

- **Süßigkeiten – *Сладки храни***

das Bonbon	*Бонбон*
das Eis	*Сладолед*
der Fruchtgummi	*Плодова дъвка*

der Lebkuchen	*Меденка*
die Marmelade	*Мармалад*
die Praline	*Шоколадов бонбон*
der Riegel	*Блокче шоколад*
die Schokolade	*Шоколад*
die Waffeln	*Вафли* (◘ Abb. 8.24)

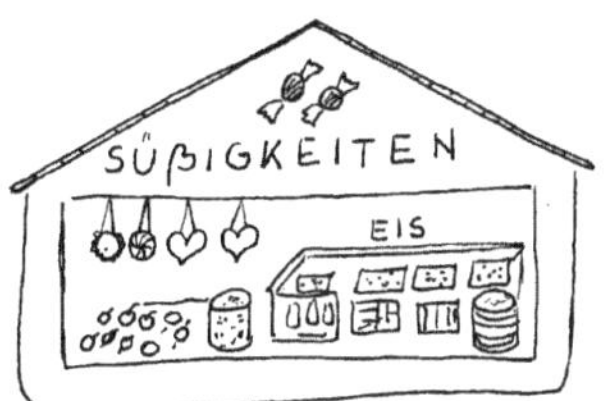

◘ Abb. 8.24 Süßigkeiten – *Сладки неща / Сладкиши*

■ Kosmetikartikel – *Козметични артикули*

das Deo	*Дезодорант*
die Feuchttücher	*Мокри кърпички*
die Gesichtscreme	*Крем за лице*
das Gesichtswasser	*Тоалетна вода за лице*
die Haarbürste	*Четка за коса*
die Haarspülung	*Балсам за коса*
die Handcreme	*Крем за ръце*
der Kamm	*Гребен*
das Küchenpapier	*Кухненска хартия / ролка*
der Kulturbeutel	*Нисисер*
der Lippenstift	*Червило*
die Nachtcreme	*Нощен крем за лице*
die Nagelfeile	*Пила за нокти*
die Reinigungsmilch	*Тоалетно почистващо мляко*
der Rasierapparat	*Електрическа самобръсначка*
die Rasiercreme	*Крем за бръснене*
das Rasiermesser	*Ножче за бръснене*
das Rasierwasser	*Тоалетна вода след бръснене*
das Schaumbad	*Пяна за вната*
der Schwamm	*Гъба за вана*
die Seife	*Сапун*
das Shampoo	*Шампоан*
der Spiegel	*Огледало*
die Tagescreme	*Дневен крем за лице*
die Taschentücher	*Носни кърпички*
das Toilettenpapier	*Тоалетна хартия*
die Wattepads	*Тампон за почистване на лицето*

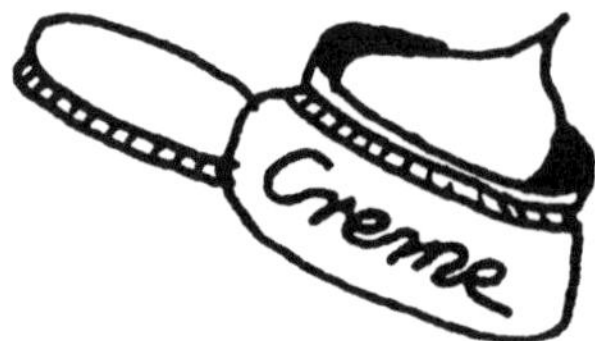

◘ Abb. 8.25   Creme – *Крем*

der Waschlappen	*Кесе за баня*
die Zahnbürste	*Четка за зъби*
die Zahnpasta	*Паста за зъби* (◘ Abb. 8.25)

Dalog – *Диалог*

▬ Mein Betreuter liegt im Krankenhaus. Ich brauche einen Kulturbeutel.
   Моят пациент лежи в болница. Трябва ми нисисер.
   – Sie finden ihn hier.
     Ще го намерите тук.
   – Soll ich Ihnen helfen, alles zusammenzustellen?
     Да Ви помогна ли да приготвите всичко?
▬ Danke, ich brauche nur eine Seife und die Zahnpasta.
   Благодаря, но ми трябва само сапун и паста за зъби.

■ **Getränke –** *Напитки*

der Apfelsaft	*Сок от ябълки*
das Bier	*Бира*
das Leitungswasser	*Чешмяна вода*
die Limo(nade)	*Лимонада*
der Orangensaft	*Сок от портокал*
das Radler / Alster, eine Mischung aus Limo und Bier	*Радлер / Астер, смес от лимонада и бира*
die Saftschorle, eine Mischung aus Saft und Wasser	*Смес от сок и вода*
der Wein	*Вино*
das Wasser mit Kohlensäure	*Газирана вода*
das stille Wasser	*Минерална вода*

■ **Teesorten –** *Видове чай*

der Apfeltee	*Чай от ябълки*
der Hagebuttentee	*Чай от шипка*
der Kamillentee	*Чай от лайка*
der Kräutertee	*Билков чай*
der Pfefferminztee	*Чай пт мента*
der schwarze Tee	*Черен чай*

Getränke kann man auch von einem Getränkelieferservice nach Hause liefern lassen. Es erspart das Tragen von schweren Kästen. Erkundigen Sie sich, ob das in Ihrer Gegend möglich ist.

Напитките могат да се докарват от разносни фирми в домовете. Това спестява носенето на тежките каси. Осведемете се дали във вашата област се предлага такава услуга.

■ **An der Kasse –** *На касата*

Dalog – *Диалог*

— Bitte stellen Sie Ihren Wagen so, dass ich hineinschauen kann.
Моля, сложете количката така, че да мога да погледна вътре.
– Gerne.
С удоволствие.
— Möchten Sie mit Karte oder bar bezahlen?
Желаете ли да платите с карта или кеш?
– Ich zahle mit der Karte.
Ще плащам с карта.
— Bitte hier die Karte einschieben und die Geheimzahl eingeben.
Моля, пъхнете картата и сложете пинкода си.
– Ich zahle bar.
Ще плащам кеш.
— Es sind … Euro.
Сметката е … €.
— Haben Sie es klein?
Имате ли дребни?
— Ihr Restgeld.
Вашето ресто
— Brauchen Sie den Kassenzettel?
Трябва ли Ви касов бон?
– Ja, bitte.
Да, моля.

■ **Nach dem Einkauf –** *След пазаруваннето*

Dalog – *Диалог*

— Hallo, ich bin wieder da.
Здравейте, аз съм отново тук.
– Sehr schön. Haben Sie alles bekommen?
Много добре. Купихте ли си всичко?
— Ja, alles, was ich kaufen wollte.
Да, всичко, което исках да купя.

8

– Dann packen Sie es aus und räumen Sie alles ein.
Тогава разопаковайте всичко и го подредете.

■ Das mache ich gleich.
Ще го направя веднага.

■ Hier ist das Wechselgeld. 10 € Restgeld und hier sind die Quittungen.
Ето това Ви е рестото. 10 евро и касовия бон.

■ Ich lege die Quittungen in das Haushaltsbuch.
Ще сложа касовия бон в тетрадката за разходите.

– Ja, tun Sie das. Danke.
Да, направете го. Благодаря.

■ **Umgang mit Geld –** *Как да разпределяме парите*
Wenn Sie einkaufen gehen, achten Sie darauf, dass die Abrechnungen korrekt und übersichtlich sind, egal ob Sie Geld bekommen haben oder den Betrag auslegen sollen.

An jeder Kasse bekommen Sie einen Einkaufsbeleg. Sortieren Sie die Belege nach Datum und bewahren Sie sie sorgfältig auf. So kann der gesetzliche Vertreter immer alles schnell kontrollieren.

Когато отивате да пазарувате, обръщайте внимание, сметките да са написани четливо и коректно, независимо дали сте получили пари или трябва да връщате ресто.

На всяка каса получавате касов бон. Подредете прилежно касовите бележки по дати и така ги съхранявайте. Така този, който отговаря от семейството за Вашия пациент, може лесно и бързо да ги контролира.

Разходка пеш

8.6 **Spazierengehen – Разходка / пеш**

Wichtig im Sommer – *Важно през лятото*

■ Viel trinken
Пийте много

■ Kopfbedeckung tragen
Носете шапка на главата

■ Deo und Feuchttücher benutzen
Използвайте дезодорант и мокри кърпички

■ Sonnenschutz auftragen
Мажете се със защитен крем

■ Leichte und luftdurchlässige Kleidung tragen
Носете леки и пропускащи въздух дрехи

Wichtig im Winter – *Важно през зимата*

■ Mütze, Schal und Handschuhe tragen
Да се носят шапка, шал и ръкавици

- Gesicht und Hände regelmäßig mit Fettcreme eincremen
  Мажете с мазен крем редовно лицето и ръцете си
- Schuhe und Jacken gegen Feuchtigkeit imprägnieren
  Импрегнирайте обувките и якетата си срещу влагата
  (**◘** Abb. **8.26**)

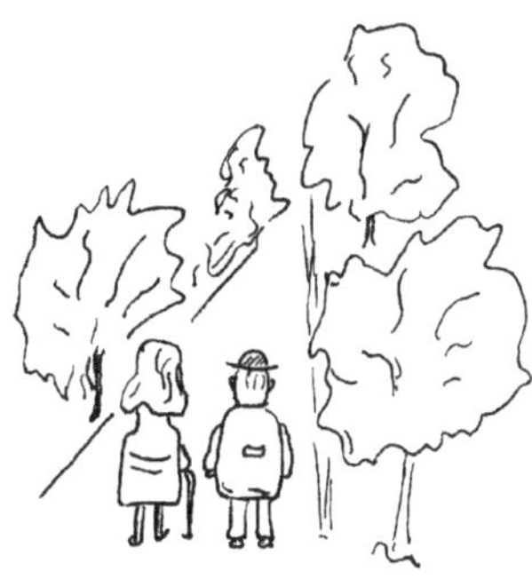

◘ Abb. 8.26 Spazierengehen –
Разходка

Sitzt der Betreute im Rollstuhl, achten Sie auf ausreichenden Kälteschutz (und das nicht nur im Winter). Kann er alleine gehen, schützen Sie ihn vor einem Sturz, indem Sie immer auf geeigneten Schuhen und evtl. einer Stützhilfe (Krücke, Stock, Rollator oder ganz einfach Ihr Arm) bestehen. Vergessen Sie vorm Verlassen der Wohnung nicht zu kontrollieren, ob alle Elektrogeräte ausgeschaltet sind, und schließen Sie alle Fenster (im Haus auch in der ersten Etage).

Ако пациентът е в инвалиден стол, грижете се винаги да не му е студено (и то не само през зимата). Ако може да ходи, пазете го да не падне, и настоявайте да носи подходящи обувки и евентуално помощни средства (патерица, бастун, проходилка, или просто да Ви хване под ръка). Не забравяйте, преди да напускате жилището, да проверите дали сте из-ключили всички електроуреди и затваряйте всички прозорци в къщата и на първия етаж.

Dalog – *Диалог*

- Jetzt wollen wir spazieren gehen. Machen wir einen kleinen Spaziergang im Garten / in den Park / ein paar Straßen entlang / in der Gegend.
  Сега ние отиваме на разходка. Да направим малка раз-ходка в градината / в парка / надолу по улицата / в окол-ността.
- Möchten Sie jemanden besuchen? Ihre Freunde, Ihre Nachbarin, Ihre Familie?
  Желаете ли да посетите някого? Ваши приятели, ваши съседи, Вашето семейство?
  – Ja. Ich möchte zu meiner Tochter gehen.
    Да. Искам да ида при дъщеря ми.
- Ich rufe sie an, ob sie zu Hause ist und Zeit hat.
  Ще се обадя по телефона дали си е у дома и дали има време.
- Ich habe Ihre Tochter gesprochen. Sie freut sich auf Ihren Besuch. Wir gehen / fahren heute / morgen hin.
  Говорих с дъщеря Ви. Тя се радва, че ще я посетим. Ние ще отидем / ще пътуваме днес / утре до там.
- Möchten Sie mit mir zum Briefkasten gehen? Mal sehen, ob jemand geschrieben hat.
  Искате ли да дойдете с мен до пощенската кутия? Да видим дали някой ни е писал.

- Bitte stützen Sie sich auf Ihren Rollator.
  Моля, отпуснете се на ролатора.
- Ich setze Sie jetzt in den Rollstuhl. Bitte halten Sie sich an mir fest / stützen Sie sich auf mich.
  Ще Ви помогна сега да седнете в инвалидната количка. Моля, дръжте здраво за мен / облегнете се на мен.
  – Ich möchte ein bisschen ausruhen.
    Искам малко да си почина.
- Gerne. Setzen wir uns auf die Bank.
  С удоволствие. Да седнем на пейката.
  – Ich bin müde und möchte heim.
    Уморен съм и искам да се прибера у дома.
- Natürlich, wir kehren um / sind bald wieder zu Hause.
  Разбира се. Връщаме се / скоро ще сме си у дома.
- Wir gehen langsamer / schneller.
  Ще вървим по бавно / по бързо.

8.7 Unterwegs – На път

- **Fortbewegungsmittel –** *Средства за придвижване*

das Auto / der Wagen	*лека кола / кола*
Wir fahren mit dem Auto. Wir nehmen den Wagen.	*Ние ще пътуваме с колата. Ние ще вземем колата.*
der Bus	*автобус*
Die Bushaltestelle ist am Ende der Straße.	*Автобусната спирка е на края на улицата.*
die Straßenbahn	*трамвай*
Die Straßenbahn ist ganz voll.	*Трамваят е препълнен.*
die U-Bahn	*метро*
Die U-Bahn kommt gleich.	*Метрото идва.*
der Zug	*влак*
Der Zug ist pünktlich.	*Влакът е е точен.*
das Fahrrad	*колело / велосипед*
Ich fahre schnell mit dem Fahrrad.	*Аз пътувам бързо с колелото.*
zu Fuß gehen / laufen	*Вървя пеш*
Es ist nicht weit. Wir können zu Fuß gehen / dorthin laufen.	*Не е далече. Ние можем да отидем пеш / давървим до там пеша.*

- **Ämter / Institutionen / Geschäfte – *Служби / Институции / Магазини***

Ich gehe …

Аз отивам …

in die Apotheke	*До аптеката*
zur Post	*На пощата*
ins Krankenhaus	*В болницата*
zum Rathaus	*До общината*
in die Kirche	*На черква*
zur Polizei	*До полицията*
in die Schule	*На училище*
in die / zur Bank	*До банката*
zum Bahnhof	*На ЖП гарата*
zum Supermarkt	*До супермаркета*

Dalog – *Диалог*

- Entschuldigung, ich habe mich verlaufen.
  Извинете. Аз съм объркал пътя.
- Wie komme ich zur Post?
  Как да стигна до пощата?
  – Gehen Sie geradeaus und dann an der Kreuzung rechts.
    Вървете направо и после на кръстовището на дясно.
- Ich kenne mich hier nicht aus. Wo ist die Sparkasse?
  Не познавам околността. Къде е банката (Шпаркассе е като българската ДСК)?
  – Gleich um die Ecke, auf der anderen Straßenseite.
    Веднага зад ъгъла, от другата страна на улицата.
- Können Sie mir bitte helfen? Wie komme ich zum Bahnhof?
  Можете ли, моля да ми помогнете? Как да стигна до ЖП гарата?
  – Es ist in der Nähe. Gehen Sie die Straße entlang.
    Тя е наблизо. Вървете по продължението на улицата.
- Die Ampel ist rot. Wir müssen warten.
  Светофарът свети червено. Трябва да чакаме.
- Der Fußgängerübergang ist um die Ecke.
  Пешеходната пътека е зад ъгъла.
- Der Marktplatz liegt in der Fußgängerzone.
  Пазарът се намира в пешоходната зона.
- Die Post befindet sich gleich hinter dem Bahnhof.
  Пощата се намира зад ЖП гарата.
- In welchem Stock ist die Praxis?
  На кой етаж е лекарският кабинет?

– In der dritten Etage. Fahren Sie mit dem Fahrstuhl.
На третия етаж. Вземете асансьора.
– Gehen Sie die Treppe hinunter / hinauf
Вървете по стълбището надолу / нагоре.
▬ Gibt es hier eine Toilette?
Има ли тук тоалетна?
▬ Wo sind die öffentlichen Toiletten?
Къде са обществените тоалетни?
– Toiletten finden Sie neben dem Kundencenter.
Тоалетните ще намерите до информационния център.

Гледане на телевизия
и слушане на радио

8.8 Fernsehen und Radio hören – Гледане на телевизия и слушане на радио

Dalog – *Диалог*

▬ Ich langweile mich / mir ist langweilig.
Скучая / скучно ми е.
▬ Ich möchte Musik hören.
Искам да слушам музика.
▬ Ich möchte fernsehen.
Искам да гледам телевизия.
▬ Ich möchte einen Film anschauen.
Искам да гледам филм.
– Gerne, ich schalte das Radio / den Fernseher / den CD-Player ein.
С удоволствие, ще включа радиото / телевизира / ще сложа компакт диск.
– Hier ist die Fernbedienung. Sie können auch selbst schalten.
Тук е дистанционното. Вие сам можете да включите.
– Wenn Sie was anderes hören / sehen wollen, dann drücken Sie auf diesen Knopf.
Ако искате нещо друго да слушате / да гледате, тогава натиснете това копче.
▬ Das ist zu leise. Können Sie bitte lauter machen?
Много е тихо. Можете ли, моля да го увеличите?
▬ Das ist zu laut. Können Sie bitte leiser machen?
Много е силно. Можете ли да го намалите?
▬ Ich höre gar nichts.
Не чувам абсолютно нищо.
▬ Ich sehe gar nichts.
Не виждам нищо.
▬ Ich möchte was anderes sehen / hören.
Искам да гледам нещо друго / да слушам.

– Was für Musik mögen Sie?
   Каква музика обичате Вие?
– Möchten Sie Volksmusik oder klassische Musik hören?
   Искате ли да слушате народна или класическа музика?
– Welche Filme / Programme mögen Sie?
   Какви филми / програми харесвате Вие?

■ **Ich mag … – *Аз харесвам …***

die Fernsehsendungen	***Телевизионни предавания***
das Ballett, der Tanz	*Балет, танци*
das Drama	*Драма*
der Horrorfilm	*Филми на ужасите*
der Kinderfilm	*Детски филми*
die Kochsendung	*Предавания за готвене*
die Komödie	*Коедия*
der Krimi	*Криминални филми*
die Live-Sendung	*Предаване на живо*
die Musiksendung	*Музикални предавания*
die Nachrichten	*Новини*
die Natursendung	*Научно-популярни филми*
die Reportage	*Репортажи*
die Science-Fiction	*Футуристични филми*
die Serie	*Серийни филми*
die Sportsendung	*Спортни предавания*
die Talkshow	*Предаване със зрители на злободневни теми*
der Thriller	*Трилъри*
die Tiersendung	*Предавания ьа животни*
der Zeichentrickfilm	*Анимационни филми* (◘ Abb. 8.27)

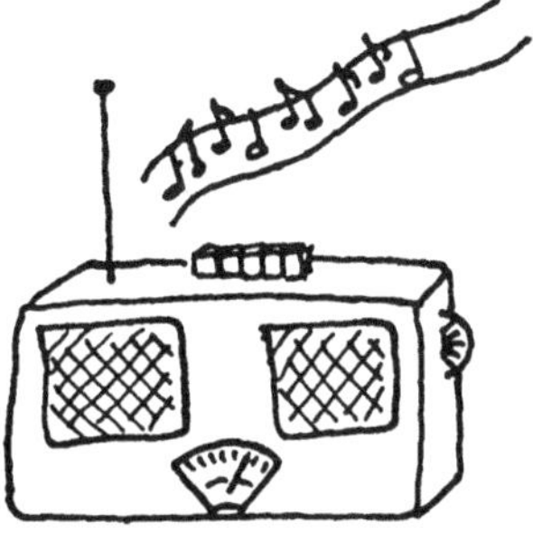
◘ **Abb. 8.27** Radio – *Радио*

8.9 **Telefonieren – Обаждане по телефона**

Обаждане по телефона

Dalog – *Диалог*

▬ Hat heute jemand angerufen?
   Обаждал ли се е някой днес по телефона?
– Bisher nicht.
   До сега, не.

8

- Ich möchte meine Tochter / meinen Sohn anrufen.
  Искам да се обадя на дъщеря ми / сина ми.
- Gerne, hier ist das Telefon. Ich wähle für Sie die Nummer.
  С удоволствие, ето телефона. Ще набера номера вместо Вас.
- Guten Tag, hier ist Asia, die Pflegerin Ihres Vaters. Ihr Vater möchte Sie sprechen. Ich gebe das Telefon weiter. Auf Wiederhören.
  Добър ден, аз съм Ася, личната асистентка на Вашия баща. Вашият баща иска да говори с Вас. Давам му телефона. До чуване.
- Die Nummer ist besetzt. Wir versuchen es später.
  Номерът е зает. Ще опитаме по- късно.
- Es hebt niemand ab, aber bestimmt ruft Ihre Tochter / Ihr Sohn zurück.
  Никой не вдига, обаче Вашата дъщеря / Вашият син ще върне обаждането.
- Ich finde die Telefonnummer nicht. Ich suche das Verzeichnis.
  Не намирам телефонния номер. Ще го потърся в указателя.
- Wissen Sie die Nummer? Kennen Sie die Nummer auswendig?
  Знаете ли номера? Знаете ли номера на изуст?
- Es ist …
  Той е … (Abb. 8.28)

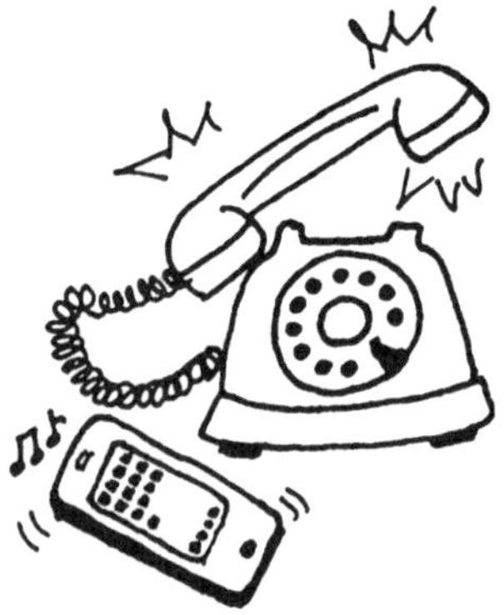

Abb. 8.28 Telefon – *Телефон*

Други занимания

8.10 Sonstige Beschäftigung – Други занимания

Abhängig vom körperlichen und geistigen Zustand des Betreuten ist es empfehlenswert und gesundheitsfördernd, einige zusätzliche Tätigkeiten in den Tagesablauf aufzunehmen.

В зависимост от физическото и психическо състояние на пациента е препоръчително и укрепващо здравето да вкл'чите някои допълнителни дейности в дневния режим.

- **Geeignete Tätigkeiten für die geistige Gesundheit – *Подходящи дейности за психичното здраве***
- Malen, Zeichnen, Mandalas
  Рисуване с бои, графика, фигури
- Wortspiele: Jeder muss ein neues Wort sagen, das mit dem letzten Buchstaben des vorherigen anfängt.
  Игра на думи: Всеки трябва да каже една нова дума, която започва с последната буква на предходната дума.
- Kreuzworträtsel lösen, Ratespiele, Sudoku
  Решаване на кръстословици, гатанки, судоку

- **Geeignete Tätigkeiten für die körperliche Gesundheit –**
  Подходящи дейности за физическото здраве
- Blumen pflegen / Blumen gießen
  Отглеждане на цветя / поливане
- Gymnastik
  Гимнастика
- Leichte Aufgaben im Haushalt: Geschirr abtrocknen, Staubwedel benutzen
  Леки, елементарни задачи в кухнята: бърсане на съдове, бърсане на прах
- Tiere / Vögel füttern
  Домашни л'бимци / птички да храни (◘ Abb. 8.29)
- Wäsche sortieren
  Сортиране на прането
- Softball zuwerfen und fangen
  Хвърляне и хващане на мека топка
- Klatschen zur Musik
  Ръкопляскане под такта на музиката
- Im Park Eichhörnchen beobachten
  В парка да наблюдава катеричките

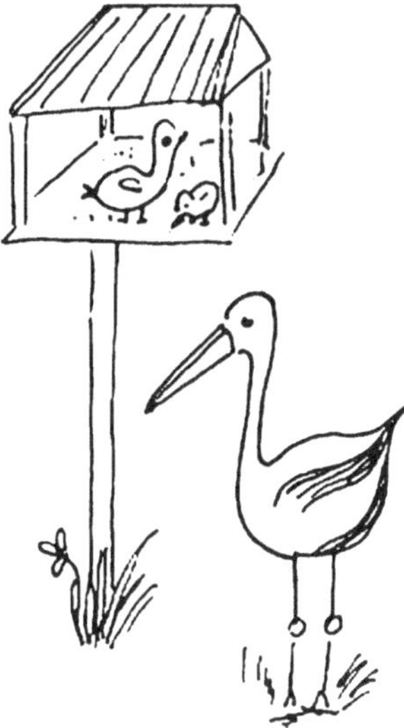

◘ **Abb. 8.29** Vögel füttern –
Хранене на птици

Hier möchte ich ein wichtiges Thema ansprechen. Oft höre ich von Pflegerinnen, die eine demente Person betreuen, dass sie sich langweilen. Sie können sich mit dem Betreuten nicht unterhalten, und während er schläft oder vor sich hin döst, wissen sie nichts mit sich anzufangen.

Denken Sie daran, dass die Kenntnis der Sprache ein Mittel ist, um mehr Geld zu verdienen. Die Verbesserung der Verständigung kann zu einer Einstufung in eine höhere Gruppe führen und bringt mehr Gehalt. Deshalb kann ich nur empfehlen, die „leeren" Zeiten mit Sprachtraining aufzufüllen.

Тук искам да обърна внимание на една важна тема. Често чувам от болногледачки, които се грижат за дементо болни, че им е скучно. Вие не можете да разговарятес пациента, а и докато сти или дреме, Вие не знаете какво да правите.

Мислете за това, че владеенето на езика е средство. да печелите повече пари. По- доброто владеене на немски език може да доведе до повишаване на заплатата Ви. Затова мога да Ви препоръчам; „използвайте свободното време за езикови тренировки".

Notfallsituationen und Tipps für die Pflegerinnen und die Familien der Betreuten – Спешни случай и съвети за болногледачката и семейството на пациента

Inhaltsverzeichnis

9.1   Allgemeines – Обща информация – 184

9.2   Wichtige Telefonnummern – Важни телефонни номера – 190

9.3   Zu benachrichtigende Personen – Лицата, които трябва да информирате – 190

9.4   Tipps für die Pflegerin – Съвети към болногледачката – 191

© Springer-Verlag GmbH Deutschland, ein Teil von Springer Nature 2020
N. Konopinski-Klein, *Bulgarisch-Deutsch für die Pflege zu Hause*,
https://doi.org/10.1007/978-3-662-60948-4_9

9.1 **Allgemeines – Обща информация**

❯ Bitte vereinbaren Sie mit der Familie des Betreuten eine Stelle, an der sich die wichtigsten Dokumente und Gegenstände schnell zugriffsbereit befinden. Hierzu gehören: Ausweis, Versicherungskarte, Information über die Blutgruppe bzw. bekannte Allergien, wichtige Telefonnummern, Geld, Hausschlüssel. Am besten soll alles in einer abschließbaren Geldkassette liegen.

Моля, уточнете със семейството на пациента мястото, на което ще съхранявате важни документи и предмети, така че да имате лесен достъп до тях. Към тях спадат: ли1на карта, здравно-осигурителна карта, информация за кръвната група, доказани алергии, важни телефонни номера, пари, ключове от дома. Най- добре е да са в заключваща се каса.

Warnung! Diese Warnung betrifft sowohl Ihren Betreuten (abhängig vom Mobilitätszustand) als auch Sie. Alleinstehende ältere Personen sind oft Opfer von Trickbetrügern und Dieben oder Gewalttätern.

Ihre evtl. nicht perfekten Sprachkenntnisse können von Betrügern ausgenutzt werden. Daher sollten Sie sehr vorsichtig sein, wenn fremde Personen klingeln und nach bestimmten Sachen verlangen. Besucher sollen sich telefonisch ankündigen und sich ausweisen können. Sollte ein Besuch der Stadtwerke, des Kaminkehrers usw. anstehen, wird dies üblicherweise schriftlich angekündigt. Benachrichtigen Sie bei solchen Terminen die Angehörigen oder Nachbarn und bitten Sie um deren Anwesenheit während des Besuchs.

Предупреждение! Това предупреждение се отнася както за Вашия пациент (в зависимост от неговата подвижност), така и за Вас. По- възрастните хора, живеещи сами често са жертва на измамници и крадци или на насилници.

Мошениците биха могли да се възползват от Вашите, не дотам добри езикови умения. Затова трябва да сте особено предпазливи, когато звънят чужди хора и искат определени неща. Посетителите трябва да са се обадили по телефона и да могат да се легитимират. Ако ще идва някой от инкасатори на вода, парно или електричество, коминочистач и т. н. това обикновено се знае, защото предварително са изпратени писма. Осведомете за това членове на семейството или съсед и ги помолете да присъстват по време на това посещение.

❯ Ansonsten gilt: Fremde Personen gehören nicht in die Wohnung!

Запомнете: Чужди хора нямат работа в жилището!

Häufige Tricks von Betrügern oder Verbrechern:
- Bitte um Hilfe, Spende, ein Glas Wasser und Ähnliches,
- angebliche Familienzugehörigkeit zum Betreuten (Enkel, Neffe usw.),
- Übergabe von Post und Sendungen für die Nachbarn

Чести трикове на измамници и крадци
- *Молят за помощ, дарение, чаша вода и други подобни*
- *Мними членове на семейството на пациента (внук, племенник и т.н.)*
- *Предаване на поща и пратки за съседите.*

9.1.1 Beispielsituationen – Примерни ситуации

Примерни ситуации

■ Fall 1 – *Случай 1*

Es klingelt, jemand klopft an: Vor der Tür steht ein Mann, gut gekleidet, sauber und vertrauenswürdig. Sie öffnen nicht, sondern sprechen durch die geschlossene Tür, die Gegensprechanlage oder mit vorgelegter Kette.

Звъни се, някой чука на вратата: Пред вратата стои един мъж, добре облечен, чист и вдъхващ доверие. Вие не отваряте, а говорите през заключената врата, по домофона или при поставена верига на вратата (◘ Abb. 9.1*).*

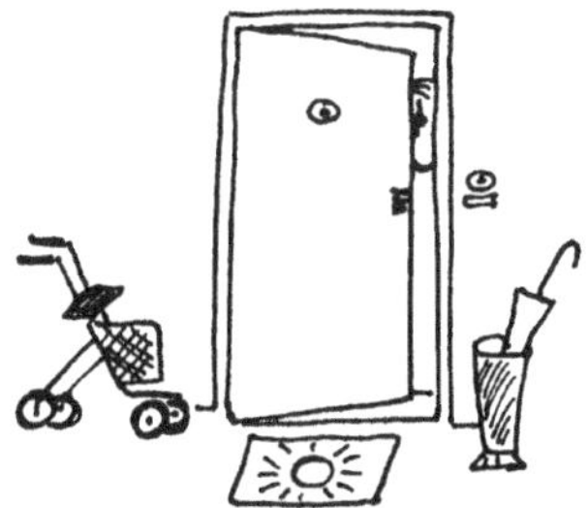

◘ **Abb. 9.1** Beispielsituationen an der Haustür – *Примерни ситуации на входната врата*

Dialog – *Диалог*

- Ja, bitte?
  Да, моля?
  – Ich bin der Stromzählerableser / komme von den Stadtwerken.
    Аз съм инкасаторът на електромера / от общинската служба
- Was möchten Sie?
  Какво желаете?
  – Den Stromstand ablesen.
    Да отчета електромера.
- Ich kann Sie nicht hereinlassen.
  Не мога да Ви допусна в жилището.
- Ich weiß nichts davon, dass Sie kommen.
  Не знам нищо затова, че Вие ще идвате.
  – Aber ich muss den Strom ablesen.
    Но аз трябва да засека Вашия електромер.
- Bitte kommen Sie zu einem anderen Termin. Wann möchten Sie kommen?
  Моля, елате по друго време. Кога искате да дойдете?

> – Ich kann nicht zu einem anderen Termin kommen. Ich habe es eilig.
> *Не мога да дойда по друго време. Бързам.*

■ Es tut mir leid, aber es geht jetzt nicht. Bitte nennen Sie mir einen anderen Termin.
Съжалявам, но сега не става. Моля, определете ми друг час за посещение.

> – Das wird Sie viel kosten, wenn ich nochmal kommen muss.
> *Това ще струва скъпо, ако ще идвам още веднъж.*

■ Mag sein, aber ich werde Sie trotzdem nicht hereinlassen. Auf Wiedersehen.
Възможно е, обаче въпреки това не мога да Ви пусна вътре. До виждане.

❯ Info: Es entstehen keine Kosten, wenn die Stadtwerke nochmal kommen müssen. Wird eine solche Behauptung aufgestellt, handelt es sich vermutlich wirklich um einen Betrüger.
Информация: Не струва нищо, ако инкасаторите трябва да дойдат отново в жилището. Ако някой твърди това, най-вероятно се касае за измамник.

■ **Fall 2 – *Случай 2***

Es klingelt, jemand klopft an: Vor der Tür steht ein junger Mann. Er sieht vertrauenswürdig aus. Sie öffnen nicht, sondern sprechen durch die geschlossene Tür, die Gegensprechanlage oder mit vorgelegter Kette.
Някой звъни, чука на вратата: Пред вратата стои млад мъж. На външен вид, той вдъхва доверие. Вие не отваряте, а говорите прес затворената врата, на домофона или при сложена верига на вратата.

Dialog – *Диалог*

■ Ja, bitte?
Да, моля?

> – Ich bin der Freund vom Enkel des Herrn Meier (der Betreute).
> *Аз съм приятел на внука на г-н Майер (пациентът).*

■ Was möchten Sie?
Какво желаете?

> – Es ist sehr dringend. Der Enkel (Hans, Peter …) hatte einen Unfall und braucht dringend Geld. Er kann nicht selbst kommen und hat mich geschickt.
> *Много е спешно … Внукът на (Ханс, Петер …) направи катастрофа и спешно се нуждае от пари. Той не може да дойде сам и изпрати мен.*

■ Bitte rufen Sie die Telefonnummer an: (Sie nennen die Nummer des gesetzlichen Vertreters Ihres Betreuten).

Моля, обадете се на телефонен номер: (Вие диктувате телефонния номер на упълномощеното да отговаря за пациента лице).

▶ Falls Sie die Telefonnummer erst nachschauen müssen, sagen Sie „Einen Moment bitte" und schließen Sie die Tür, solange Sie in der Wohnung sind.

Ако трябва да прочетете телефонния номер от указателя, кажете: „Един момент, моля" и заключете вратата, докато сте в жилището / в друга стая.

▬ Auf Wiedersehen.
До виждане.

■ **Fall 3 – *Случай 3***
Es klingelt, jemand klopft an: Vor der Tür steht eine junge Frau mit Kind auf dem Arm. Sie sieht ärmlich, aber sauber aus.

Звъни се, някой чука на вратата. Пред вратата стои млада жена с дете на ръце. Тя изглежда бедно, но чисто облечена.

Dialog – *Диалог*

▬ Ja, bitte?
Да, моля?

– Es tut mir leid, dass ich Sie störe, aber mein Kind muss dringend auf die Toilette. Können wir die bei Ihnen benutzen?

Съжалявам, че Ви притеснявам, но детето ми трябва спешно да отиде на тоалетна. Може ли да използваме Вашата?

▬ Nein, es tut mir leid, aber ich kann Sie nicht hereinlassen. Bitte versuchen Sie es woanders.

Не, съжалявам, но не мога да Ви пусна вътре. Моля, опитайте на друго място.

9.1.2 **Notfallsituationen – Спешни ситуации**

Спешни ситуации

Alle Kommunikationsbeispiele in diesem Buch können Sie gerne bei Bedarf nachlesen. Eine Ausnahme sind die nachfolgenden Sätze. Ich empfehle Ihnen dringend, sich mit diesem Kapitel auch ohne Bedarf mehrmals auseinanderzusetzen und die Formulierungen auswendig zu lernen. Die Kenntnis dieser Sätze kann über Leben und Tod entscheiden oder zumindest verhindern, dass große Schäden entstehen.

Всички примери за комуникация в този наръчник е добре да препрочитате. Изключение правят следващите изречения.

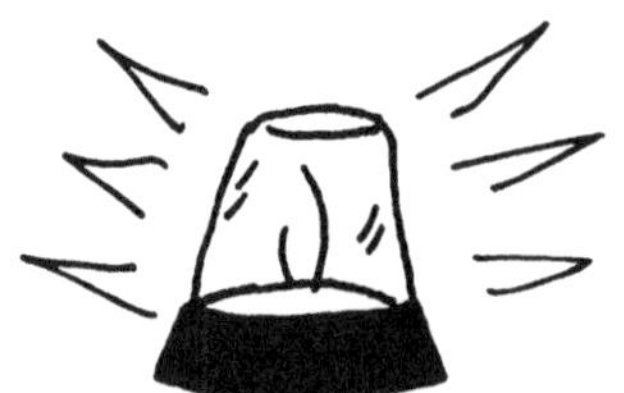

Настоятелно Ви препоръчвам, примерите от тази глава да научите наизуст. Знаенето на тези изречения може да спаси живот или поне да предотврати да се получат големи поразии на здравето на пациента Ви (❏ Abb. 9.2).

❏ **Abb. 9.2**   Krankenwagen – *Линейка*

- **Feuer** – *Пожар*

Dialog – *Диалог*

- Hallo. Hier ist … Die Adresse lautet …
  Здравейте. На телефона е … Адресът е …
- Bitte kommen Sie sofort. Es brennt.
  Моля, елате веднага. Тук гори.

- **Unfall** – *Злополука*

Im Rahmen Ihrer Tätigkeit kann es passieren, dass Sie den Betreuten alleine zuhause lassen müssen. Sie müssen z. B. einkaufen, selbst zum Arzt gehen oder Arbeit im Garten tätigen. Sollten solche Situationen öfter vorkommen, besprechen Sie mit der verantwortlichen Person, ob der Betreute für diese Zeit einen Notrufknopf bekommen könnte. Hilfsorganisationen wie z. B. Johanniter, Samariter, DRK oder Caritas bieten solche Notrufknöpfe in verschiedenen Ausführungen an. Der Sinn ist, dass der Betroffene in einer Notfallsituation sofort mit der Hilfszentrale verbunden wird und die Hilfe sofort kommt.

В ежедневната ви работа, може да се случи да оставите вашия пациент сам в къщи. Вие трябва напр. да пазарувате, самата Вие да отидете на лекар или да работите нещо в градината. Ако такива ситуации се случват често, обсъдете с упълномощеното лице, дали не трябва в дома да се инсталира система, която чрез натискане на копче на гривната, която носи пациента, да задейства идването в дома на специалисти, които първо говорят с пациента и ако е необходимо идват при него. Доброволчески организации като Йоханитер, Самаритер ДРК или Каритас предлагат тази услуга. Смисълът на това е, че при злополука пострадалият може веднага да се свърже с Централата и помощта идва веднага.

Dialog – *Диалог*

- Hallo. Hier ist … Die Adresse lautet …
  Здравейте. Тук е … Адресът е …
- Es ist ein Unfall passiert. Bitte kommen Sie sofort.
  Стана злополука. Моля елате веднага.
  - Was ist passiert?
    Какво се е случило?
- Herr … ist gefallen und hat sich verletzt.
  Господин … падна и се нарани.

   – Legen Sie ihm ein Kissen unter den Kopf. Wir kommen gleich.

     Сложете една Възглавница под главата му. Ние идваме веднага.

■ Herr … ist bewusstlos.

   Господин … е в безсъзнание.

   – Drehen Sie ihn auf die Seite. Wir kommen sofort.

     Обърнете го на страна. Ние идваме веднага.

■ **Sie haben sich ausgesperrt –** *Заключили сте се, стоите отвън и нямате ключове*

Sie rufen die Familienangehörigen / den rechtlichen Vertreter an.

   Обаждате се на член на семейството / на упълномощеното лице.

Dialog – *Диалог*

■ Hier ist … Es tut mir leid, Sie zu stören, aber ich habe mich aus der Wohnung ausgesperrt.

   Тук е … Съжалявам, че Ви безпокоя, но съм отвън и без ключове.

■ Können Sie kommen und die Tür für mich öffnen?

   Можете ли да дойдете и да ми отворите вратата?

❯ Schlüsseldienste sind teuer und Familienangehörige haben nicht immer sofort Zeit. Hinterlassen Sie mit Erlaubnis des gesetzlichen Vertreters einen Reserveschlüssel bei den Nachbarn.

   Услугите на ключарите са скъпи, а и членовете на семейството не винаги могат да дойдат веднага. Оставете, с разрешение на упълномощеното лице, резервен ключ при съседите.

■ **Unsichere Situation / Angst –** *Ситуации на несигурност / страх*

Ist in der Wohnung etwas verändert, z. B. ein Fenster offen, das vorher geschlossen war, oder haben Sie ein verdächtiges Geräusch gehört, bringen Sie sich nicht unnötig in Gefahr.

   Ако в жилището нещо е променено, напр. има отворен прозорец, който преди това е бил затворен или сте чули подозрителен шум, не се подценявайте ситуацията.

❯ Wenn Ihnen irgendetwas seltsam vorkommt, rufen Sie die örtliche Polizei oder den allgemeinen Notruf 112 und geben Sie Ihren Namen sowie die Adresse an.

   Ако нещо Ви се струва странно, извикайте местната полиция или се обадете по телефона на 112 и дайте адреса и името си.

Niemand wird Ihnen einen Vorwurf machen, wenn die Polizei unnötigerweise kommt und nachschaut – vorausgesetzt, das passiert nicht ständig.

Никой няма да Ви упрекне, ако полицията дойде и погледне, а се окаже фалшива тревога, стига това да не се случва постоянно.

9.2 Wichtige Telefonnummern – Важни телефонни номера

Seien Sie erreichbar. Tragen Sie Ihr Handy bei sich. Sollten Sie kein Handy haben, bitten Sie die Familie Ihres Betreuten, Ihnen eines zu geben. Speichern Sie sofort alle Notrufnummern und sonstige wichtige Telefonnummern ein.

Бъдете Винаги на разположение. Носете мобилния си телефон винаги със себе си. Ако нямате мобилен телефон, помолете семейството на пациента да Ви осигури такъв. Запаметете веднага спешните телефони и другите най- важни номера.

- **Wichtige Telefonnummern in Europa (einheitlich 112) –** *Важни телефонни номера в Европа (един и същ 112)* **(Abb. 9.3)**

Polizei:	*Полиция*	112
Feuerwehr:	*Пожарна*	112
Notarzt:	*Бърза помощ*	112
Hausarzt:	*Домашен лекар*	…

Abb. 9.3 Notruf – *Телефон на бърза помощ*

9.3 Zu benachrichtigende Personen – Лицата, които трябва да информирате

Vereinbaren Sie mit den Angehörigen, welche Informationen für sie von Bedeutung sind. Es gibt Verwandte, die über jede Kleinigkeit, sei es Einkaufen oder Arztbesuch, informiert werden wollen. Es gibt aber auch welche, die Ihnen freie Hand lassen und nur in Notsituationen zur Verfügung stehen. Klären Sie von Anfang an, was unter einer Notsituation verstanden wird.

Уговорете се с членовете на семейството, коя информация е важна за тях. Има роднини, които искат да бъдат информирани за всяка дребна подробност, от пазаруването до посещението при лекар. Има обаче и такива, които Ви дават свобода и са Ви на разположение само при злополука. Изяснете още от началото, какво се разбира под спешен случай.

9.4 **Tipps für die Pflegerin – Съвети към болногледачката**

■ **Generelles Verhalten bei allen Notfällen –** *Поведение при всякакви спешни случаи и злополуки*

Egal was passiert, versuchen Sie ruhig und gelassen zu bleiben. Sie haben alle Telefonnummern der Kontaktpersonen und des Arztes. Sollten Sie nicht wissen, wie es weitergeht, wenden Sie sich an die verantwortlichen Personen.

Каквото и да се случи, опитайте се да запазите самообладание. Вие имате всички телефонни номера на лицата за контакт и на лекаря. Ако не знаете какво да правите, обърнете се към отговорните лица.

Haben Sie Verständnis für die Situation und die Hilflosigkeit Ihres Betreuten. Er befindet sich in einer schwierigen Lage und reagiert darauf möglicherweise verärgert, ungeduldig, unfreundlich oder ungehalten. Beziehen Sie das nicht auf sich, nehmen Sie es nicht persönlich. Bleiben Sie weiterhin respektvoll und trotzdem bestimmend. Sie sind für das Wohl des Betreuten verantwortlich und müssen (wie im Umgang mit einem Kind) entscheiden, was für diese Person gut ist.

Проявете разбиране към ситуацията и безпомощността на пациента. Той се намира в трудно положение, и е възможно заради това да проявява нервност, нетърпение, да е нелюбезен и невъздържан. Това не се отнася за Вас, не го приемайте лично. Продължавайте да се държите с уважение, но въпреки това бъдете категорична. Вие сте отговорна за благополучието на Вашия пациент, и трябва (както се държите с малко дете) да вземате решения, какво е добро за пациента.

Verbreiten Sie keine Unruhe und Hektik. In der Ruhe liegt die Kraft. Lächeln und Freundlichkeit beruhigen Ihren Betreuten, was auch für Sie von Vorteil ist, denn dadurch können Sie besser arbeiten. Ihre persönlichen Probleme sollten Sie für sich behalten und den Betreuten nicht damit belasten.

Не всявайте неспокойствие и хектика. Спокойствието излъчва сила. Усмивката и любезността успокояват Вашия пациент, което е предимство и за Вас, защото така можете да работите по- добре. Вашите лични проблеми трябва да запазите за себе си и да не натоварвате пациента си с тях.

Achten Sie auf die Sicherheit in der Umgebung. Die Räume sollten stets gut beleuchtet sein, Teppiche und Möbel müssen so platziert sein, dass man nicht darüber stolpert oder sich anstößt. Alle gefährlichen Stoffe und Gegenstände wie Reiniger, Düngemittel, Pestizide, Medikamente, Streichhölzer, Feuerzeuge usw. sollten in abgeschlossenen Schränken aufbewahrt werden.

Грижете се за сигурността на жилището. Помещенията трябва да са осветени добре, килимите и мебелите трябва да са разположени така, че да не се спъвате или да не се ударите в тях. Всички опасни препарати и предмети като парочистачка, торове, пестициди, медикаменти, кибрити, запалки и други трябва да се съхраняват в заключени шкафове.

Suchen Sie sich für Ihre freie Zeit Ausgleichstätigkeiten, die für Sie eine Entspannung bedeuten: Sport, Musik hören, mit Verwandten telefonieren, spazieren gehen, lesen.

Потърсете за себе си дейности, които ще Ви разтоварват: спорт, слушане на музика, телефонни разговори с роднини, разходки, четене.

■ **Umgang mit Geschenken – *Какво да правим с подаръците?***

Demente Personen zeigen oft auch sehr positive Gefühlsausbrüche. Der Betreute ist an Sie gewöhnt und vor Freude über Ihre Anwesenheit kann es passieren, dass Sie von ihm unerwartet ein Geschenk bekommen. Das kann eine Kleinigkeit sein, wie ein Buch oder ein Dekorationsartikel. Es kann aber auch etwas Wertvolles sein: Schmuck, Geld, Bilder oder Einrichtungsgegenstände. Nachdem Sie sich bedankt haben, kontaktieren Sie auf jeden Fall die verantwortliche Person und fragen Sie, ob ihr das recht ist und sie damit einverstanden ist. Damit vermeiden Sie den Verdacht eines Diebstahls. Der Betreute kann nach kurzer Zeit die Schenkung vergessen haben oder sich der Tragweite der Schenkung nicht bewusst sein.

Дементноболни хора често имат и положителни изблици на чувства. Пациентът свиква с Вас и от радост, че сте с него, може да се случи да получите неочакван подарък. Това може да бъде нещо дребно, като книга или декоративно украшение. Може обаче да е и нещо скъпоценно: накити, пари, картини или някаква скъпа мебелировка. След като благодарите, се свържете за всеки случай с упълномощеното лице, да се убедите дали са съгласни. По този начин ще избегнете подозрението за кражба. Пациентът Ви може след кратко време да е забравил за дарението или да не е наясно със стойността му.

Dialog – *Диалог*

━ Herr Meier hat mir eine Uhr / ein Bild / 200 Euro / seine Fotokamera geschenkt. Sie sind die verantwortliche Person und ich möchte wissen, ob Sie damit einverstanden sind.
Г-н Майер ми подари един часовник / една картина / 200 евра / своята фотокамера и аз искам да знам дали Вие сте съгласни с това.

– Nein, tut mir leid. Das ist ein Familienerbstück, das möchte ich auf jeden Fall behalten.

Не, съжалявам. Това е семейна ценност, и аз искам на всяка цена да го запазя.

■ Gut, dann lege ich es in die Schublade und Sie können es das nächste Mal mitnehmen.

Добре, тогава ще го сложа в чекмеджето и Вие ще можете следващия път да си го вземете.

– Ja, mein Vater ist sehr zufrieden mit Ihnen und auch wir sind Ihnen sehr dankbar. Bitte behalten Sie es.

Да, моят баща е много доволен от Вас, а и ние сме Ви много благодарни. Моля, приемете го.

■ Vielen Dank. Die Uhr gefällt mir sehr gut. Ich werde sie zur Erinnerung an Ihren Vater behalten.

Много благодаря. Часовникът много ми харесва. Ще го запазя като спомен за баща Ви.

Wenn der Betreute (hier wohl eher **die** Betreute) dazu neigt, seinen Schmuck überall liegen zu lassen, räumen Sie ihn weg und informieren Sie die verantwortliche Person darüber. Es kann nämlich passieren, dass er vergisst, wo er was hingelegt hat, und Sie beschuldigt, etwas mitgenommen zu haben.

Ако пациентът Ви (в този случай по-скоро пациентката) има навика да оставя навсякъде своите накити / бижута, приберете ги и информирайте упълномощеното лице за това. Защото може да се случи, той / тя да забрави, кое къде ги е сложил и да Ви обвини, че сте му ги взели.

■ **Umgang mit Alkohol –** *Взаимодействие с алкохол*

Die Gespräche mit Vertretern verschiedener Vermittlungsagenturen haben mich auf ein großes Problem in der Betreuung aufmerksam gemacht: Alkohol. Die Einsamkeit und teilweise Isolierung der Pflegerin von ihrer Familie, ihren Kindern, das Fehlen sozialer Kontakte und die Schwere der Aufgabe führen zum Bedürfnis nach Entspannung.

Разговорите с представители на различни посреднически фирми ме насочиха към един голям проблем при обгрижването на възрастни и болни хора. Алкохолът! Самотата и от части изолацията на болногледачките от техните семейства и деца, липсата на социални контакти и тежестта на работата им, ги карат да търсят разтоварване.

Viele Pflegerinnen genehmigen sich abends ein Gläschen Wein, was an sich natürlich nicht schlimm ist. Aber ein Glas macht oft Lust auf ein zweites. Dass Alkoholismus schädlich und die Grenze zwischen Genuss- und Zwangstrinken sehr weich ist, weiß jeder und ich möchte hier nicht belehrend wirken. Wichtig ist, dass Sie sich der Gefahr bewusst sind und vielleicht lieber zu anderen Entspannungsmethoden greifen.

Das ist auch im Sinne des Betreuten, der sich immer auf Ihren klaren Kopf verlassen muss.

Много болногледачки си позволяват вечер по една чашка вино, което по само себе си не е страшно. Но едната чашка често извиква желание за още една. Че алкохолизмът е вреден знае всеки от нас и че границата между пиенето за удоволствие и пристрастяването е много мъглява, и затова не желая да прозвуча поучително. Важно е да осъзнавате опасността и да предпочетете други методи на разпускане. Това е важно и за пациента, който винаги разчита на Вашия трезв разум.

Außerdem: Sollte sich die verantwortliche Person bei Ihrer Vermittlungsagentur beschweren, gefährden Sie Ihre Stelle und eine weitere Beschäftigung.

Освен това: Ако упълномощеното лице, което отговаря за болния се оплаче на посредническата фирма, Вие сте заплашен от загуба на работното си място

Hier und da ist auch der Betreute die treibende Kraft in Bezug auf Alkohol. Er will abends Wein oder Bier trinken und erkennt nicht die Grenze. Hier müssen Sie eingreifen. Schon allein die Interaktionen von Medikamenten mit Alkohol sind nicht vorhersehbar. Sie können reagieren, indem Sie dem Betreuten nur eine bestimmte Menge zur Verfügung stellen: Ein Bier oder ein Glas Wein ist manchmal sogar empfehlenswert.

На някои места именно пациента е подбудителя за прием на алкохол. Той иска вечер да пие вино или бира и не разпознава разумната граница. Тук трябва да се намесите. Дори само взаимодействието на алкохола с медикаментите не може да се предвиди, Вие можете да реагирате, като му предоставяте на разположение точно определено количество. Една бира или една чаша вино дори са препоръчителни понякога.

Dialog – *Диалог*

- Ich möchte noch ein Glas Wein.
  Искам още една чаша вино.
  - Es tut mir leid, aber Sie haben bereits zwei Gläser getrunken. Das sollte reichen.
    Съжалявам, обаче Вие изпихте вече две чаши. Това е достатъчно.
- Ich will aber.
  Аз обаче искам.
  - Ich würde Ihnen gerne noch etwas geben, aber wir haben keinen Wein mehr im Haus.
    Бих Ви дала с удоволствие, обаче ние нямаме вино в къщи.

- **Umgang mit Fehlern –** *Как да постъпваме при допуснати грешки*

Das Zusammenleben von Menschen bringt auch Konfliktsituationen und Probleme mit sich. Über Kommunikationsprobleme können Sie im ▶ Kap. 11 lesen.

Съжителството на хора довежда до конфликтни ситуации и проблеми. За проблеми в общуването можете да четете в глава 11.

Fehler passieren oft und jedem: Sie haben etwas vergessen, Sie haben etwas verlegt, zerbrochen, kaputtgemacht, aus Versehen weggeworfen oder eine Überschwemmung im Bad verursacht. Der Schaden wird leichter behoben, wenn man dazu steht. Wenn Ihnen ein Missgeschick passiert ist, verheimlichen Sie es nicht, lügen Sie nicht und versuchen Sie nicht, die Schuld auf andere abzuwälzen. Informieren Sie die verantwortliche Person und bitten Sie um Unterstützung. Sie brauchen keine Angst vor den Kosten zu haben, denn wenn Sie im Auftrag einer Vermittlungsagentur arbeiten, sind Sie haftpflichtversichert.

Грешки допуска всеки и то често: нещо сте забравили. Нещо сте оставили не на мястото му, счупили или скъсали, без да обърнете внимание сте изхвърлили или сте направили наводнение в банята. Щетите могат да се оправят, но Вие трябва да си признаете. Ако направите несъзнателно някоя беля, не я прикривайте, не лъжете и не се опитвайте да прехвърляте вината на друг. Информирайте упълномощеното лице и го помолете за подкрепа. Няма защо да се страхувате, че ще Ви струва много пари, защото ако работите с посредническа агентура, Вие сте застраховани.

Dialog – *Диалог*

▬ Ich habe aus Versehen die Vase umgeworfen und sie ist zerbrochen. Es tut mir leid. War sie kostbar? Wenn ja, was soll ich jetzt tun?
 Без да искам блъснах вазата и тя се счупи. Съжалявам. Тя беше ли много скъпа? Ако е така, какво да направя аз?
 – Kein Problem. Die hat mir schon lange nicht gefallen. Ich bin froh, dass sie endlich kaputt ist.
 Няма проблем. Тя отдавна не ми харесваше. Радвам се, че най-после се счупи.
 – Oh, da haben wir ein Problem. Die Vase war tatsächlich sehr teuer. Bitte fotografieren Sie die Scherben und ich melde den Schaden bei der Versicherung.
 О, сега имаме проблем. Вазата наистина беше много скъпа. Моля, фотографирайте парчетата, а аз ще се обадя на застрахователната агенция.

— Ich habe vergessen, den Wasserhahn zuzudrehen. Ich war sehr mit Herrn Meier beschäftigt. In dieser Zeit ist die Badewanne übergelaufen.

Забравила съм да затворя крана за вода. Бях много ангажирана с г-н Майер и през това време водата във ваната е преляла

– Wie groß ist der Schaden? Was ist passiert?

Колко големи са щетите? Какво се е случило?

— Ich habe das Wasser vom Boden aufgewischt, aber es sind einige Spuren und Schäden am Teppich und Parkett im Flur geblieben. Was soll ich jetzt machen? Es tut mir so leid.

Водата на пода я избърсах, обаче останаха следи по килима и паркета в антрето. Какво да правя сега? Съжалявам.

– Machen Sie sich keine Sorgen. Ich werde vorbeikommen und mich darum kümmern.

Не се притеснявайте. Ще дойда и ще се погрижа за това.

— Danke. Ich habe mir wirklich sehr große Sorgen gemacht.

Благодаря Ви. Аз наистина се притесних много.

Absprache mit den Angehörigen – *Договаряне с членовете на семейството*

Klären Sie mit den Angehörigen oder dem Rechtsbetreuer,

— wann Sie freie Zeit haben können, wer sich in dieser Zeit um Ihren Betreuten kümmert und wie Sie eventuelle Veränderungen kommunizieren sollen.

— was passiert, wenn Sie einmal krank sind: Wer vertritt Sie, wie ist dann die Bezahlung geregelt?

— falls Sie im Haus / in der Wohnung des Betreuten wohnen, wann Sie Besuch empfangen können. Bedenken Sie dabei, dass dies nicht zu oft stattfinden sollte und dass andersgeschlechtliche Besuche über Nacht bestimmt nicht gerne gesehen werden.

— wie Sie mit der angekommenen Post umgehen sollen: weiterschicken, zurücklegen oder dem Betreuten vorlesen?

Изяснете с членовете на семейството или с правно упълномощеното лице:

— *кога може да имате свободно време, кой ще се грижи за Вашия пациент през това време и как Вие да общувате с тях при евентуални промени.*

— *какво ще се случи, ако Вие се разболеете: кой ще Ви замести, и как ще се осъществи заплащането?*

— *ако Вие живеете в къщата / жилището на пациента, кога можете да посрещате гости. Съобразявайте се,*

че това не може да се случва често и че на посещения
от другия пол през нощта не се гледа с добро око.
- какво трябва да правите с пристигащата поща: да
я препращате, съхранявате или да четете пощата на
глас на пациента.

10

Pflegeberichte – Писмени доклади

Inhaltsverzeichnis

10.1 **Allgemeine Informationen – Обща информация** – 200

10.2 **Tagesbericht mit Beispiel – Рапорт с примери** – 201

10.3 **Pflegetagebuch – Дневник за обгрижването** – 204

© Springer-Verlag GmbH Deutschland, ein Teil von Springer Nature 2020
N. Konopinski-Klein, *Bulgarisch-Deutsch für die Pflege zu Hause*,
https://doi.org/10.1007/978-3-662-60948-4_10

10.1 **Allgemeine Informationen – Обща информация**

Ein Pflegebericht ist eine Zustands- und Situationsbeschreibung, die den Verlauf der Pflege und deren Fortschritte dokumentiert und anderen Betreuern (Arzt, Pfleger) eine schnelle Übersicht für die richtige Einschätzung der Situation bietet. Pflegeberichte sind Pflicht in Pflegehäusern und im professionellen ambulanten Pflegebereich. Hierzu gibt es Vorgaben bezüglich der Form und Inhalte. Bei der Privatpflege ist es empfehlenswert, den Zustand der zu pflegenden Person sowie die täglichen Ereignisse regelmäßig aufzuschreiben. Somit können Sie bei jeder Nachfrage nach dem Wohlbefinden bestimmte Zustände und Tätigkeiten des entsprechenden Tages auch nachträglich rekonstruieren.

Писмен доклад / рапорт е описание на състоянието и ситуациите, който документира обгрижването и напредъка на пациента и предлага бърза преценка и оценка на ситуацията, когато го представите на трети лица (лекар, болногледач). Рапортите са задължителни в инвалидните домове и за професионалните амбулантни служби в областта на обгрижването. Тук има предписания относно формата и съдържанието на рапорта. При обгрижване на болен в домашни условия е препоръчително да записвате какво е състоянието му и какво се е случило през този ден. При запитване можете веднага да реконструирате ситуациите от определения ден, както и състоянието на болния.

Es gibt keine Musterberichte und keine Vorgaben der Dokumentation im häuslichen privaten Bereich. Allerdings empfiehlt es sich, folgende Punkte zu beachten:

- Schreiben Sie in kurzen, einfachen und präzisen Sätzen.
- Beschreiben Sie die Ereignisse nach dem Muster „wer, was, wo, wann".
- Notieren Sie Ihre Handlungen und Reaktionen in bestimmter Situation.

Няма мостри и предписания за документацията в домашни условия. Но е препоръчително да обърнете внимание на следните важни неща:

- *пишете с кратки, прости и прецизни изречения*
- *опишете случващото се по примера на: „кой, какво. къде, кога"*
- *запишете Вашите действия и реакции в определени ситуации*

Schreiben Sie, auch wenn Sie Bedenken bezüglich Ihrer Rechtschreibung haben. Niemand verlangt von Ihnen korrektes Deutsch, durch das Schreiben und Lesen lernen und trainieren Sie dennoch die Sprache.

Пишете, дори и ако имате притеснения относно правописа. Никой не изисква от Вас правилен немски език, но чрез писането и четенето Вие все пак тренирате езика.

Auf den nächsten Seiten finden Sie Formulierungen, die Sie verwenden können. Diese Passagen können nach Bedarf abgeschrieben und in Ihren Tages-Pflegebericht eingesetzt werden.

В следващите страници Вие ще намерите готови изрази, които можете да използвате, Тези пасажи можете при необходимост да препишете във Вашия ежедневен рапорт.

10.2 **Tagesbericht mit Beispiel – Рапорт с примери**

Рапорт с примери

Beispiel für einen Tagesbericht – *Пример на дневен рапорт*

		Datum: *Дата:*		
Uhrzeit: *Час:*	**Tätigkeit:** *Дейност:*	**Zustand der gepflegten Person:** *Състояние на обгрижваното лице:*	**Meine Reaktion:** *Моята реакция:*	**Nicht vergessen:** *Да не забравя:*
6.00	Aufstehen *Ставане*	Allgemeinzustand gut. *Общо състояние добро.* Äußert keine Beschwerden. *Няма оплаквания.* Zufrieden und gut gelaunt. *Доволен.*		
		Sehr schwach. Will im Bett bleiben. *Много слаб, Не иска да става от леглото.* Nicht ausgeschlafen. *Недоспал.*		
		Schmerzen in der Hüfte. *Болки в хълбока.* Schwindelgefühl / Unwohlsein. *Световъртеж / неразположен.*	Rollator bereitgestellt. *Предложих ролатора.*	
		Starkes Unwohlsein, Schwindelgefühl, Blutdruck 170 / 90 mmHg. *Тежконеразположение / световъртеж / Кръвно налягане 170 / 90.*	Hausarzt verständigt. *Информирах личния лекар.*	Termin morgen um 9.00 Uhr *Час при лекаря утре в 9.00 часа.*

		Datum: _Дата:_		
Uhrzeit: _Час:_	**Tätigkeit:** _Дейност:_	**Zustand der gepflegten Person:** _Състояние на обрижваното лице:_	**Meine Reaktion:** _Моята реакция:_	**Nicht vergessen:** _Да не забравя:_
		Benommenheit. Kann eigenen Vornamen und Nachnamen nicht nennen, Fragen nach Datum, Wochentag und Jahr nicht richtig beantworten. _Унесен. Не може да каже собственото си и фамилно име, не отговаря вярно на въпроси за датата, деня от седмицата и годината._	Notarzt verständigt. _Обаждам се на спешен център._	
		Sehr blass, schweißgebadet, RR 65 / 50 mmHG, Puls 130 / min. BZ 122 mg / dl. Atmung stabil. _Много блед, силно изпотен, RR65 / 50mmHG, Пулс130 / мин., глюкоза 122мг / дл, дишане стабилно_		
6.30	Waschen _Миене_	Kooperativ bei der Pflege. _Помага при обгрижването._		
		Haut sehr trocken. _Кожа- много суха._	Pflegelotion aufgetragen. _Намазах го с лосион за тяло._	
7.00	Frühstück _Закуска_	Kein Hunger _Няма апетит, малко пие 1 чаша билков чай._ Wenig getrunken – 1 Glas Kräutertee _Пие малко – 1 чаша билков чай._		
7.00	Medikamentengabe _Прием на лекарства_	1 Tablette Axx 1 Tablette Bxx 1 Tablette Cxx		Axx nachbestellen _Да поръчам още Axx_
8.00	Zeitunglesen _Четене на вестник_	Hat aufmerksam zugehört und Fragen gestellt. _Слушаше внимателно и задаваше въпроси._		
9.00	Spaziergang _Разходка_	Stadtpark. Wiederholte mehrmals, wie sehr er das genießt. _Градският парк. Повтаря многократно, колко много се наслаждава._		

		Datum: *Дата:*		
Uhrzeit: *Час:*	**Tätigkeit:** *Дейност:*	**Zustand der gepflegten Person:** *Състояние на обгрижваното лице:*	**Meine Reaktion:** *Моята реакция:*	**Nicht vergessen:** *Да не забравя:*
10.00	Wundver-sorgung *почистване на раните*	Verband am rechten Unterschenkel gewechselt. Keine Besonderheiten am Wundverband. *Смених превръзка на дясната под-бедрица, Б.О.* Kompressionsverbände an beiden Beinen angebracht. *Бинтоване с ластични бинтове на двата крака.*		
12.00	Mittag-essen *Обяд*	Kein Appetit. Müde. *Няма апетит. Уморен.*	Habe gefüttert. Nur Suppe. *Храних го. Само супа*	
13.00	Mittags-schlaf *Следобеден сън*	Gut geschlafen. *Спа добре.*		
14.00	Gymnastik *гимнас-тика*	Leichte Übungen mit Ball. Hat gerne mitgemacht. *Леки упражнения с топка. Игра с удоволствие.*		
19.00	Blutdruck-messung *Измерване на кръвно налягане*	120 / 80, Puls 70 170 / 100 Puls 60	Hausarzt angerufen. Ins Krankenhaus gebracht. *Обадих се на личния лекар. Хоспитализиран.*	

■ **Tagesbericht Vorlage** – *Таблица за рапорт*

		Datum: *Дата:*		
Uhr-zeit: *Час:*	**Tätigkeit:** *Дейност:*	**Zustand der gepflegten Person:** *Състояние на пациента:*	**Meine Reaktion:** *Моята реакция*	**Nicht vergessen:** *Да не забравя:*

10.3 **Pflegetagebuch – Дневник за обгрижването**

Wenn die Pflegebedürftigkeit eintritt, stellen die Angehörigen des Pflegebedürftigen einen Antrag auf die Leistungen ihrer Pflegeversicherung. Die Pflegeberater der Pflegekasse beraten sie bezüglich der Leistungen und Preise der zugelassenen Pflegeeinrichtungen oder über die Höhe und den Anspruch auf Pflegegeld, wenn Angehörige oder Ehrenamtliche die Pflege übernehmen.

Когато се наложи да се обгрижва член от семейството, то предявява иск пред застрахователната агенция. Специалистите на ТЕЛК се съветват и решават какви дейности и цени на помощните средства да отпуснат или за размера на сумата, искана от семейството за обгрижване на нуждаещия се, ако някой от тях или доброволци ще се заемат с тази задача.

Der Pflegebedürftige wird durch den Medizinischen Dienst der Krankenversicherung begutachtet und anhand dieses Gutachtens wird die Pflegebedürftigkeit festgestellt. Die Pflegekosten werden innerhalb eines bestimmten Rahmens zugesprochen und eine bestimmte Pflegestufe (0 bis V mit oder ohne Demenz) wird zuerkannt. Die Zuordnung zu einem bestimmten Pflegegrad ist abhängig von dem Umfang der Hilfe, die der Pflegebedürftige bei den Verrichtungen im Ablauf des täglichen Lebens benötigt.

Медицинската служба на застраховката за болест преглежда болния и на основание на тази експертиза се определя степента на инвалидност. Разходите за гледане се разрешават в определен срок и се признава инвалидност от 0 до 5 с или без деменция Присъждането на степен инвалидност зависи от това от каква помощ в ежедневието се нуждае болния.

Dabei wird unterschieden zwischen der Grundpflege (Körperpflege, Ernährung und Mobilität) und der hauswirtschaftlichen Versorgung.

Um eine korrekte Zuordnung der Pflegebedürftigkeit durchzuführen, ist nicht nur eine Begutachtung notwendig, sondern auch eine genaue Dokumentation der benötigten Unterstützung im täglichen Leben.

Die Darstellung der Details bezüglich der Zeiten und Tätigkeiten wäre an dieser Stelle zu ausführlich und kann bei Bedarf in anderen Quellen nachgelesen werden. Ich möchte nur die Wichtigkeit der genauen Dokumentation (falls notwendig für z. B. erneute Pflegestufenzuordnung) betonen – sogar die Dauer bestimmter Tätigkeiten in Minuten kann dafür entscheidend sein, ob eine höhere Pflegestufe notwendig ist oder nicht.

При това се различава основната грижа (поддържане на лична хигиена, хранене и подвижност) от водене на домакинството.

За да се направи точно определяне на степента на инвалидност, не стига само една експертиза, а и точно водена документация за необходимата помощ в ежедневието.

Описанието на детайлите по отношение на времето и дейностите на това място би било много дълго и при нужда може да потърсите в други специализирани извори. Аз искам само да подчертая важността на документацията (в случай, че се налага ново представяне пред ТЕЛК, за ново експертно решение) – дори продължителността на някои дейности по минути може да бъде решаващо за получаване на по-висока степен на инвалидност

Aus diesem Grund bekommen Sie vielleicht von der Familie des Betreuten eine Tabelle, die alle täglichen Tätigkeiten beinhaltet, und werden gebeten, die Zeiten einzutragen, die Sie benötigen, um bestimmte Aufgaben zu erfüllen.

Wichtig beim Ausfüllen des Pflegetagebuches (laut ▶ http://www.lpfa-nrw.de): Versuchen Sie, bei jeder Beschreibung folgende Fragen zu beantworten:

- Wie ist der Ablauf? Was wird in welcher Reihenfolge gemacht?
- Müssen dem Pflegebedürftigen Dinge / Abläufe erklärt werden? Und wenn ja, welche?
- Was ist besonders schwierig?
- Warum ist es aus Ihrer Sicht notwendig, dass Sie dabei sind, wenn der Pflegebedürftige etwas selbst macht?

По тази причина може би ще получите от семейството табела, която съдържа всички дейности и ще Ви помолят, да нанасяте времето, което Ви е необходимо, за да изпълните определени задачи.

Важно е при попълване на дневника (▶ www.lpfa-nrw.de): Опитайте се при всяко описание да отговорите на следните въпроси:

- *Как протича? Кое в какъв ред се извършва?*
- *Трябва ли на болния да се обясняват неща / порядки? И ако да, то кои?*
- *Какво е особено тежко / трудно?*
- *Защо от Ваша гледна точка, трябва да сте до болния, когато той сам върши нещо?*

Das Pflegetagebuch ist in einer tabellarischen Form aufgebaut und beinhaltet Begriffe, die Sie an mehreren Stellen in diesem

Buch übersetzt finden (z. B. kämmen, waschen, in die Bade-
wanne helfen, umkleiden usw.).

Zusätzlich zu den Tätigkeiten werden Funktionsstörungen
erfragt, die Sie, falls zutreffend, ankreuzen müssen.

*Дневникът за болния е направен във форма на табела и съ-
държа понятия, които Вие ще намерите на много места
в този наръчник, преведени на български език (напр. реша се,
мия се, помагам във ваната, преобличам се и т. н.).*

*По нататък се пита за функционални смущения, които
Вие, при положение, че ги има, ще трябва да ги обозначите
с кръстче.*

- **Beispiele – *Примери***
- Unkontrolliertes Verlassen des Wohnbereiches (Hin- bzw.
  Weglauftendenz)
  *Напускане на жилището без да се обажда (тенденция за
  бягство)*
- Verkennen oder Verursachen gefährdender Situationen
  *Невъзможност да оцени или сам да предизвика опасни
  ситуации*
- Unsachgemäßer Umgang mit gefährlichen Gegenständen
  Неадекватно отношение към опасни предмети
- Tätliches oder verbal aggressives Verhalten
  Агресивно поведение с думи и действия.
- Unangepasstes Verhalten in bestimmten Situationen
  Непремерено поведение в определени ситуации
- Nicht-Erkennen seiner eigenen körperlichen und seelischen
  Gefühle und Bedürfnisse
  *Невъзможност да осъзнае собствените си потребности
  и чувства*
- Abwehrverhalten gegen therapeutische oder schützende
  Maßnahmen
  *Поведение на неприемане на терапевтични и предпазни
  мерки*
- Aufgrund gestörter Hirnfunktion mangelnde Fähigkeit,
  soziale Alltagssituationen zu bewältigen (Beeinträchtigung
  des Gedächtnisses, herabgesetztes Urteilsvermögen)
  *Поради смущения във функционирането на мозъка нама-
  лени умения, да извършва ежедневните си задължения
  (намаляване на паметта, понижена възможност за пре-
  ценка)*
- Gestörter Tag-Nacht-Rhythmus
  Смущения в ритъма ден – нощ
- Unfähigkeit, eigenständig den Tagesablauf zu planen und
  zu strukturieren
  *Неспособност сам да планува и структурира дневния си
  режим*

- Verkennen von Alltagssituationen und unpassende Reaktionen
  Невъзможност да се ориентира в ежедневни ситуации и неподходяща реакция
- Ausgeprägte Gefühlsschwankungen
  Силно изявени промени в настроението
- Überwiegende Niedergeschlagenheit, Verzagtheit, Hilflosigkeit oder Hoffnungslosigkeit
  Силно изразена умора, отчаяние, безпомощност или безнадеждност

Abschied / Trennung – Сбогуване / Раздяла

Inhaltsverzeichnis

11.1   Abreise – Отпътуване – 210

11.2   Kündigung – Напускане на работа – 211

11.3   Tod – Смърт – 214

© Springer-Verlag GmbH Deutschland, ein Teil von Springer Nature 2020
N. Konopinski-Klein, *Bulgarisch-Deutsch für die Pflege zu Hause*,
https://doi.org/10.1007/978-3-662-60948-4_11

Отпътуване

11.1 **Abreise – Отпътуване**

Wenn der Betreute durchgehend begleitet werden soll, organisiert Ihre Pflegeagentur eine zweite Pflegerin, die Sie nach einer bestimmten Zeit ablösen wird. Steht Ihre Abreise bevor, investieren Sie ein wenig Zeit, um zu überlegen bzw. aufzuschreiben, was für Ihre Nachfolgerin besonders wichtig und zu beachten ist. Ihr Betreuter wird davon profitieren. Ein gutes Zusammenspiel zwischen den Pflegerinnen ist für alle Seiten vorteilhaft. Eifersucht oder Gedanken darüber, welche von Ihnen den Betreuten besser begleitet oder pflegt, sind fehl am Platz, denn bei Konflikten verlieren nicht nur Sie beide (die Familie des Betreuten sucht sich bei Unstimmigkeiten oft zwei neue, neutrale Pflegerinnen oder entscheidet sich für eine von Ihnen), sondern auch der Betreute leidet darunter.

Ако пациентът трябва да бъде обгрижван непрекъснато, посредническата агенция ще организира след определен период от време заместването Ви. Ако сте пред отпътуване, отделете малко време, за да помислите и запишете, кое ще бъде особено важно за Вашата заместничка и на какво да обръща внимание. От това Вашият пациент ще има полза. Доброто отношение между болногледачките е предимство за всички страни. Ревност или твърдения, коя от двете болногледачки е по- добра нямат място в техните отношения, защото от тези конфликти губят и двете (семейството на болния при такова неразбирателство ще си потърсят две нови, неутрални болногледачки или ще оставят само едната от двете), а и болният страда от това (◘ Abb. 11.1).

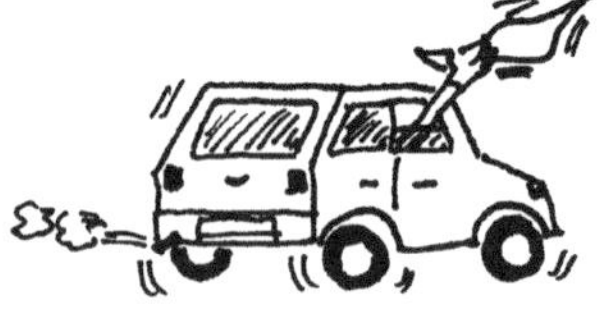

◘ **Abb. 11.1**   Abreise – *Отпътуване*

Dialog – *Диалог*

▬ Herr Meier, ich werde gleich abreisen und möchte mich verabschieden.
Г-н Майер, ще си тръгвам и искам да се сбогувам.
– Oh, das ist aber sehr schade, ich habe mich so an Sie gewöhnt.
О, това е много жалко, аз така свикнах с Вас.
▬ Machen Sie sich keine Sorgen. Ich komme in drei Monaten wieder.
Не се притеснявайте. Ще дойда след три месеца отново.
– Aber ich will niemanden anderen.
Обаче аз не искам никой друг.
▬ Frau X, die jetzt zu Ihnen kommt, ist auch eine sehr nette Person und wird Sie gerne betreuen.
Г-жа X, която сега ще дойде при Вас, също е много мил човек и тя ще Ви гледа с удоволствие.

> – Sie werden sich schnell an Frau X gewöhnen.
> *Вие бързо ще свикнете с г-жа X.*
> – Hätten Sie einen Wunsch? Was kann ich Ihnen aus Bulgarien mitbringen?
> *Имате ли някакво желание? Какво мога да Ви донеса от България?*

11.2 Kündigung – Напускане на работа

■ **Hinweise bei Kündigung von Seiten des Betreuten –** *Съвети при прекъсване на трудовия договор от страна на болния*

Die Vermittlungsagenturen wählen die Betreuerin / Pflegerin mit Sorgfalt aus und achten darauf, dass diese gut zum Betreuten passt. Trotzdem kann es passieren, dass sich die beiden nicht aufeinander einstellen können. Da sie 24 Stunden täglich miteinander verbringen müssen, kann es zur Qual für beide werden, falls sie nicht gut miteinander auskommen. Es entstehen Missverständnisse, die Atmosphäre (die besonders wichtig für den Betreuten ist) ist nicht angenehm oder sie haben Verständigungsprobleme, es kommt zu Diebstahl, Vernachlässigung der Pflichten, Alkoholexzessen usw.

In jedem Fall sollten Sie sofort reagieren. Versuchen Sie zuerst, die Probleme selbst zu klären. Wenn es sprachlich nicht möglich ist oder das Problem bereits zu groß ist, wenden Sie sich an die Vermittlungsagentur. Die Kontaktperson steht Ihnen jederzeit zur Verfügung. Sie können Ihre Probleme schildern und auf einen Wechsel der Pflegerin bestehen.

Посредническите агентури избират внимателно болногледачите / лични асистенти, като се стараят да си подхождат с пациента. Въпреки това може да се случи, да не се осъществи разбирателство между двете страни. Тъй като вие сте 24 часа заедно, съжителството може да стане мъчително и за двете страни, при положение, че не се разбирате. Стига се до недоразумения, атмосферата (особено за пациента е важно това) е неприятна или ако имате проблем с комуникацията, има случаи на кражба, занемаряване на грижата за пациента, алкохолни ексцесии и т.н.

В такъв случай трябва да реагирате веднага. Първо се опитайте сами да изясните проблемите. Ако това не е възможно, поради езиковата бариера или проблемът е станал вече твърде сложен, обърнете се към посредническата фирма. Вие имате там винаги на разположение човек за контакт. Вие можете да опишете проблема и да настоявате да се смени болногледачката.

Dialog – *Диалог*

- Frau X, wir haben mit der Agentur gesprochen und gemeinsam beschlossen, dass Sie künftig nicht mehr mit uns arbeiten werden. Die Vermittlungsagentur wird sich in Kürze mit Ihnen in Verbindung setzen.
Г-жо Х, ние говорихме с агенцията и съвместно взехме решение, че в бъдеще Вие няма да работите повече с нас. Посредническата фирма скоро ще се свърже с Вас.
  – Danke für die Information. Auch ich glaube, das ist eine bessere Lösung.
  Благодаря за информацията. Също и аз смятам, че това е едно добро решение.
  – Aber warum? Ich dachte, Sie sind mit mir zufrieden. Ich habe mich sehr bemüht.
  Но защо? Аз мислех, че Вие сте доволен от мен. Аз толкова се стараех.
- Um das genau zu erklären, sind bei uns beiden die Sprachkenntnisse leider zu gering, und wir möchten weitere Konflikte vermeiden / keine unnötigen Konflikte entstehen lassen. Frau Y von der Vermittlungsagentur wird Ihnen alles erklären.
За да сме точни, и на двамата за съжаление са ни недостатъчни езиковите познания, и ние искаме да избегнем още конфликти / да не се създават ненужни конфликти. Г-жа Y от посредническата фирма ще Ви изясни всичко.

- **Hinweise bei Kündigung von Seiten der Pflegerin –**
Съвети при прекратяване на трудовия договор от страна на болногледачката.
Auch Ihnen kann es passieren, dass Sie die Betreuungssituation als nicht tragbar empfinden. Der Betreute wird aggressiv (körperlich oder verbal), die Familie des Betreuten behandelt Sie respektlos oder unfreundlich, die besprochenen Bedingungen stimmen nicht usw. Wenn Sie mit einer Vermittlungsagentur arbeiten, können Sie sich an diese wenden und um Unterstützung bitten. Versuchen Sie aber zuerst, die Schwierigkeiten in Ruhe zu besprechen.

Es kommt oft vor, dass gerade bei gestörter Kommunikation eine Diskrepanz zwischen dem Gesagten, dem Gehörten und dem Verstandenen entsteht. In der zweisprachig geführten Kommunikation und Denkweise besteht noch deutlicher die Gefahr des Missverstehens. Erst wenn geklärt ist, dass es nicht um ein sprachliches Missverständnis geht, sondern um Probleme im Umgang miteinander oder um nicht eingehaltene Vereinbarungen, und wenn eventuelle Veränderungen der Bedingungen keine Verbesserung der Situation mit sich bringen, empfehle ich zu kündigen und eine neue Arbeitsstätte zu suchen.

И на Вас може да Ви се случи да не можете да понасяте ситуацията при обгрижването на пациента. Пациентът става агресивен (с действия и думи), семейството му се отнася с Вас неуважително и нелюбезно, предварително уговорените условия не се спазват и т.н. Ако работите с посредническа фирма, можете да се обърнете към тях и да помолите за подкрепа. Опитайте се обаче първо, спокойно да обсъдите затрудненията, които имате.

Честа се случва, при разстроена комуникация да се стига до недоразумения между казаното, чутото и разбраното. При двуезична комуникация и различен начин на мислене, има още по голяма опасност за езикови недоразумения. Едва, когато е решено, че не става въпрос за езиково недоразумение, а за проблеми от общуването по между им, за не спазени уговорки и ако евентуални промени на условията, не са допринесли за подобряване на ситуацията, Ви препоръчвам да напуснете и да си потърсите ново работно място.

Dialog – *Диалог*

- Bitte erklären Sie mir, wie Sie das meinen.
  Моля. Изяснете ми, как си го представяте това?
- Ich möchte wissen, wie ich das verstehen soll.
  Бих желал да знам, как да го разбирам това?
- Meinen Sie damit, dass …?
  Мислите ли по този начин, че …?
- Bitte sagen Sie das nochmals, aber in anderen Worten. Ich möchte Sie richtig verstehen.
  Моля, кажете го това, но с други думи. Искам да съм сигурна, че съм разбрала вярно.
- Es tut mir leid, aber ich verstehe nicht, was Sie damit meinen.
  Съжалявам, обаче не разбирам, какво имате предвид.
  – Ich möchte damit sagen, dass …
    С това искам да кажа, че …
- Ich glaube, wir haben uns missverstanden.
  Вярвам, ние не сме се разбрали правилно.
- Bitte reden Sie mit mir in einem anderen Ton. Ich fühle mich nicht gut, wenn Sie mich anschreien.
  Моля, говорете с мен с друг тон. Не се чувствам добре, когато ми крещите.
- Ich glaube, die Vertrauensbasis zwischen uns ist gestört. Wir müssen nach einer Lösung suchen. So können wir nicht weiter miteinander umgehen.
  Вярвам, че доверието между нас е разстроено. Трябва да намерим решение. Това не може да продължава така с нас двамата.
- Ich möchte Sie informieren, dass ich für Ihren Vater nicht mehr zur Verfügung stehen kann. Ich kündige mit einer ver-

einbarten Frist von zwei Wochen (hier bitte im Vertrag kontrollieren, wie die Fristen sind). Bitte kümmern Sie sich um eine andere Pflegerin für Ihren Vater. Ich werde am 15. Juli abreisen.

Желая да Ви информирам, че аз не съм повече на разположение за Вашия баща. Напускам след уговореното предизвестие от две седмици (тук моля проверете в договора си, какви са точно сроковете), Моля, погрижете се за друга болногледачка за Вашия баща. Аз си заминавам на 15.юли.

11.3 Tod – Смърт

Die Arbeit mit älteren, teilweise sehr pflegebedürftigen Personen bringt leider auch die Konfrontation mit dem Tod mit sich. Es kann sein, dass Sie Ihren Betreuten im Sterbeprozess begleiten, aber es kann auch passieren, dass Sie mit einem plötzlichen Tod konfrontiert werden. Sie werden besser mit solchen Situationen umgehen können, wenn Sie sich rechtzeitig Gedanken darüber machen, wie Sie sich verhalten sollen. Es gibt verschiedene Möglichkeiten. Jeder hat seine eigene, sehr private Einstellung zum Tod und handelt danach. Es gibt Pflegerinnen, die denken: Niemand soll alleine sterben. Sie bleiben immer am Bett des Betreuten und halten bis zum letzten Atemzug seine Hand. Andere denken, dass der Tod eine Erlösung nach einem langen Leiden ist, und versuchen, dem Betreuten die letzten Minuten so angenehm wie möglich zu gestalten (frische Luft im Zimmer, Ruhe). Manche Pflegerinnen weinen, andere betrachten ihre Aufgabe als erledigt.

В работата с по възрастни, от части много болни хора, неминуемо се стига до конфронтация със смъртта. Може да се случи, да сте до болния до самия му край, но може и да стане неочаквано- внезапна смърт. Вие по лесно ще се справите с такива ситуации, ако предварително сте мислили по този въпрос и сте обмислили евентуалното си поведение. Има различни възможности. Всеки има свое собствено отношение към смъртта. Има болногледачки, които мислят: Никой не бива да умира самотен. Те остават до леглото на болния до последния му дъх и държат ръката му. Други мислят, че смъртта е облекчение след дълги страдания и се опитват колкото е възможно в последните му мигове да направят по приятна атмосфера (чист въздух в стаята, спокойствие). Някои болногледачки плачат, други смятат, че вече са изпълнили своята задача (Abb. 11.2).

Wichtig ist, dass Sie ein solches Ereignis so verarbeiten, wie es für Sie persönlich gut ist. Sie können weinen, darüber sprechen, sich auf Ihre Gedanken und Ihren Körper konzentrieren (spazieren gehen, Entspannungsübungen, Sport treiben).

Abb. 11.2   Tod – *Смърт*

Важно е, Вие да преработите това събитие така, както е най добре лично за Вас. Вие може да плачете, да говорите за това, да насочите мислите си към себе си (да се разхождате, да правите упражнения за отпускане, да спортувате).

Was ist nun zu tun, wenn der Fall eintritt?

Какво трябва да се направи, когато настъпи този момент:

Wenn Sie den Eindruck haben, dass der Betreute innerhalb der nächsten Stunden sterben wird, sollten Sie unbedingt die Angehörigen informieren.

Ако имате впечатлението, че болния ще почине в следващите часове, трябва непременно да информирате близките.

Dialog – Диалог

— Hallo Frau Z, ich fürchte, dass Ihr Vater innerhalb der nächsten Stunden sterben wird. Vielleicht möchten Sie kommen und sich verabschieden / ihn begleiten.
Здравейте г-жо Z, страхувам се, че баща Ви ще почине в следващите часове. Може би ще искате да дойдете и да се сбогувате / да сте до него.
  – Vielen Dank, dass Sie mich informieren. Ich werde / wir werden selbstverständlich so schnell wie möglich da sein.
  Благодаря много, че ме информирахте. Аз / ние естествено ще дойдем колкото е възможно най бързо.
  – Es tut mir sehr leid, aber ich habe / wir haben nicht die Möglichkeit zu kommen. Bitte kümmern Sie sich um alles Nötige.
  Съжалявам, но аз / ние нямаме възможност да дойдем. Погрижете се за всичко необходимо.

Wenn Sie den Eindruck haben, dass der Betreute verstorben ist, rufen Sie den Arzt an und teilen Sie ihm Ihre Vermutung mit.

Ако мислите, че болният е починал, звъннете на лекаря и споделете своето предположение.

Dialog – Диалог

— Hallo, hier spricht Frau X, die Betreuerin von Herrn Meier. Ich möchte Herrn Dr. Y informieren, dass ich glaube, Herr Meier ist soeben gestorben
Здравейте, обажда се болногледачката на г-н Майер. Искам да информирам г-н Д-р Y, че г-н Майер току що почина.
— Was soll ich jetzt machen?
Какво трябва да направя сега?

Danach informieren Sie bitte die Familie des Betreuten. Die verantwortliche Person wird sich um die Formalitäten sowie um die Abwicklung der Bestattung kümmern.

След това информирайте семейството на болния. Упъл-
номощеното лице трябва да се погрижи за формалностите
и да се свърже с погребалната агенция.

Dialog – *Диалог*

- Hallo Frau Z, ich muss Ihnen leider mitteilen, dass Ihr Vater
  heute verstorben ist. Ich habe den Arzt bereits informiert.
  Herzliches Beileid / herzliche Anteilnahme.
  Здравейте, г-жо Z, съжалявам, но трябва да Ви съобщя,
  че днес Вашият баща почина. Аз вече информирах лекаря.
  Искрени съболезнования / искрено съчувствие.
- Kann ich sonst noch etwas tun?
  Мога ли да направя още нещо?

Der Arzt wird in die Wohnung kommen, den Tod feststellen
und einen Totenschein ausstellen. Bis dahin belassen Sie im
Zimmer des Verstorbenen alles so, wie es war. Was Sie jedoch
machen können, ist, im Winter die Heizung abzustellen und ein
Fenster zu öffnen. Im Sommer, bei hohen Temperaturen, lassen
Sie das Fenster lieber geschlossen.
  Лекарят ще дойде в жилището, за да установи смъртта
  и да издаде смъртен акт. До тогава оставете в стаята на
  починалия всичко така, както е било. Какво още можете да
  направите е, (ако е зима) да спрете парното отопление и да
  отворите един прозорец. През лятото, при високи темпера-
  тури, по добре е да оставите прозореца затворен.

Wie Sie persönlich Abschied von Ihrem Betreuten nehmen,
bleibt Ihnen überlassen. Sie können mit Einverständnis der Fa-
milie des Betreuten bei der Beerdigung / Feuerbestattung dabei
sein, oder, wenn es Ihnen lieber ist, sich vorher verabschieden.
  Как Вие ще се сбогувате с починалия, е Ваше решение.
  Вие можете. ако семейството е съгласно, да присъствате
  на погребението / на поставянето на урната или, ако Вие
  предпочитате, си вземете сбогом преди това.

Aussprache – Разговор

© Springer-Verlag GmbH Deutschland, ein Teil von Springer Nature 2020
N. Konopinski-Klein, *Bulgarisch-Deutsch für die Pflege zu Hause,*
https://doi.org/10.1007/978-3-662-60948-4_12

In vielen Wörterbüchern gibt es die phonetischen Tafeln. Diese sollten die Aussprache und das Erlernen der entsprechenden Sprache erleichtern. Oft sind sie nur gut verständlich für Personen mit Erfahrung im Sprachenlernen, daher werden sie relativ selten benutzt.

В много речници има фонетични табели. Те трябва да улеснят произношението и изучаването на съответния език. Често те са разбираемите само за хора, които имат опит с изучаване не чужди езици и затова рядко се използват.

Ich werde versuchen, Ihnen die wichtigsten Ausspracheregeln anhand von Beispielen zu erklären [Lautschrift in eckigen Klammern]:

Ще се опитам, да Ви разясня правилата на произношението [В скобите произношението]:

Das Alphabet	Das Alphabet wird fast wie im Bulgarischen ausgesprochen. Wichtiger Unterschied ist bei w – z. B. man sagt nicht „bmwu", sondern „bmwe" und „z" (bulgarisch „set" und deutsch „zet"). *Немската азбука не е много по различна от кирилицата'по произношение* a, b, c, d, e, f, g, h, i, j, k, l, m, n, o, p, r, s, t, u, w: werden wie im Bulgarischen ausgesprochen. *а, б, ц, д, е, ф, г, х, и, к, л, м, н, о, п, р, с, т, у, в: се произнасят като в българския език.* [a, be, ce, de, e, ef, ge, ha, i, jot, ka, el, em, en, o, pe, er, es, te, u, we, iks, ypsylon, cet]
Doppelbuchstaben mm, nn, bb, nn, tt, ll, aa	Doppelbuchstaben werden wie ein Buchstabe ausgesprochen. Bei doppelten Konsonanten wird der Vokal davor kurz gesprochen. *Двойните съгласни се произнасят като една буква, само че късо, а двойните гласните дълго.* Marianne, bitte, beginnen, Aal [Mariane, bite, beginen, al] *Мариане, моля, започва, змиорка*
a	Wird wie bulgarisches „a" ausgesprochen; vor einem „h" länger. *„а" се произнася като в български, но пред „h"- дълго.* Mama, Frau, Gras, Sahne, mahlen – [mama, frau, gras, saane, maalen] *Мама, г-жа, трева, сметана, рисувам*
e	Wird wie bulgarisches „e" ausgesprochen. *„е" се произнася като в български* Emil, Nest, Rente – [Emil, nest, rente] *Емил, гнездо, пенсия*
eh	Langes „e" wie „ej". *Дълго „е" като „е"* Ehe, gehen, Reh – [eje, gejen, rej] *Брак, вървя, сърна*
ei / ai	Wie „aj" *Като „ай".* Meister, reisen, weisen, Waise – [majster, rajsen, wajsen, wajse] *Майстор, пътувам, посочвам, сирак*
eu	Wie „oj". *Като „ой".* Rheuma, vorbeugen, Leute – [rojma, vobojgen, lojte] *Ревматизъм, предотвратявам, хора*

ä	Wird wie bulgarisches „e" ausgesprochen.
	Изговаря се като българското „е".
	Bäcker, Wände, Bände – [beker, wende, bende]
	Пекар, стени, банди
c	Am Anfang der Fremdwörter vor Konsonanten und den Vokalen a, o, u wie bulgarisches „k" ausgesprochen, am Anfang der Fremdwörter vor den Vokalen i und e wie bulgarisches „c" ausgesprochen.
	В началото на чужди думи пред съгласни и гласните а, о, у, се произнася като бълг. „к", в началото на чужди думи като бълг. „ц" пред гласната „и".
	Clown, Creme, Computer, Cellophan – [klałn, krem, komputer, celofan]
	Клоун, крем, компютър, целофан
ch	Am Wortanfang regional unterschiedlich als „k", „cz", „ch" ausgesprochen, im Wort als „ch" wie im Bulgarischen.
	В началото на думата различно в отделните региони като „к", в думите„х"
	erbleichen, erbrechen, einbrechen – [erblajchen, erbrechen, ajnbrechen]
	избелване, разбивам, влиза с взлом
ck	Wird als „k" ausgesprochen.
	Изговаря се като „к"
	backen, decken, hacken, Sack – [baken, deken, haken, zak]
	пека, завивам, копая, сак
h	Am Wortanfang wie „h", nach einem Vokal verlängert sich dessen Aussprache.
	В началото на думата „х", в думата удължава предходната гласна
	Haus, Sahne, Sehne – [haus, saane, sejne]
	Къща, сметана, сухожилие, жила
ie	Wie „i".
	Като дълго „и"
	bieten, Wiese, Liebe – [biten, wise, libe]
	предлагам, поляна, любов
ö	Wird wie ein reines „y" ausgesprochen.
	Изговаря се като „ю".
	mögen, schwören, erlöschen – [mygen, szwyren, erlyszen]
	обичам, кълна се, угасва
ß, ss	Wie „s".
	Като „с"
	grüßen, Straße, essen – [grysen, sztrase, esen]
	поздравявам, улица, храня се, ям
s	Wird am Wortanfang und im Wort wie bulgarisches „z" ausgesprochen.
	В началото и между две гласни „з".
	Sahne, reisen, Rasen, Besen – [saane, rajzen, razen, beezen]
	Сметана, пътувам, морава, метла
sp	Am Anfang des Wortes wie „szp", im Wort bei zusammengesetzten Worten bzw. nach einer Vorsilbe als „szp" und in Worten, die als Wortstamm gelten (meist kurz) als „sp".
	В началото като „шп". Както и в средата, а в едносрични думи късо „шп".
	Sport, spielen, sprechen – [szport, szpilen, szprechen]
	Спорт, играя или свиря на инструмент, говоря
	Beispiel, Besprechung, Bergspitze – [bajszpil, beszprechung, bergszpice]
	Пример, обсъждане, планински връх
	Knospe, raspeln, Wespe – [knospe, raspeln, wespe]
	Пъпка на цвят, стърже, оса

st	Am Anfang des Wortes wie „szt", im Wort bei zusammengesetzten Worten bzw. nach einer Vorsilbe als „szt" und in Worten, die als Wortstamm gelten (meist kurz), als „st". *В началото като „щ" и в средата, а в едносрични думи като „ст"* Stau, stehen, Stein – [ształ, sztejen, sztajn] *Задръстване, стоя, камък* Bestellung, Raststätte, aufsteigen – [besztelung, rastsztete, aufsztajgen] *Поръчка, крайпътна закусвалня, изкачва* Rest, trist, Kleister – [rest, trist, klajster] *Остатък, ресто, печален, лепило*
sch	Als „sz". *Като „ш".* Schule, schreiben, schließen – [szule, szrajben, szlisen] *Училище, пиша, затварям*
tz	Wird wie „c" ausgesprochen. *Като „ц".* Witz, Trotz, Latz – [wic, troc, lac] *Виц, инат, лигавник*
tsch	Wie „cz". *Като „ч".* tschüss, Tratsch, matschig – [czys, tracz, maczig] *чао, довиждане, клюка, разкалян*
ü	Wird wie eine Mischung aus „y" und „i" ausgesprochen. *Като „ьо".* Mühe, müssen, Nüsse – [myje, mysen, nyse] *Старание, трябва, орехи*
z	Wie bulgarisches „c". *Като българско „ц".* Zweck, Zecke, Zeit, kurz – [cfek, ceke, cajt, kurc] *Цел, кърлеж, време, късо*

12

Nachfolgend ein paar Zungenbrecher. Versuchen Sie, die ganzen Sätze laut zu lesen. So oft wie möglich. Vergleichen Sie die Schreibweise mit der Aussprache. So werden Sie später keine Probleme beim Lesen haben. Die Betonung habe ich mit fett gedruckten Buchstaben markiert.

Следват няколко скоропоговорки. Опитайте се да ги четете на глас. Колкото е възможно по често. Сравнете написаното и произнасянето. Така по нататък няма да имате проблеми при четенето. Ударението пада на тъмните букви.

Zungenbrecher – *Скоропоговорки*

- Schöne Schülerinnen spielen am Start mit Spatzen.
  [szyjne szylerinen szpilen am sztart mit szpacen]
  Красиви ученички се надпреварват с врабчетата.
- Die Würzburger Bäcker weinen, weil wieder die Zeit zu kurz wurde.
  [die wyrcburger beker wajnen, wajl wider di cajt zu kurc wurde]

Пекарите от Вюрцбург плачат, защото пак времето не им стигна.

- Die Chemiemeister gehen oder reisen mit Schülern nach China.

  [die kemimajster gejen oder rajzen mit szylern nach kina]

  Майсторите по химия отиват или заминават с ученици за Китай.

- In München lehren die Lehrer ohne Mühe fließend zu schreiben.

  [in mynsien leeren die leerer ołne myje flisend zu szrajben]

  В Мюнхен учителите обучават без старание да пишат.

- Kleine Zecken springen schnell zwischen den kurzen Besenborsten.

  [klajne ceken szpringen sznel cwiszen den kurcen besenborsten]

  Малките кърлежи скачат бързо между късите коси на четките.

- Die in Europa gültige Währung ist der Euro.

  [die in ojropa gyltige weerung ist der ojro]

  В Европа валидната валута е евро.

Grammatik – Граматика

Inhaltsverzeichnis

13.1   Substantive – Съществителни имена – 224

13.2   Verben – Глаголи – 224

© Springer-Verlag GmbH Deutschland, ein Teil von Springer Nature 2020
N. Konopinski-Klein, *Bulgarisch-Deutsch für die Pflege zu Hause*,
https://doi.org/10.1007/978-3-662-60948-4_13

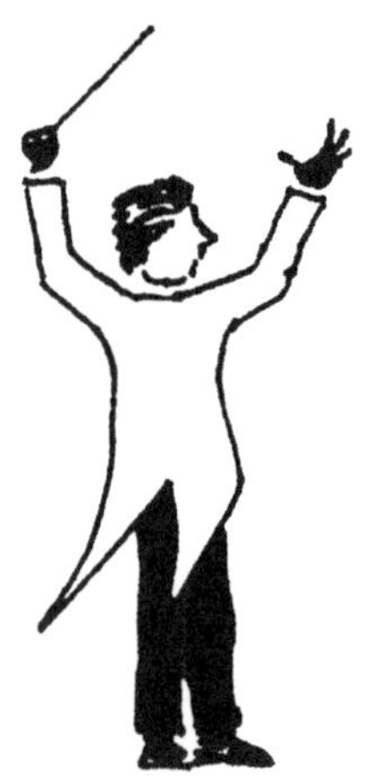

Wenn Sie Interesse an der deutschen Sprache entwickelt haben und Ihre Kenntnisse erweitern wollen, empfehle ich Ihnen, sich genauer mit der Grammatik auseinanderzusetzen und vor allem so viele Wörter wie möglich zu lernen. Am besten lernt man durch Gespräche und Lesen. Nachfolgend zwei Bereiche, die auf jeden Fall angesprochen werden müssen:

Ако някой има интерес към немския език и иска да усъвършенства знанията си, му препоръчвам да залегне на граматиката и преди всичко да учи колкото е възможно повече думи. Най добре се учи чрез разговори и четене. Следват два раздела, които на всяка цена трябва да се разгледат (◘ Abb. 13.1).

◘ **Abb. 13.1** Grammatik ist wie Musik – *Граматиката е като музика*

13.1 Substantive – Съществителни имена

Wahrscheinlich haben Sie sich schon beim Blättern in Zeitschriften oder Büchern gewundert, warum es so viele Wörter gibt, die mit großen Buchstaben beginnen. Die Wörter in der bulgarischen Sprache beginnen nur unter bestimmten Voraussetzungen, die ich hier nicht erwähnen muss, mit dem großen Buchstaben.

Вероятно сте били изненадани при прелистване на списания или книги, защо има толкова много думи, които започват с главна буква. Думите в българския език започват с главна буква само в отделни случаи, които аз сега няма да споменавам.

In deutschen Sätzen sind manche Wörter großgeschrieben, auch wenn sie nicht am Satzanfang stehen. Das sind Substantive, denn im Deutschen werden alle Substantive großgeschrieben. Das ist eine Erleichterung beim Lesen und Erkennen der Wörter.

В немския език някои думи се пишат с главна буква, въпреки че изречението не започва с тях. Това са съществителните имена, защото в немския всички те се пишат с главна буква. Това е едно улеснение при четенето и разпознаването на думите.

13.2 Verben – Глаголи

Die meisten Dialoge in diesem Buch sind in der Gegenwartsform geschrieben. Wenn Sie die **Vergangenheit** ansprechen möchten, stehen in der Umgangssprache zwei Zeiten zur Verfügung.

1. **Imperfekt** – wird meist bei Erzählungen über die Vergangenheit genutzt, z. B. in Büchern oder wenn jemand eine Geschichte erzählt.
2. **Perfekt** – wird meist in der täglichen Sprache benutzt. Zur Bildung verwendet man die Hilfsverben „sein" und „haben". Sie sollten als Erstes die Konjugation dieser zwei Verben auswendig lernen.

Wenn Sie über die **Zukunft** sprechen möchten, benutzen Sie einfach das Hilfsverb „werden" (Zukunftsform von „sein"). Oftmals reicht es auch, die Gegenwart zu benutzen, z. B. „morgen gehe ich zum Arzt".

Повечето диалози в този наръчник са написани в сегашно време. Ако искате да говорите за миналото, в разговорния език използвате две времена.

1. *Минало несвършено време – използва се най често при разкази за миналото, напр. в книгите, когато някой разказва някаква случка.*
2. *Минало свършено време – използва се най често в ежедневните разговори. За образуването му се използват спомагателните глаголи „съм" (sein) и „имам" (haben). Вие трябва най напред да научите как се спрягат тези глаголи наизуст.*

Ако искате да говорите за бъдещето, използвайте спомагателния глагол „ставам" (warden). Често се използва за бъдещето просто сегашно време, напр. „Утре отивам на лекар"

Es gibt Menschen, die aus Unkenntnis der richtigen Konjugation das Hilfsverb „tun" benutzen, z. B. „ich tue staubsaugen", „jetzt tust du essen". Das ist inkorrekt und unelegant. Auch wenn Sie das hören sollten, gewöhnen Sie sich diese Unart nicht an.

Има хора, които от незнание използват спрежението на глагола „tun". напр. „правя чистене с прахосмукачка", „сега правиш ядене". Това не е правилно и не звучи добре. Дори и да чуете това, не свиквайте да говорите грешно.

Ich versuche, Ihnen anhand von Beispielen die Grundregeln der Konjugation zu erklären. Die Verben „sein" und „haben" sind die Basiswörter. Diese Wörter werden auch in der Konjugation mitbenutzt. Es gibt (wie im Bulgarischen) eine regelmäßige Konjugation. Diese erkläre ich Ihnen. Und es gibt unregelmäßige Verben, einige oft benutzte habe ich unten aufgeführt. Sie werden mit der Zeit die Sprache immer besser beherrschen. Dann greifen Sie, wenn Sie möchten, bitte zu Fachbüchern über Grammatik.

Ще опитам, чрез примери да Ви обясня основните правила на спрежението. Глаголите „sein" и „haben" са основните глаголи. Тези глаголи се използват в образуването на глаголната форма. Има правилни глаголи. Ще ги обясня. А има и неправилни глаголи, някои от тях често употребявани са посочени по долу. С течение на времето ще овладявате езика все по добре. Тогава се заемете с учебниците по граматика.

Und noch eine Bemerkung: Was jetzt kommt, klingt im ersten Moment kompliziert und schwer. Ist es aber nicht. Versuchen Sie, die nachfolgenden Zusammenstellungen laut zu lesen, und Sie werden feststellen, es ist wie in der Musik. Es gibt einen Rhythmus, und manches wiederholt sich, wie der Refrain eines Liedes. Mit diesem Gedanken wird es Ihnen leichter fallen. Benutzen Sie Ihre Musikalität, finden Sie einen eigenen Takt, und wenn Sie in diesem Takt die Wörter wiederholen, merken Sie sich diese besser.

И още нещо: това, което следва сега, в първия момент ще Ви прозвучи много сложно, но не е. Опитайте се да четете следващите примери на глас, и ще установите, че е както в музиката. Има един ритъм и някои неща се повтарят, като рефрена на песента. С тези мисли ще Ви бъде по лесно. Използвайте своята музикалност, намерете свой такт, и ако повтаряте думите в този такт, ще ги запомните по добре.

So, jetzt geht es los: Die folgenden Tabellen geben eine Übersicht über die Konjugation der Verben „haben" und „sein". Dies sollten Sie spaltenweise lernen und immer die Person dazu sagen (ich, du …).

И така, сега се започва: Следващите табели Ви дават общ поглед за спрежението на глаголите „haben" и „sein". Учете ги както в таблицата и винаги казвайте личните местоимения(аз, ти …).

- **sein** – *съм (неправилен глагол)*

Gegenwart	**Vergangenheit**	**Zukunft**
	Минало	*Бъдеще*
ich bin *аз съм*	ich war *аз бях*	ich werde sein *аз ще бъда*
du bist *ти си*	du warst *ти беше*	du wirst sein *ти ще бъдеш*
er, sie, es ist *той, тя, то е*	er, sie, es war *той, тя, то беше*	er, sie, es wird sein *той, тя, то, беше*
wir sind *ние сме*	wir waren *ние бяхме*	wir werden sein *ние ще бъдем*
ihr seid *вие сте*	ihr wart *вие бяхте*	ihr werdet sein *вие ще бъдете*
sie sind *те са*	sie waren *те бяха*	sie werden sein *те ще бъдат*

■ **haben** – *имам*

Gegenwart	*Vergangenheit*	*Zukunft*
Настояще	*Минало*	*Бъдеще*
ich habe *имам*	ich hatte *имах*	ich werde haben *ще имам*
du hast *имаш*	du hattest *имаше*	du wirst haben *ще имаш*
er, sie, es hat *има*	er, sie, es hatte *имаше*	er, sie, es wird haben *ще има*
wir haben *имаме*	wir hatten *имаме*	wir werden haben *ще имаме*
ihr habt *имате*	ihr hattet *имате*	ihr werdet haben *ще имате*
sie haben *имат*	sie hatten *имат*	sie werden haben *ще имат*

■ **Regelmäßige Verben (ausgewählte Beispiele) –**
Правилни глаголи(избрани примери)
Beispiele für Gegenwart – *Примери за сегашно време:*

Grundform *инфинитив*	kochen, kaufen, machen, sagen *готвя, купувам, правя, казвам*
Stamm *Корен*	koch-, kauf-, mach-, sag-
ich **koch**e, ich **kauf**e, ich **mach**e, ich **sag**e	**ich +** Stamm mit Endung **-e**
Аз готвя, купувам, правя, казвам	*Аз корен окончание- е*
du **koch**st, du **kauf**st, du **mach**st, du **sag**st	**du +** Stamm mit Endung **-st**
er **koch**t, er **kauf**t, er **mach**t, er **sag**t	**er, sie, es +** Stamm mit Endung **-t**
wir **koch**en, wir **kauf**en, wir **mach**en, wir **sag**en	**wir +** Stamm mit Endung **-en**
ihr **koch**t, ihr **kauf**t, ihr **mach**t, ihr **sag**t	**ihr +** Stamm mit Endung **-t**
sie **koch**en, sie **kauf**en, sie **mach**en, sie **sag**en	**sie +** Stamm mit Endung **-en**

Bei den Beispielen habe ich nur die Konjugation in der ersten Person übersetzt. Weitere Formen sind erkennbar.

В примерите съм превела само първо лице ед. ч. Другите форми се разпознават лесно.

Vergangenheit für Erzählungen – *Минало време за разкази:*

ich **koch**te, ich **kauf**te, ich **mach**te, ich **sag**te	**ich** + Stamm mit Endung -**te**
Аз готвих, купувах, правих, казвах	*Аз корен с окончание -te*
du **koch**test, du **kauf**test, du **mach**test, du **sag**test	**du** + Stamm mit Endung -**test**
er **koch**te, er **kauf**te, er **mach**te, er **sag**te	**er, sie, es** + Stamm mit Endung -**e**
wir **koch**ten, wir **kauf**ten, wir **mach**ten, wir **sag**ten	**wir** + Stamm mit Endung -**en**
ihr **koch**tet, ihr **kauf**tet, ihr **mach**tet, ihr **sag**tet	**ihr** + Stamm mit Endung -**tet** (selten – *рядко*)
sie **koch**ten, sie **kauf**ten, sie **mach**ten, sie **sag**ten	**sie** + Stamm mit Endung -**ten**

Vergangenheit im Alltag – *минало време в ежедневието:*

ich habe ge**koch**t, ich habe ge**kauf**t, ich habe ge**mach**t	**ich** + **habe** + **ge**- Stamm -**t**
Аз съм готвил, купувал, правил	*Аз habe ge-корен -t*
du hast ge**koch**t, du hast ge**kauf**t, du hast ge**mach**t	**du** + **hast** + **ge**- Stamm -**t**
sie hat ge**koch**t, sie hat ge**kauf**t, sie hat ge**mach**t	**er, sie, es** + **hat** + **ge**- Stamm -**t**
wir haben ge**koch**t, wir haben ge**kauf**t, wir haben ge**mach**t	**wir** + **haben** + **ge**- Stamm -**t**
ihr habt ge**koch**t, ihr habt ge**kauf**t, ihr habt ge**mach**t	**ihr** + **habt** + **ge**- Stamm -**t**
sie haben ge**koch**t, sie haben ge**kauf**t, sie haben ge**mach**t	**sie** + **haben** + **ge**- Stamm -**t**

- **„bin" oder „haben" bei Bildung der Vergangenheit –**
  „съм" или „имам" при образуване на минало време

Es gibt einige Verben, bei denen die Vergangenheit nicht mit „haben", sondern mit „sein" gebildet wird. Diese Verben bereiten oft Unsicherheiten. Einige Wörter, die nur mit „sein" vorkommen, sind Verben der Bewegung oder bezeichnen einen Wechsel der Position oder Situation:

Има някои глаголи, при които не „имам", а „съм" е спомагателния глагол за образуване на миналото време. Тези глаголи често създават несигурност. Някои глаголи, които образуват само със „съм", са глаголи, които означават движение или промяна на състоянието.

abbiegen	ich bin abgebogen	*завивам*	*завил съм*
abfahren	ich bin abgefahren	*отпътувам*	*отпътувал съм*
abfliegen	ich bin abgeflogen	*отлита*	*отлетял е*
ankommen	ich bin angekommen	*пристигам*	*пристигнал съм*
aufstehen	ich bin aufgestanden	*ставам*	*станал съм*
aufwachen	ich bin aufgewacht	*събуждам се*	*събудил съм се*
aussteigen	ich bin ausgestiegen	*слизам*	*слязъл съм*
ausziehen	ich bin ausgezogen	*събличам се*	*събличал съм се*
bleiben	ich bin geblieben	*оставам*	*останал съм*
einschlafen	ich bin eingeschlafen	*заспивам*	*заспал съм*
einsteigen	ich bin eingestiegen	*качвам се*	*качил съм се*
explodieren	ich bin explodiert	*експлодирам*	*експлодирал съм*
fahren	ich bin gefahren	*пътувам*	*пътувал съм*
fallen	ich bin gefallen	*падам*	*паднал съм*
fliegen	ich bin geflogen	*летя*	*летял съм*
fliehen	ich bin geflohen	*бягам*	*бягал съм*
gehen	ich bin gegangen	*вървя*	*вървял съм*
kommen	ich bin gekommen	*идвам*	*идвал съм*
laufen	ich bin gelaufen	*тичам*	*тичал съм*
mitkommen	ich bin mitgekommen	*идвам с*	*идвал съм с*
rennen	ich bin gerannt	*тичам*	*тичал съм*
schleichen	ich bin geschlichen	*промъквам се*	*промъкнал съм се*
schwellen	die Hand ist geschwollen	*подувам се*	*ръката се е подула*
schwimmen	ich bin geschwommen	*плувам*	*плувал съм*
springen	ich bin gesprungen	*скачам*	*скачал съм*
steigen	die Temperatur ist gestiegen	*качвам / се*	*температурата се е качила.*
sterben	sie ist gestorben	*умирам*	*тя е умряла*
umziehen	ich bin umgezogen	*пренасям се*	*пренесъл съм се*
wachsen	ich bin gewachsen	*порствам*	*растял съм*
wandern	ich bin gewandert	*странствам*	*странствал*
werden	ich bin geworden	*ставам / професия*	*станал съм*
verschwinden	ich bin verschwunden	*изчезвам*	*изчезнал*

■ **Aktiv und Passiv – *Действителен и страдателен залог***
Die Unterscheidung, ob man die Vergangenheit mit Hilfs-
verb „sein" oder „haben" bildet, kann man mit ausführlicher
grammatikalischer Erklärung begründen. Für interessierte

Personen stehen Grammatikbücher zur Verfügung. An dieser Stelle aber biete ich noch eine kleine Hilfe an, die die Unterscheidung erleichtert: die aktive oder passive Form der Verben. Die Unterscheidung zwischen Aktiv und Passiv gibt es für alle Zeitformen, in der Vergangenheitsform hat sie aber einen zusätzlichen, praktischen Nutzen, wenn man unsicher ist, ob man die Vergangenheit mit sein oder haben bildet. Wenn man unsicher ist, welche Form richtig ist, kann man gedanklich die Frage beantworten: Habe ich etwas gemacht oder ist mit mir etwas gemacht worden? War ich aktiv oder passiv? Passivsätze werden immer mit „sein + worden" gebildet (Beispiel: ich bin gerufen worden), Aktivsätze je nach Art des Verbs mit „haben" oder „sein" (Beispiel: ich habe gerufen, ich bin gekommen).

Има подробни обяснения затова, кога да се използва „sein" и кога „haben", това можете да прочетете в учебник по граматика. Тук обаче аз Ви предлагам още един съвет: действителен и страдателен залог на глаголите. Разлика между действителен и страдателен залог има във всички времена, но в минало време има едно допълнително улеснени, когато не сме сигурни как да направим миналото време със „sein" или с „haben" Отговорете си мислено на въпроса: Направила ли съм нещо или с мен направиха нещо? Аз ли съм извършителят или друг? Изреченията в страдателен залог се образуват винаги със „sein- worden". (пример: аз съм била извикана), действителен залог (пример: аз съм извикала, аз съм дошла).

Beispiele der häufigsten Fehlerquellen:

Примери с най често срещаните грешки:

Ich **habe** – etwas gemacht „was?" – aktiv	Ich **bin** – etwas ist gemacht worden „wie?" – passiv
Аз съм направил нещо какво?- действителен	*Нещо е направено как?-страдателен*
Ich habe gekocht (Was habe ich getan?)	Ich bin gekocht worden (Wie bin ich? Kann ich das überhaupt sein?)
Аз съм готвила. (какво съм направила?)	*Аз съм сготвена (как съм аз? Може ли въобще това да е вярно?)*
Ich habe gegessen (ich habe etwas getan)	Ich bin gegessen worden (möglich, aber?)
Аз съм яла (аз съм направила нещо)	*Аз съм била изядена (възможно ли е?)*
Ich habe geliebt (ich habe etwas getan)	Ich bin geliebt worden (jemand liebte mich)
Аз съм обичал (Правил съм нещо)	*Била съм обичана (някой ме е обичал)*

Ich habe gesehen, wie das passierte (ich war aktiv)	Ich bin gesehen worden (ich wurde gesehen)
Аз съм видял, как се случи	*Аз съм била видяна*
Ich habe ihn geschlagen (ich war aktiv)	Ich bin geschlagen worden (man hat mich geschlagen)
Аз съм го била (актив)	*Била съм бита (някой ме е бил)*
Ich habe dich erschreckt (ich war aktiv)	Ich bin erschreckt worden (man hat mich erschreckt)
Аз съм те уплашил (аз съм)	*Аз съм била изплашена (от някого)*
Ich habe ein Kind geboren (ich war aktiv)	Ich bin geboren worden (man hat mich geboren)
Аз съм родила дете (Аз съм)	

■ **Zukunft –** *Бъдеще време*

ich werde **koch**en, ich werde **kauf**en, ich werde **mach**en	**ich + werde +** Stamm **-en**
Аз ще готвя, аз ще купувам, аз ще правя	*Аз- верден-корен -ен*
du wirst **koch**en, du wirst **kauf**en, du wirst **mach**en	**du + wirst +** Stamm **-en**
er, sie, es wird **koch**en, wird **kauf**en, wird **mach**en	**er, sie, es + wird +** Stamm **-en**
wir werden **koch**en, wir werden **kauf**en, wir werden **mach**en	**wir+ werden +** Stamm **-en**
ihr werdet **koch**en, ihr werdet **kauf**en, ihr werdet **mach**en	**ihr + werdet +** Stamm **-en**
sie werden **koch**en, sie werden **kauf**en, sie werden **mach**en	**sie + werden +** Stamm **-en**

■ **Unregelmäßige Verben –** *Неправилни глаголи*

Und zum Schluss die Ausnahmen, also einige unregelmäßige und gemischte Verben:

И на края изключенията, някои неправилни и смесени глаголи:

Infinitiv	Präteritum	Perfekt	Übersetzung
backen	backte	hat gebacken	*пека*
beginnen	begann	hat begonnen	*започвам*
bleiben	blieb	ist geblieben	*оставам*
brechen	brach	ist gebrochen	*чупя*

Infinitiv	Präteritum	Perfekt	Übersetzung
denken	dachte	hat gedacht	*мисля*
erschrecken	erschrak	ist erschrocken	*уплашвам*
essen	aß	hat gegessen	*ям, храня се*
fahren	fuhr	ist gefahren	*пътувам*
fallen	fiel	ist gefallen	*падам*
finden	fand	hat gefunden	*намирам*
frieren	fror	hat gefroren	*мръзна*
gehen	ging	ist gegangen	*вървя*
geben	gab	hat gegeben	*давам*
gelingen	gelang	ist gelungen	*удава ми се*
geschehen	geschah	ist geschehen	*случва се*
gewinnen	gewann	hat gewonnen	*печеля*
haben	hatte	hat gehabt	*имам*
halten	hielt	hat gehalten	*държа*
hängen	hing	ist gehangen	*виси*
helfen	half	hat geholfen	*помагам*
kennen	kannte	hat gekannt	*познавам*
können	konnte	hat gekonnt	*мога, умея*
kommen	kam	ist gekommen	*идвам*
laufen	lief	ist gelaufen	*тичам*
leiden	litt	hat gelitten	*страдам*
liegen	lag	ist / hat gelegen	*лежа*
lügen	log	hat gelogen	*лъжа*
mögen	mochte	hat gemocht	*обичам*
müssen	musste	hat gemusst	*трябва*
nehmen	nahm	hat genommen	*вземам*
reiben	rieb	hat gerieben	*търкам*
reißen	riss	ist gerissen	*разкъсвам*
rennen	rannte	ist gerannt	*тичам*
riechen	roch	hat gerochen	*мирише*
rufen	rief	hat gerufen	*викам*
schlafen	schlief	hat geschlafen	*спя*
schlagen	schlug	hat geschlagen	*бия / удрям*
schneiden	schnitt	hat geschnitten	*режа*
schreiben	schrieb	hat geschrieben	*пиша*

13

Infinitiv	Präteritum	Perfekt	Übersetzung
schweigen	schwieg	hat geschwiegen	*мълча*
sehen	sah	hat gesehen	*гледам*
singen	sang	hat gesungen	*пея*
sitzen	saß	ist / hat gesessen	*седя*
sprechen	sprach	hat gesprochen	*говоря*
stechen	stach	hat gestochen	*боде*
stehen	stand	ist / hat gestanden	*стоя*
sterben	starb	ist gestorben	*умира*
stinken	stank	hat gestunken	*смърди*
streiten	stritt	hat gestritten	*спори*
tragen	trug	hat getragen	*нося*
treffen	traf	hat getroffen	*срещам*
trinken	trank	hat getrunken	*пия*
tun	tat	hat getan	*правя*
vergessen	vergaß	hat vergessen	*забравям*
verlieren	verlor	hat verloren	*губя*
waschen	wusch	hat gewaschen	*мия, пера*
werfen	warf	hat geworfen	*хвърлям*
wiegen	wog	hat gewogen	*тежи, меря*
wissen	wusste	hat gewusst	*зная*
wollen	wollte	hat gewollt	*искам*
ziehen	zog	hat gezogen	*тегля, дърпам*
zwingen	zwang	hat gezwungen	*принуждавам*

Wichtige Hinweise zur Organisation der Pflegebeschäftigung – Важни съвети за организацията при обгрижването и заниманията

Inhaltsverzeichnis

14.1   Vorteile der Vermittlung durch eine Arbeitsagentur – Предимства, да работите с посредническа фирма – 236

14.2   Informationen für die Pflegerin – Информация за болногледачката – 237

14.3   Informationen für die Familie der zu pflegenden Person – Информация за семейството на обгрижваното лице – 238

© Springer-Verlag GmbH Deutschland, ein Teil von Springer Nature 2020
N. Konopinski-Klein, *Bulgarisch-Deutsch für die Pflege zu Hause*,
https://doi.org/10.1007/978-3-662-60948-4_14

14.1 Vorteile der Vermittlung durch eine Arbeitsagentur – Предимства, да работите с посредническа фирма

Sowohl bei der Suche nach einer Pflegerin als auch bei der Überlegung, sich als Pflegerin nach Deutschland zu bewerben, empfehle ich die Zusammenarbeit mit einer Vermittlungsagentur.

Както при търсенето на болногледачка, така и при обмислянето да замина за Германия като болногледачка, Ви препоръчвам съвместна работа с посредническа фирма.

Die Kosten für eine Pflegerin und der Verdienst als Pflegerin sind abhängig von ihren Sprachkenntnissen. Je besser eine Pflegerin Deutsch spricht, desto teurer ist sie. Die Pflegebedürftigkeit eines Familienangehörigen ist oft eine hohe finanzielle Belastung, allerdings entscheidet manchmal ein Unterschied von 200 Euro über eine gute Zusammenarbeit und die Sicherheit der zu pflegenden Person. Gerade in Notfallsituationen ist es wichtig, dass die Pflegerin sich gut verständigen kann, um sofort eventuell nötige Hilfe zu holen bzw. die entsprechenden Personen zu benachrichtigen. Auch Gespräche mit dem Betreuten sind für dessen Wohlbefinden nicht zu unterschätzen und verlangsamen beispielsweise die Entwicklung von Demenz. Bei Betreuten, die zwar körperlich behindert, aber geistig fit sind, ist die Pflegerin zugleich ein Gesprächspartner.

Разходите за болногледачка, както и заплатата и зависи от нейните езикови познания. Колкото по добре говори немски болногледачката, толкова по скъпо струва. Гледането на болен член от семейството е голямо финансово натоварване, но разликата от 200 евро понякога не си струва да се спести, защото това гарантира по добра взаимна работа и сигурност за болния. Именно при спешен случай е особено важно да може болногледачката добре да разбира и говори езика, за да може веднага да извика спешна помощ, или да извести близките. Също така и разговорите с болния не са за подценяване и забавят напр. развитието на деменцията. При пациенти, които имат физиологично заболяване, но са със запазен разсъдък, болногледачката е също така партньор за разговори.

Oft, gerade aus Kostengründen, entsteht die Überlegung, jemanden selbst schwarz einzustellen. Davon ist abzuraten. Abgesehen von der eindeutigen Rechtslage (Schwarzarbeit ist verboten und wird strafrechtlich verfolgt) ist es eine sehr kurzfristige Ersparnis. Schwarzarbeitende Personen sind weder unfall-, haftpflicht-, renten- noch krankenversichert. Eine Urlaubsversicherung (oft im Heimatland abgeschlossen) reicht nicht aus. Eine schwarzarbeitende Pflegerin schadet sich selbst und setzt sich der Gefahr einer willkürlichen Behandlung aus. Man hört oft von solchen Beispielen: Eine Pflegerin brach sich das Bein und wurde ohne Versorgung in den Bus gesetzt, um Krankenhauskosten zu sparen; eine Pflegerin durfte nur selten und nur abends das Haus verlassen, um Nachbarn nicht auf sich aufmerksam zu machen; eine Pflegerin durfte nur einmal pro Woche duschen, um Wasser zu sparen usw. Solche und ähnliche Beispiele sind keine Ammenmärchen und lassen sich durch die Betreuung einer Pflegeagentur verhindern.

Често, именно от финансови съображения, хората се замислят да вземат болногледачка „на черно" (нелегално). Искам да Ви предпазя от тази стъпка. Не само правната страна на този въпрос е важна (работата на черно е забранена и се преследва от закона), но и това би било само краткосрочно пестене. Работещите на черно не са застраховани по никакъв начин. Здравната застраховката, която тези жени сключват в родината си, не е достатъчна. Работещата на черно болногледачка си вреди сама на себе си и се излага на опасност – да се държат безпардонно с нея. Често чуваме за такива примери: една болногледачка си счупила крака и без да бъде прегледана, я качили на автобуса за родината, за да спестят разходите за болница, на друга и разрешавали да излиза рядко и то само вечер, за да не я видят съседите, трета можело да взима душ само веднъж в седмицата, за да пести вода и т.н. Тези и подобни примери не са празни приказки, и ако сте с посредническа фирма, тя ще предотврати такива неща.

14.2 Informationen für die Pflegerin – Информация за болногледачката

Информация за болногледачката

Wenn Sie mit einer Agentur in Bulgarien arbeiten, schließen Sie mit dieser einen Arbeitsvertrag ab und werden in das von Ihnen gewünschte Land „entsendet" (delegiert). Die Entsendung beinhaltet eine Sozialversicherung (ZUS). Sie bekommen das A1-Formular, welches bescheinigt, dass Ihr Arbeitgeber / Auftraggeber im Gastland von der Sozialversicherungspflicht befreit ist.

Ако работите с фирма в България, сключвате с нея трудов договор, и ще бъдете командирована в желаната от Вас страна. Командировката се обуславя от платена социална застраховка. Вие получавате формуляр А1. Който удостоверява, че Вашия работодател е освободен от задължителната социална осигуровка в приемащата страна.

Leider gibt es auch in diesem Sektor einige „schwarze Schafe": Firmen, die Mitarbeiter einstellen und z. B. sich selbst überlassen, kein Gehalt zahlen, keine geeigneten Rahmenbedingungen bieten (Wohnraum, Arbeitszeiten, Bezahlung) und mit Druck und Einschüchterung arbeiten.

За съжаление и в този сектор има някои „черни овци" / Фирми, които назначават работници и напр. ги оставят сами да се оправят, не плащат заплата, не им подсигуряват жилища, нямат добри условия (място за живеене, работно време, заплащане), и работят под принуда и със сплашване.

Информация за семейството на обгрижваното лице

14.3 Informationen für die Familie der zu pflegenden Person – Информация за семейството на обгрижваното лице

Es besteht eine Möglichkeit, selbst als Arbeitgeber zu fungieren. Hierzu können Sie sich mit der Bundesagentur für Arbeit – Zentrale Arbeits- und Fachvermittlung in Magdeburg – in Verbindung setzen. Mit Hilfe dieser Agentur können Sie eine Haushaltshilfe oder eine Fachpflegerin einstellen, die aus einem EU-Land kommt. Die Adresse der Agentur steht im ▶ Kap. 15 (Wichtige Adressen). Dort finden Sie die Kontaktdaten und Sie können sich direkt bei der Bundesagentur für Arbeit über die Bedingungen informieren.

Съществува възможност, самите Вие да бъдете работодател. Затова трябва да се свържете с федералната агенция за работа и професионално посредничество в Магдебург. С помощта на тази агенция можете да назначите някой, който идва от страна членка на ЕС, като домашна помощница или професионална болногледачка. Адресът на агенцията можете да намерите в глава 15 (важни адреси). Там можете да намерите данните за контакт и можете да се информирате директно от федералната агенция за работа и за условията.

Gängiger ist die Zusammenarbeit mit einer Vermittlungsagentur.

По добре е да работите заедно с посредническа фирма.

Bei der Suche nach einer geeigneten Agentur im Internet werden Sie auf eine Fülle von Adressen und Firmen stoßen, die Sie gerne unter Vertrag nehmen würden. Die Entscheidung für eine bestimmte Agentur ist schwer. Die Größe der Firma sollte nicht unbedingt entscheidend sein, denn auch bei sehr großen Firmen kann es passieren, dass zwar im Internet eine gute Betreuung angeboten wird, dass man aber beim Anruf unter der Nummer einer angebotenen Kontaktperson immer in der Zentrale landet und pauschal abgefertigt wird.

При търсенето на подходяща фирма в интернет ще се сблъскате с много адреси и фирми, които с удоволствие ще сключат договор с Вас. Изборът на определена агенция е труден. Не е необходимо големината на фирмата да е решаващ в избора Ви, защото при много големите фирми може да случи, че Ви обещават добро гледане на болния, но при обаждане по телефона на посочения номер, да попаднете на някого и той да не Ви обърне необходимото внимание.

Achten Sie bei der Auswahl der Pflegevermittlungsagentur auf die Art, wie man mit Ihnen umgeht. Werden Sie respektvoll und als Individuum behandelt? Wenn ja, dann sind Sie in guten Händen.

Wenn Sie sich für eine bestimmte Vermittlungsagentur entschieden haben, steht Ihnen für die Zeit der Betreuung ein Vermittler vor Ort zur Verfügung. Diese Person fungiert als Kontaktperson und Koordinator zwischen der Familie und der Betreuerin. Sie empfängt die Betreuerin an der Ankunftsstelle in Deutschland, bringt Sie zum Betreuten, kümmert sich um die Organisation der Betreuung und steht im Falle einer Erkrankung, bei benötigter Vertretung, bei Kommunikationsschwierigkeiten und bei allen anderen organisatorischen Fragen und Belangen zur Verfügung.

Обърнете внимание при избора на посредническа фирма на начина, по който се отнасят с Вас. С уважение към отделния, Вашия случай? Ако това е така, значи сте на правилното място.

Когато вече сте избрали определена фирма, за времето на договора, Вие имате на разположение посредник близо до Вас. Този посредник е координатор между семейството и болногледачката. Той посреща жената при пристигането и в Германия, завежда я до семейството, грижи се за организацията на обгрижването и е на разположение в случай на заболяване, при необходимост от смяна, при затруднения в комуникацията и при всички възможни организационни и други въпроси.

Um sowohl der künftigen Betreuerin als auch der Familie der zu betreuenden Person die Auswahl einer richtigen Agentur zu erleichtern, habe ich nachfolgend eine Checkliste erstellt.

За да улесня както бъдещата болногледачка, така и обгрижваното лице при избора на подходяща посредническа фирма, съм съставила следната анкетна форма.

- **Checkliste für die Wahl einer Vermittlungsagentur –**
  Анкета за избор на посредническа фирма
- Spricht Sie die Internetseite / die Anzeige der Firma an (informativ, ausführlich, freundlich)?
  Харесва ли Ви интернет страницата / обявата на фирмата / – достатъчна, подробна информация, благосклонна?
- Haben Sie bereits von der Agentur gehört (Freunde, Bekannte, Presse, Internet)?
  Чули ли сте вече за тази фирма (приятели, познати, преса, интернет)?

- Sind die Mitarbeiter schnell telefonisch erreichbar oder müssen Sie auf die Verbindung mit einer kompetenten Person lange in der Warteschleife warten?

  Можете ли да се свързвате със служителите на фирмата или трябва дълго да чакате на телефона, докато Ви се обади компетентен служител?

- Ist die Kontaktperson freundlich und beantwortet sie alle Ihre Fragen? Nimmt sie sich ausreichend Zeit für Sie?

  Любезен ли е служителят, с когото имате контакт и отговаря ли на всички Ваши въпроси? Отделя ли той достатъчно от времето си за Вас?

- Gibt es eine Vertretung in Notsituationen? Wie lange dauert es, bis eine Ersatzperson eintritt?

  Има ли заместник за спешни ситуации? Какъв е срокът, докато постъпи заместникът?

Tipps für die Pflegefamilie in Deutschland – *Съвети към семействата в Германия.*

- Mit welcher Agentur in Bulgarien wird gearbeitet? Ist diese Agentur seriös?

  С коя фирма се работи в България? Сериозна ли е тази фирма?

- Wie viel können Sie bezahlen?

  Колко можете да плащате?

- Wie wichtig sind für Sie die Sprachkenntnisse der Pflegerin?

  Колко важни за Вас са езиковите познания на болногледачката?

- Was passiert, wenn die Pflegerin verhindert, krank oder im Urlaub ist?

  Какво се случва, ако болногледачката е възпрепятствана, болна или е в отпуск?

- Wie werden Probleme mit der Pflegerin gehandhabt?

  Как ще се разрешават проблемите с болногледачката?

- Wie sind die Arbeitszeiten geregelt?

  Как е уредено работното време?

- Wie wird die Rechnung gestellt? Sind Sozialabgaben und Fahrtkosten enthalten?

  Как се формира цената? Влизат ли в нея и социалните разходи и пътните?

- Welche Wohnräumlichkeiten stehen der Pflegerin zur Verfügung?

  С какви помещения за живеене разполага болногледачката?

Tipps für die Pflegerin in Bulgarien – *Съвети за болногледачката в България*

- Welcher Vermittler in Deutschland ist für Sie zuständig? Wer sind die Kontaktpersonen?

  Кой посредник е отговорен за Вас в Германия?

- Steht der Koordinator in Deutschland durchgehend für Sie zur Verfügung?

  Координаторът в Германия на разположение ли Ви е?

- Möchten Sie in einer bestimmten Region in Deutschland arbeiten?

  Желаете ли да работите в определен регион на Германия?

- Ist der Vertrag für Sie verständlich, klar und beinhaltet eine Fahrtkostenregelung?

  Разбираем и ясен ли е за Вас договора Ви и съдържа ли яснота по въпроса за пътните разноски?

- Wann und wie wird Ihr Gehalt bezahlt?

  Кога и как ще Ви се изплаща заплатата.

- Wie oft werden Sie mit der Kontaktperson in Deutschland in Verbindung treten? In welchen Situationen können Sie mit Unterstützung rechnen?

  Колко често ще имате връзка с координатора в Германия? В какви ситуации можете да разчитате на подкрепа?

- Welche Abschläge im Lohn sind zu erwarten? (Fahrtkosten, Verbrauchskosten)

  Какви удръжки може да очаквате в заплатата си? (пътни разноски и такива за издръжка)?

- Ist die Firma im Handelsregister eingetragen?

  Регистрирана ли е фирмата в Търговския регистър?

- Wie ist der Transport organisiert?

  Как е организиран транспортът?

Wichtige Adressen – Важни адреси

Inhaltsverzeichnis

15.1 Ämter und Verbände – Служби и съюзи – 244

15.2 Pflegeagenturen / Vermittlungsagenturen – Фирми за гледане на болни и възрастни и посреднически фирми – 245

15.3 Interessante Internetforen – Интересни интернет страници – 246

15.4 Dieses Buch ist erhältlich – С този наръчник можете да се сдобиете – 246

© Springer-Verlag GmbH Deutschland, ein Teil von Springer Nature 2020
N. Konopinski-Klein, *Bulgarisch-Deutsch für die Pflege zu Hause*,
https://doi.org/10.1007/978-3-662-60948-4_15

15.1 Ämter und Verbände – Служби и съюзи

- **Bundesministerium für Arbeit und Soziales (BMAS)**
  Министерство на труда и социалните грижи
  Wilhelmstraße 49
  10117 Berlin
  Telefon: 030-18527-0
- **Bundesministerium für Gesundheit (BMG)**
  Министерство на здравето
  Rochusstraße 1
  53123 Bonn
  Friedrichstraße 108
  10117 Berlin
  Telefon: 030-18441-0
  E-Mail: info@bmg.bund.de
  ▶ http://www.bundesgesundheitsministerium.de
  Aktuelle Ratgeber für Pflegeleistungen und weiterführende Informationen zu Neuregelungen im Bereich des Pflegeversicherungsrechts.
  Актуални съвети за услуги, свързани с обгрижването на хора, и друга информация за новите правила в областта на правото за застраховка за гледане.
- **Bundesministerium für Familie, Senioren, Frauen und Jugend (BMFSFJ)**
  Министерство на семейството, възрастните хора, жените и младежта.
  Glinkastraße 24
  10117 Berlin
  Telefon: 030-20179130
  E-Mail: poststelle@bmfsfj.bund.de
  ▶ http://www.bmfsfj.de
- **Bundesverband der Betreuungskräfte (BDBK e. V.)**
  федерален съюз на социалните грижи
  Luisenstraße 41
  10117 Berlin
  Telefon: 030 3087858833
  E-Mail: info@bdbk.eu
  ▶ http://www.bdbk.eu
  Größte berufsständische Vertretung der Interessen selbständiger Betreuungskräfte.
  Най големият застъпник на интересите на частните болногледачи.
- **Pflegeberatung**
  Съвет за гледане на болни хора
  ▶ http://www.pflegeberatung.de
  Eine Eine Initiative der Privaten Krankenversicherung. Ermöglicht die Suche nach Pflegeberatungsstellen und Pflegeeinrichtungen in Wohnortnähe.

15

Една инициатива на частните здравни застраховки. Осъществява по лесното намиране на места за помощ и съвет, както и на заведения за гледане на болни хора в близост до Вас.

- **Verband für häusliche Betreuung und Pflege (VHBP e. V.)**
Съюз за гледане на болни в домашни условия.
Friedrichstraße 191
10117 Berlin
Telefon: 030-20659427
E-Mail: info@vhbp.de
► http://www.vhbp.de
Sehr wichtige und informative Internetseite. Ziel des VHBP e.V ist die Erarbeitung von Qualitätsstandards für die häusliche Betreuung und Pflege, die von den Mitgliedern eingehalten werden und im Laufe der Zeit branchenweit Ausstrahlungswirkung entfalten sollen.
Много важна интернет страница. Целта на този Съюз е качеството на грижата в домашни условия, което се спазва от всички членове и с течение на времето има въз-действие върху целия бранш.

- **Zentrale Arbeitsvermittlung**
Централно посредничество за работа
ZAV – IPS Magdeburg
Kennwort Haushaltshilfen
Hohe Pfortestraße 37
39104 Magdeburg
E-Mail: zav-ips-sachsen-anhalt-thueringen@arbeitsagen-tur.de

15.2 Pflegeagenturen / Vermittlungsagenturen – Фирми за гледане на болни и възрастни и посреднически фирми

Фирми за гледане на болни и възрастни и посреднически фирми

Diese Firmen habe ich persönlich kontaktiert und mich mit verantwortlichen Personen über die Firmenphilosophie unterhalten. Daher kann ich sie gerne empfehlen.

С тези фирми аз имах личен контакт и разговарях с отговорни лица за фирмената им философия. Затова горещо ги препоръчвам.

Kontaktdaten *Данни за контакт*	Kommentar *Коментари*
MEDATIO EOOD E-mail: info@medatio.eu Ansprechpartner: Maria Gube Snejana Mitowa ▶ http://www.medatio.eu *МЕДАЦИО ЕООД* E-mail: info@medatio.eu	Bulgarische Firma, die seit 5 Jahren gut bezahlte, sichere Arbeitsstellen bietet und noch einen kostenlosen Deutschkurs für Pflegedienstkräfte in Deutschland (mit Zertifikat A1). Die Arbeitskräfte sind hauptsächlich in Mittelfranken tätig. „Medatio" verfügt über gut ausgebildete Mitarbeiter und arbeitet zusammen mit Vermittlungsagentur Anima in Deutschland. *Българска фирма, която работи от 5 години и предлага добре платена, сигурна, легална работа. Предлага безплатен курс по немски за своите кандидати, които заминават за Германия като домашни помощнички и лични асистенти със сертификат A1.* *Разполага с добре подготвени служители, отзивчиви, любезни – винаги на разположение .Предлага места за работа предимно в Средна Франкония. Работи в Германия с посредническа агентура „АНИМА".*
Vermittlungsagentur ANIMA http://www.VA-Anima.de E-Mail : info@va-anima.de Ansprechpartner: Kathrin Mueller	Vermittelt vor allem in Mittelfranken, hat freundliche Mittarbeiter vor Ort, die immer zur Verfügung stehen. *Работи предимно в Средна Франкония, разполага с координатори, които винаги са близо до Вас.*

15.3 Interessante Internetforen – Интересни интернет страници

- ▶ http://www.medatio.eu
- ▶ http://www.VA-Anima.de

15.4 Dieses Buch ist erhältlich – С този наръчник можете да се сдобиете

- In Deutschland: in jeder Buchhandlung
  Във всяка книжарница на Германия
- Im Internet: Springer-Verlag, unter ▶ https://www.springer.com/gp/book/9783662609477
  В интернет: Springer-Verlag ▶ https://www.springer.com/gp/book/9783662609477

Serviceteil

Stichwortverzeichnis – 248

индекс – 257

Stichwortverzeichnis

A

abbiegen – *завивам*   229
Abendessen – *вечеря*   154
abfahren – *отпътувам*   229
abfliegen – *отлита*   229
Abreise – *отпътуване*   210
Absatz – *токче*   153
Abscheu – *отвращение*   63
Abstauben / Staub wischen – *бърсане на прах*   134
Adresse – *адрес*   12
Aggression – *агресия*   63, 101
akut – *остри*   81
Allergie – *алергия*   82
Alter – *възраст*   12
alt – *стар*   48, 53
Ananas – *ананас*   169
angenehm – *приятен*   48, 53
angespannt – *напрегнат*   53
Angst – *страх*   63, 189
ankommen – *пристигам*   229
Anorak / Jacke – *анурак / яке*   151
Anzug – *костюм*   150
Apfel / Äpfel – *ябълка / ябълки*   169
Apfelmus – *ябълков пай / пюре*   163
Apfelsaft – *сок от ябълки*   172
Apfeltee – *чай от ябълки*   172
April – *април*   39
Ärger – *яд*   63
arm – *беден, горък*   48
Arroganz – *арогантност*   63
Atheismus – *атеизъм*   31
attraktiv – *атрактивен*   53
auf / darauf – *на / върху*   65
aufstehen – *ставам*   229
Aufstehen – *ставане*   201
aufwachen – *събуждам се*   229
Auf Wiedersehen – *до виждане*   10
Aufzug – *асансьор*   120
Augenbrauen – *вежди*   145
Augentropfen – *капки за очи*   145
August – *август*   39
aussteigen – *слизам*   229
ausziehen – *събличам се*   229
Auto / der Wagen – *лека кола / кола*   176
Autorennen – *автомобилно състезание / рали*   19

B

backen – *пека*   231
Badekappe – *шапка за къпане*   129
Bademantel – *хавлия / халат*   152
Bademittel – *атрибути за баня*   129
Badeöl – *олио за баня*   129
Badewanne – *вана*   129
Badezimmer – *баня*   133
Baguette – *багета*   158
Balkon – *балкон*   120
Banane – *банан*   169
Basteln – *майсторлък*   18
Befinden – *самочувствие*   78
beginnen – *започвам*   231
beige – *бежов / а / о*   48
beißen – *хапя*   102
beliebt – *обичан*   53
bequem – *удобен*   48
berechnend – *пресметлив*   53
Besen – *метла*   126
Bettlaken – *долен чаршав*   139
Bettwäsche – *спално бельо*   139
Bidet – *биде*   130
Bier – *бира*   172
Birne – *круша*   169
bis bald – *... скоро*   10
bis morgen – *до утре*   10
bis nächste Woche – *... следващата седмица*   10
bis übermorgen – *... други ден*   10
bis zum nächsten Mal – *до следващия път*   10
bitter – *горчиво*   155
Blaukraut – *синьо зеле*   169
bleiben – *оставам*   229, 231
Blumenkohl – *цветно зеле / карфиол*   169
Blumen pflegen / Blumen gießen – *отглеждане на цветя / поливане*   181
Bluse – *блуза*   150
Blutdruckmessung – *измерване на кръвно налягане*   203
Boden wischen – *миене на пода*   134
Bohneneintopf – *яхния от зрял фасул / боб*   161
Bohne – *зрял фасул / боб*   169
Bonbon – *бонбон*   170
bösartig – *злобен / сръдлив*   53
Bouillon – *бульон*   161
Boxen – *бокс*   19
Braten – *печено месо*   167
Bratkartoffeln mit Speck – *пържени картофи със сланина / бекон*   162
Bratwürste mit Kraut – *пържени наденички с кисело зеле*   162
braun – *кафяв / а / о*   47
brechen – *чупя*   231
breit – *широк*   48
Brezel – *брецел / геврек*   158
Briefkasten – *пощенска кутия*   120
Brille – *очила*   145
Brokkoli – *броколи*   169
Brosche – *брошка*   152

Brötchen – *земел / малко хлебче / питка* 158, 166
Brot – *хляб* 158, 166
brutal – *брутален* 54
Buddhismus – *будизъм* 31
Bügeln – *гладене* 134
Büroangestellte – *служител в бюро* 17
Bürste / Klobürste – *четка / четка за
    тоалетната* 126
Büstenhalter – *сутиен* 151
Bus – *автобус* 176
Buttermilch – *мътеница* 158, 168
Butter – *масло* 158, 168

C

Camembert – *сирене камамберт* 168
Champignons – *гъби / култивирани* 169
Christ / christlich – *християнин / християнски* 31
Christentum – *християнство* 31
chronisch / Dauerschmerz – *хронични /
    продължителни* 81

D

Dach – *покрив* 120
Dankbarkeit – *благодарност* 63
Deckenbezug – *горни чаршави* 139
Decke / Tagesdecke – *завивка / дневна завивка* 139
Demenz – *деменция* 93
denken – *мисля* 232
Deo – *дезодорант* 171
Dezember – *декември* 39
dick – *дебел* 49, 54
Dill – *копър* 169
dreckig – *мръсен* 49
dumm – *глупав* 54
dumpf – *тъпи* 81
dunkel – *тъмен / а / о* 47
dünn – *тънък* 49
Durst, durstig – *жажда / жаден* 155
Duschbad – *душ* 129
Duschbrause – *душ / розетка за душ* 129
Dusche – *душ* 129
Duschhocker – *табуретка за под душ* 129
Duschmatte – *подложка против подхлъзване под
    душа* 130
Duschvorhang – *завеса пред душа* 130

E

Ehefrau / Ehemann – *съпруга / съпруг* 14
Ehering – *брачна халка* 152
ehrlich – *честен* 54
eifersüchtig – *ревнив* 54
Eifersucht – *ревност* 63
eincremen – *намазване с крем* 148
Einfamilienhaus – *еднофамилна къща* 120
ein Fremdkörper im Auge – *чуждо тяло в окото* 145

einschlafen – *заспивам* 229
einsteigen – *качвам се* 229
Eintopf – *яхния / гъста супа* 161
Eis – *лед / сладолед* 30, 170
Ei – *яйце* 168
Enkelin / Enkel – *внучка / внук* 14
Erbsensuppe – *супа от грах* 161
Erbsen – *грах* 169
Erdbeere – *ягода* 169
Erdgeschoss – *партер* 120
Erkältung – *простуда* 85
ernst – *сериозен* 54
erschrecken – *уплашвам* 232
erster Stock – *първи етаж* 120
Essen, das Gericht, essen – *храна / ядене / ям* 155
Essengehen / das Kochen – *отиване на ресторант /
    готвене* 18
essen – *ям, храня се* 232
Essig – *оцет* 170
explodieren – *експлодирам* 229

F

Faden – *конец* 153
fad – *безвкусно* 155
fahren – *пътувам* 229, 232
Fahrrad – *колело / велосипед* 176
fallen – *падам* 229, 232
Familienstand – *семейно положение* 12
fantasielos – *липса на въображение* 54
Farben – *цветове* 48
Februar – *февруари* 39
fernsehen – *гледам телевизия* 178
Fernsehen – *гледане на телевизия* 19
Feuchttücher – *мокри кърпички* 130, 171
Feuerwehr – *пожарна* 190
finden – *намирам* 232
Fingerhut – *напръстник* 153
flach – *плосък* 49
Fleischküchle / Bouletten / Frikadellen –
    кюфтета 162
Flexibilität – *гъвкавост* 63
fliegen – *летя* 229
fliehen – *бягам* 229
fluchen – *ругая* 102
Flur – *антре / коридор* 120, 133
Forelle – *пастърва* 168
Freiheit – *свобода* 63
Freude – *радост* 63
Freunde treffen – *срещам се с приятелите* 18
freundlich – *любезен* 54
frieren – *мръзна* 232
Frischkäse – *прясно сирене* 158
frisch – *свежо* 38
Friseurin – *фризьорка* 17
fröhlich – *весел* 54
Fruchtgummi – *плодова дъвка* 170
Frühling – *пролет* 39

Frühstück – *закуска*   153, 202
früh – *рано*   49
Fußball – *футбол*   19
Fuß – *крак*   75
Futter – *храна*   136

G

Gabel – *вилица*   128
Gärtnerin – *градинарка*   17
Gebäude – *сграда*   120
geben – *давам*   232
Geburtsdatum – *дата на раждане*   12
Geburtsort – *място на раждане*   12
Geburtstag – *рожден ден*   40
gefährlich – *опасен*   49
Gehalt – *заплатата*   241
gehen – *вървя*   229, 232
Gehirn – *мозък*   93
geizig – *стиснат / свидлив*   54
gekochter Schinken – *варена шунка*   167
gelb – *жълт / а / о*   48
Geldbeutel – *портмонет / портфейл*   111
gelingen – *удава ми се*   232
Gemüseeintopf (verschiedenes Gemüse) – *зеленчукова супа (от различни зеленчуци)*   161
Gemüse – *зеленчуци*   162
gepflegt – *поддържан*   54
geradeaus – *направо / напред*   65
geschehen – *случва се*   232
Geschichte – *история*   19
Geschirr abtrocknen – *бърсане на съдове*   181
Geschlecht – *пол*   12
gesellig – *общителен*   54
Gesichtscreme – *крем за лице*   171
Gesichtswasser – *тоалетна вода за лице*   171
gesprächig – *разговорлив*   55
gewinnen – *печеля*   232
Gier – *алчност*   63
Glas – *стъклена чаша*   128
Glatteis – *хлъзгав лед*   30
Glaube – *вяра*   63
Gliedmaßen – *крайници*   75
glücklich – *щастлив*   55
gold – *златен*   48
Golf – *голф*   19
Gramm – *грам*   37
grau – *сив / а / о*   48
Grieß – *грис*   170
Grießbrei – *каша от грис*   157
Grießbrei mit Kompott – *грис с компот*   163
Grießklößchensuppe – *супа с кнедли от грис*   161
großer Löffel / Esslöffel / Suppenlöffel – *голяма / дървена / за ядене лъжица / черпак*   128
großer Teller / Essteller – *голяма чиния за основно ядене*   128
großzügig – *щедър*   55
groß – *голям*   49

grün – *зелен / а / о*   48
Gulaschsuppe – *гулаш супа*   161
Gulasch – *гулаш*   162
Gummistiefel – *гумени ботуши*   151
Gurke – *краставица*   169
Gürtel – *колан*   151
Guten Abend – *добър вечер*   10
Gute Nacht – *лека нощ*   10
Guten Morgen – *добро утро*   10
Guten Tag – *добро утро*   10
gutmütig – *добродушен*   55
Gymnastik – *гимнастика*   181, 203

H

Haarbürste – *четка за коса*   171
Haarspülung – *балсам за коса*   171
haben – *имам*   232
Haferflocken – *овесени ядки*   157, 163
Hagebuttentee – *чай от шипка*   172
Hagel – *градушка*   30
Hähnchenfleisch – *пилешко месо*   167
Hähnchenschenkel – *пилешки бутчета*   167
Hähnchen – *пилета*   162
Häkeln – *плетене на една кука*   18
Halbschuhe – *половинки*   151
Hallo – *здравейте*   10
Halsband – *каишка за врата*   136
Halstuch – *кърпа за около врата*   151
halten – *държа*   232
Handbürste – *четка за ръце*   130
Handcreme – *крем за ръце*   171
Handschuhe – *ръкавици*   151
Handtasche – *дамска чанта*   151
Handtuch – *кърпа за ръце*   130
Hand – *ръка*   75
hängen – *виси*   232
hartgekochtes Ei – *твърдосварено яйце*   158
hart – *твърд*   49
Hase – *заек*   136
hässlich – *грозен*   49
Häufige Tricks von Betrügern – *чести трикове на измамници*   185
Hauptgericht – *основно ястие*   153
Hausarzt – *домашен лекар*   190
Hausfrau – *домакиня*   17
Hausschuhe / Pantoffeln – *домашни обувки / пантофи*   151
Haus – *къща*   120
Hauterkrankungen – *кожни болести*   86
Hecht – *щука*   168
Heidelbeere – *боровинка черна*   169
heiß – *горещ / о*   38, 49
helfen – *помагам*   232
hell – *светъл / а / о*   48
Hemd – *риза*   150
Herbst – *есен*   39
Hering – *херинга*   168

Herzklopfen – *сърцебиене*   90
Herzlich willkommen – *добре дошли*   10
Herz – *сърце*   90
hilfsbereit – *полезен*   55
Himbeere – *малина*   169
Hinduismus – *хиндуизъм*   31
hinten – *зад / отзад*   65
hinter / dahinter – *зад / отзад*   65
Hochhaus – *жилищен блок*   120
hoch – *висок*   49
Honig – *мед*   158
Hosentasche – *джоб на панталон*   153
Hosenträger – *тиранти*   151
Hose – *панталони*   150
hübsch – *хубав*   49
Hühnerfrikassee mit Reis – *пилешко фрикасе с
   ориз*   162
Hühnersuppe – *пилешка супа*   161
humorvoll – *хумор*   55
Hund – *куче*   136
Hunger, hungrig – *глад / гладен*   155
Hut – *шапка-мека*   151

I

Infektionskrankheiten – *инфекциозни болести*   91
intelligent – *интелигентен*   55
interessant – *интересен*   55
Islam – *ислям*   31

J

Jacke – *яке*   150
Januar – *януари*   39
Joghurt – *кисело мляко*   158, 168
Jude / jüdisch – *евреин / еврейски*   31
Judentum – *юдейска религия*   31
Juli – *юли*   39
jung – *млад*   55
Juni – *юни*   39

K

Kaffeemaschine – *кафемашина*   128
Kaffeemilch – *мляко за кафе*   158
Käfig – *кафез*   136
Kaiserschmarren – *кайзершмарн / дебела
   палачинка*   163
Kalbfleisch mit Reis – *телешко месо с ориз*   162
kaltes Wasser – *студена вода*   130
kalt – *студен*   49
kalt – *студено*   38
Kamillentee – *чай от лайка*   172
Kamm – *гребен*   171
Kanarienvogel – *канарче*   136
Kaninchen – *зайче*   136
Karpfen – *шаран*   168
Kartoffelmehl – *брашно от картофи*   170

Kartoffeln mit Quark – *картофи с извара*   162
Kartoffelpuffer mit Apfelmus – *картофени кюфтета
   с ябълков мус / пюре*   162
Kartoffelstampfer – *прибор за мачкане на варени
   картофи*   128
Kartoffelsuppe – *картофена супа*   161
Kartoffel – *картофи*   169
Käsespätzle – *макарони на фурна със сирене*   162
Käse – *сирене*   158, 168
katholisch / evangelisch / orthodox – *католичка /
   евангелистка / източноправославна*   31
Katze – *котка*   136
kaufen – *купувам*   227
Kefir – *кефир*   168
Kekse – *бисквити*   166
kennen – *познавам*   232
Ketchup – *кетчуп*   170
Kette – *ланец / синджир*   152
Kilogramm – *килограм*   37
Kilometer – *километър*   37
Kino – *кино*   19
Kirsche – *череша*   169
Kiwi – *киви*   169
Kleid – *рокля*   150
kleiner Löffel / Kaffeelöffel / Teelöffel – *малка / за кафе
   / за чай лъжичка*   128
kleiner Teller / Frühstücksteller – *малка чиния / чиния
   за закуска*   128
klein – *малък*   49
Klettverschluss – *цип*   153
Kloß mit Soße – *кнедли със сос*   162
klug – *умен*   55
Knopf – *копче*   153
kochen – *готвя*   227
Köchin – *готвачка*   17
Kochlöffel – *готварска лъжица*   128
Kohlrouladen – *Зелеви сърми*   162
Kohl – *зеле*   169
kommen – *идвам*   229, 232
können – *мога, умея*   232
Kontaktpersonen – *посредник*   241
Konzerte – *концерти*   19
Kopfkissenbezug – *калъфка за възглавница*   139
Kopfkissen – *възглавница*   139
Kopfschmerzen – *главоболие*   79
Kopfstütze – *подпорка за повдигане на главата*   139
Kopf – *глава*   72
Korallen – *корали*   152
körniger Frischkäse – *прясно сирене на зърна*   168
Körper – *тяло*   73
Kosmetikerin – *козметичка*   17
Kotelett – *котлет*   167
Krankenschwester – *медицинска сестра*   17
Krankenwagen – *линейка*   188
Kräutertee – *билков чай*   172
Krawatte – *вратовръзка*   151
Kreuzworträtsel lösen, Ratespiele, Sudoku – *решаване
   на кръстословици, гатанки, судоку*   180

Kreuzworträtsel – *кръстословици*   19
Kuchenform – *форма за сладкиш*   128
Kuchengabel – *вилица за десерт / сладкиш*   128
Küchenmaschine – *кухненски робот*   128
Küchenpapier – *кухненска хартия / ролка*   171
Küchenschürze – *готварска престилка*   128
Kuchen – *сладкиш*   166
Küche sauber halten – *поддържане на чистота в
    кухнята*   134
Küche – *кухня*   133
kühl – *хладно*   38, 49
Kulturbeutel – *несесер*   171
Kunst – *изкуство*   19
kurz – *къс*   49

L

Lachs – *сьомга*   168
Lammfleisch – *агнешко месо*   162
lange Unterhose – *дълги долни гащи*   151
Langeweile – *скука*   64
langsam – *бавен*   49
langweilen – *скучая*   178
langweilig – *скучен*   55
lang – *дълъг*   49
Lattenrost – *помодрачна рамка*   139
Lauch – *праз*   169
Laufen / das Joggen – *тичане / джогинг*   19
laufen – *тичам*   229, 232
laut – *силно*   49, 178
lauwarm – *хладък*   49
Leberknödelsuppe – *бистра супа с кнедли от черен
    дроб*   161
Leberwurst – *пастет*   157
Lebkuchen – *меденка*   171
Lehrerin – *учителка*   17
leichtsinnig – *лекомислен*   55
leiden – *страдам*   232
leise – *тихо*   50, 178
Leitungswasser – *чешмяна вода*   172
Lende – *каре*   167
Lesen – *четене*   19
Liebe – *любов*   64
liegen – *лежа*   232
Limo(nade) – *лимонада*   172
links – *ляво*   65
Linseneintopf – *яхния от леща*   161
Lippenstift – *червило*   171
Literatur – *литература*   19
Liter – *литър*   37
Loyalität – *лоялност*   64
lügen – *лъжа*   232
Lunge – *бял дроб*   83
lustig – *забавен*   56

M

machen – *правя*   227
Mahlzeit – *добър апетит*   10
Maisbrei – *царевична каша / качамак*   157
Mai – *май*   39
Majoran – *риган*   170
Malen, Zeichnen, Mandalas – *рисуване с бои,
    графика, фигури*   180
Mandarine – *мандарина*   169
Mangeln – *гладене с преса*   134
Maniküre / Handpflege – *маникюр / грижа за
    ръцете*   148
Mantel – *палто*   151
Margarine – *маргарин*   158, 168
Marmelade – *мармалад*   158, 171
März – *март*   39
Matratze – *матрак*   139
Mayonnaise – *майонеза*   170
Medikamente – *лекарства*   109
Meerrettich – *хрян*   170
Meerschweinchen – *морско свинче*   136
Mehl – *брашно*   170
Mehrfamilienhaus – *къща за повече семейства*   120
menschliche Eigenschaften – *човешки качества*   58
Messer – *нож*   128
Meter – *метър*   37
Mettwurst – *метвурст*   157, 167
Milchbrei – *млечна каша*   157
Milchreis – *мляко с ориз*   157
Milchsuppe – *млечна супа*   157
Milch – *прясно мляко*   158, 168
Millimeter – *милиметър*   37
Missverständnisse – *недоразумения*   211
mitkommen – *идвам с*   229
Mittagessen – *обяд*   153, 203
Mittagsschlaf – *следобеден сън*   203
mit wem? – *с кого?*   26
Mixer – *миксер*   128
modern – *модерен*   56
mögen – *обичам*   232
Möhren – *моркови*   169
Monate – *месеци*   40
Moslem / muslimisch – *мюсюлманин /
    мюсюлмански*   31
Müdigkeit – *умора*   64
Mund ausspülen – *изплаквам си устата*   147
Mundwasser benutzen – *използвам вода за устна
    кухина*   147
Museum – *музей*   19
Musik – *музика*   19
Musizieren – *музициране*   18
müssen – *трябва*   232
Mutter / Mama – *майка / мама*   14
Mütze – *шапка-каскет*   151

N

nach hinten / rückwärts – *назад / обратно*   65
Nachname – *презиме*   12
Nachrichten – *новини*   19
Nachtcreme – *нощен крем за лице*   171
Nachthemd – *нощница*   152
Nachtisch – *десерт*   154
Nadel – *игла*   153
Nagelbürste – *четка за нокти*   148
Nägel feilen – *пилене на нокти*   148
Nagelfeile – *пила за нокти*   148, 171
Nagellack – *лак за нокти*   148
Nagellackentferner – *лакочистител*   148
Nagelschere – *ножичка за нокти*   148
Nägel schneiden – *рязане на нокти*   148
Nagelzange – *клещи за рязане на нокти*   148
Nähen – *шиене*   18
Nähutensilien – *пособия за шиене*   153
Name – *име*   12
Napf – *съд за храна*   136
Nase – *Нос*   84
Nebel – *мъгла*   30
neben / daneben / bei – *до него,нея / при*   65
nehmen – *вземам*   232
neidisch – *завистлив*   56
Neid – *завист*   64
nett – *мил*   56
neu – *нов*   50
Nichte / Neffe – *племенница / племенник*   14
niedrig – *нисък*   50
Nieren – *Бъбреци*   96
Nieselregen – *ръмеж, лек дъжд*   30
Notarzt – *бърза помощ*   190
November – *ноември*   39
Nudeln mit Soße – *макаронени изделия със сос*   162
Nudel(n) – *макаронени изделия*   170
Nudelsuppe – *супа с нудели*   161

O

oben – *горе*   65
ohne Religion – *атеист*   31
Ohrringe – *обеци*   152
Ohr – *Ухо*   108
Oktober – *октомври*   39
Olivenöl – *зехтин*   170
Olympiade – *олимпиада*   19
Oma / Großmutter – *баба / стара майка*   14
Omelett – *омлет*   158
Opa / Großvater – *дядо / стар татко*   14
Oper – *опера*   19
Optimismus – *оптимизъм*   64
Orangensaft – *сок от портокал*   172
orange – *оранжев / а / о*   48
Orange – *портокал*   169
orthopädische Schuhe – *ортопедични обувки*   151

P

Paprika – *чушки*   169
Pediküre / die Fußpflege – *педикюр / подържане на стъпалата*   148
Perlen – *перли*   152
Personalausweisnummer – *номер на личната карта*   12
Petersilie – *магданоз*   169
Pfanne – *тиган*   128
Pfannkuchen – *палачинки*   163
Pfefferminztee – *чай пт мента*   172
Pfeffer – *черен пипер*   170
Pfirsich – *праскова*   169
Pflaume – *слива*   169
Pflegerin – *болногледачка*   17
Pfund – *пфунд*   37
Politik – *политика*   19
Polizei – *полиция*   190
Positionen – *местонахождение*   65
Praline – *шоколадов бонбон*   171
Prothese einsetzen / herausnehmen – *Поставям си / свалям зъбната протеза*   147
Prothese reinigen – *почиствам си зъбната протеза*   147
Pullover – *пуловер*   150
Pumps – *официални обувки / женски*   151
pünktlich – *точен*   56
Putenfleisch – *пуешко месо*   167
Putenschnitzel – *шницел от пуешко месо*   167
Putzeimer – *кофа за разтвор за чистене*   126
Putzhandschuhe – *ръкавици за чистене*   126
Putzlappen – *парцал*   126

Q

Quark – *извара*   158, 168

R

Radfahren – *колоездене*   19
Radieschen – *репички*   169
Radler / Alster, eine Mischung aus Limo und Bier – *радлер / астер, смес от лимонада и бира*   172
Rasierapparat – *електрическа самобръсначка*   171
Rasiercreme – *крем за бръснене*   171
Rasiermesser – *ножче за бръснене*   171
Rasierwasser – *тоалетна вода след бръснене*   171
rechts – *дясно*   65
Regenbogen – *дъга*   30
Regen – *дъжд*   30
Reibeisen / die Reibe – *ренде*   128
reiben – *търкам*   232
reich – *богат*   50
Reinigungsmilch – *тоалетно почистващо мляко*   171
Reisbrei – *оризова каша*   157
Reisen – *пътуване*   18

Reisepassnummer – *номер на задграничния паспорт*   12
reißen – *разкъсвам*   232
Reißverschluss – *цип*   153
Reis – *ориз*   170
reizbar – *раздразнителен*   56
Religion – *религия*   12
rennen – *тичам*   229, 232
riechen – *мирише*   232
Riegel – *блокче шоколад*   171
Rinderbrühe – *говежди бульон*   161
Rindfleisch – *говеждо месо*   167
Ring – *пръстен*   152
Rock – *пола*   150
roher Schinken – *сушена шунка*   167
rosa – *розов / а / о*   48
Rosenkohl – *брюкселско зеле*   170
Rotkohl – *червено зеле*   170
rot – *червен / а / о*   48
Roulade – *сарми от месо*   162, 167
rufen – *викам*   232
Rührei – *бъркани яйца*   158

S

Saftschorle, eine Mischung aus Saft und Wasser – *смес от сок и вода*   172
sagen – *казвам*   227
Sahne – *сметана*   158, 168
Salat – *Салата*   163, 170
salzig – *солено*   155
Salz – *сол*   170
Sandalen – *сандали*   151
sanft – *кадифен*   56
sauber – *чист*   50
sauer – *кисело*   155
Schal – *шал*   151
scharf – *люто / пикантно*   155
Schatten – *сянка*   30
Schaumbad – *пяна за вана*   171
Schinken – *шунка*   157
Schippe / Kehrschaufel – *лопата / лопатка*   126
Schlafanzug – *пижама*   152
Schlafen Sie gut – *наспете се добре*   10
schlafen – *спя*   232
Schlafrock – *горнище на пижама*   152
Schlafsocken – *чорапки за сън*   152
Schlafstörungen – *смущения на съня*   103
Schlafzimmer – *спалня*   133
schlagen – *бия / удрям*   232
schlank – *елегантен*   56
schleichen – *промъквам се*   229
schmal – *тесен*   50
Schmerzen – *болки*   79
Schneebesen – *тел за разбиване*   128
Schnee – *сняг*   30
schneiden – *режа*   232
Schneiderin – *шивачка*   17

schnell – *бърз*   50
Schnittlauch – *див чесън*   170
Schnitzel / das Kotelett – *шницел / котлет*   162
Schnitzel – *шницел*   167
Schnürsenkel – *връзки за обувки*   153
Schokolade – *шоколад*   171
schön – *красив*   50
schreiben – *пиша*   232
schreien – *крещя*   102
Schublade – *кмеджет*   111
Schuhsohle – *стелки за обувки*   153
Schüssel – *купа*   128
schwach – *слаб*   56
Schwamm – *гъба*   126, 130, 171
Schwarzbrot – *черен хляб*   158
schwarzer Tee – *черен чай*   172
schwarz – *черен / а / о*   48
schweigen – *мълча*   233
Schweinebraten – *свинско печено*   162
Schweinefleisch – *свинско месо*   167
schwellen – *подувам се*   229
Schwester / Bruder – *сестра / брат*   14
Schwiegertochter / Schwiegersohn – *снаха / зет*   14
schwimmen – *плувам*   229
Schwimmen – *плуване*   19
sehen – *гледам*   233
Seife – *сапун*   130, 171
seit wann? – *от кога?*   26
selbstlos – *неуверен*   56
Selbstsicherheit – *самоувереност*   64
Sellerie – *кервиз*   170
Senf – *горчица*   170
September – *септември*   39
Serviette – *салфетка*   128
Shampoo – *шампоан*   171
sicher – *сигурен*   50
Sieb – *сито*   128
silbern – *сребрист / а / о*   48
singen – *пея*   233
sitzen – *седя*   233
Skifahren – *каране на ски*   19
Socken / Strümpfe – *къси / мъжки чорапи / чорапи дълги*   151
Sofakissen – *възглавница за диван*   139
sommerlich – *лятно*   38
Sommer – *лято*   39
Sonnenbrille – *слънчеви очила*   145
Sonnenschein – *слънчева светлина*   30
Spaghetti – *спагети*   163, 170
Spargelsuppe – *супа от аспержи*   161
sparsam – *пестелив*   56
spät – *късно*   50
Spaziergang – *разходка*   202
Speck – *бекон / сланина*   167
Spiegelei – *яйца на очи*   158
Spiegel – *огледало*   171
Spielen / Kartenspielen – *игри / игра на карти*   18
Spinat und Ei – *спанак с яйца*   163

sprechen – *говоря*   233
springen – *скачам*   229
Spülbürste – *четка за миене на съдове*   128
Spülen – *миене на съдове*   134
Spüllappen – *гъбичка за миене на съдове*   128
Spülmittel – *препарат за миене на съдове*   128
Spülung – *казанче за тоалетната*   130
Staatsangehörigkeit – *гражданство*   12
stark – *могъщ*   56
Staub saugen – *почистване с прахосмукачка*   134
Staubsaugerbeutel – *торбички за прахосмукачка*   126
Staubsauger – *прахосмукачка*   126
Staubwedel benutzen – *бърсане на прах*   181
Staubwedel – *четка с пера за бърсане на прах*   126
stechend – *пробождащи*   81
stechen – *боде*   233
stehen – *стоя*   233
steigen – *качвам / се*   229
sterben – *умира*   233
sterben – *умирам*   229
Sticken – *бродиране*   18
Stiefel – *ботуши*   151
stilles Wasser – *минерална вода*   172
stinken – *смърди*   233
stoßen – *бутам*   102
Straßenbahn – *трамвай*   176
streiten – *спори*   233
Stricken – *плетене*   18
Strickjacke – *плетена жилетка*   150
Strohhalm – *сламка*   128
Strumpfhose – *чорапогащник*   151
Sudoku – *судоку*   20
Suppenfleisch – *месо за супа*   167
Suppengrün – *зеленчуци за супа*   170
Suppe – *супа*   153
süß – *сладко*   155
sympathisch – *симпатичен*   57

T

Tagescreme – *дневен крем за лице*   171
Tante / Onkel – *леля / чичо*   14
Tanzen / Ausgehen – *танцуване / излизане*   18
Taschentücher – *носни кърпички*   171
Taschentuch – *носна кърпичка*   151
Tasche – *чанта*   111
Tasse – *порцеланова чаша*   128
Teekanne – *кана за чай*   128
Tennis – *тенис*   19
Terrasse – *тераса*   120
Theater – *театър*   20
Thermometer – *термометър*   38
Thymian – *мащерка*   170
tiefer Teller / Suppenteller – *дълбоката чиния / чиния за супа*   128
Tischdecke – *покривка за маса*   128
Toast – *тост / хляб за тостер*   158, 166
Tochter / Sohn – *дъщеря / син*   14

Tod – *смърт*   214
Toilettenpapier – *тоалетна хартия*   130, 171
Toilettenschüssel / Kloschüssel – *тоалетна чиния / клозетна чиния*   130
Toilettensitz / Toilettenbrille – *капак за тоалетната чиния*   130
tolerant – *толерантен*   57
Toleranz – *толерантност*   64
Tomatensuppe – *доматена супа*   161
Tomate(n) – *домати*   170
Tonne – *тон*   37
Topfdeckel – *капак за тенджера*   128
Topf – *тенджера*   128
Torte – *торта*   166
tragen – *нося*   233
Tränen – *сълзи*   145
traurig – *тъжен*   57
treffen – *срещам*   233
trinken – *пия*   233
Tropfen – *капки*   37
Tschüss – *чао*   10
tun – *правя*   233
Turnschuhe – *маратонки / спортни обувки*   151

U

U-Bahn – *метро*   176
über / darüber – *над / върху*   65
Uhr – *часовник*   152
umami (fleischiger Geschmack) – *с вкус на месо*   155
umziehen – *пренасям се*   229
unangenehm – *неприятен*   50, 57
unbedeutend – *незначителен*   57
unbeliebt – *нехаресван*   57
unbequem – *неудобен*   50
unehrlich – *нечестен*   57
Unfall – *злополука*   188
unfreundlich – *нелюбезен*   57
ungepflegt – *неподържан*   57
ungerecht – *несправедлив*   57
unglücklich – *нещастен*   57
unpünktlich – *неточен*   57
unsympathisch – *несимпатичен*   57
unten – *долу*   65
unter / darunter – *под / отдолу*   65
Unterhemd – *корсаж / потник*   151
Unterhose – *долни гащи*   151
Unterrock – *подплата*   151
Unterstützung – *подкрепа*   241
Unzufriedenheit – *недоволство*   64

V

Vater / Papa – *баща / татко*   14
Vergebung – *прошка*   64
vergessen – *забравям*   233
Verkäuferin – *продавачка*   17
verlieren – *губя*   233

Vermittlungsagentur – *посредническа фирма*   238
verschwenderisch – *разточителен*   57
verschwinden – *изчезвам*   229
Versicherungskarte – *осигурителна карта*   111
Verständnis – *разбиране*   64
vertrauenswürdig – *доверчив*   58
Vertrauen – *доверие*   65
Vesper – *следобедна закуска*   154
Villa – *вила*   120
violett – *виолетов / а / о*   47
Vollkost / Schonkost / Diät – *нормално хранене /
щадящо / диетично хранене*   154
von … bis – *от … до*   65
vor / davor – *пред / отпред*   65
Vorname – *собствено име*   12
vorne – *отпред*   65
vor – *пред*   65

W

wachsen – *порастам*   229
Waffeln – *вафли*   171
Wandern – *разхождане по планини*   19
wandern – *странствам*   229
wann? – *кога?*   26
warmes Wasser – *топла вода*   130
warm – *топло*   38, 50
warum / wieso? – *защо / как така?*   26
Wäschekorb – *кош за дрехи за пране*   130
Waschen – *миене*   202
waschen – *мия, пера*   233
Wäsche sortieren – *сортиране на прането*   181
Wäsche waschen – *пране*   134
Waschlappen – *кесия за баня*   130, 172
Waschmittel – *прах за пране*   130
Wasserkocher – *електрическа кана за топла
вода*   128
Wassermelone – *диня*   169
Wasser mit Kohlensäure – *газирана вода*   172
Wassertrog – *поилка*   136
was? – *какво?*   26
Wattepads – *тампон за почистване на лицето*   171
WC – *тоалетна*   133
weichgekochtes Ei – *рохкосварено яйце*   158
Weichspüler – *омекотител*   130
weich – *мек*   50
Weintrauben – *грозде*   169
Wein – *вино*   172
Weißbrot – *бял хляб*   158
Weißkohl – *бяло зеле*   170
weiß – *бял / а / о*   47
welcher / welche / welches? – *кой / коя / кое?*   26
Wellensittich – *папагал*   136
wem? – *на кого / кому?*   26
wen? – *кого?*   26
werden – *ставам / професия*   229
werfen – *хвърлям*   233
wer? – *кой?*   26

Weste – *елек*   150
wiegen – *тежи, меря*   233
wie lange? – *колко дълго?*   26
Wiener Würstchen / Wiener – *ввиенски
кремвирши*   157
Wimpern – *мигли*   145
Winter – *зима*   39
wissen – *зная*   233
Wochentage – *дните на седмицата*   39
wofür? – *за какво?*   26
woher? – *откъде?*   26
wohin? – *накъде?*   27
Wohn- / Kinderzimmer – *хол / детска стая*   133
Wohnort – *място на живеене*   12
Wohnung – *апартамент*   120
Wolke(n) – *облак (облаци)*   30
wollen – *искам*   233
wozu? – *за какво?*   27
wo? – *къде?*   26
Wundversorgung – *почистване на раните*   203
Wurst / Wurstaufschnitt – *колбас / нарязан
колбас*   167
Wurst – *малотрайни колбаси / салами*   157

Y

Yoga – *йога*   19

Z

Zahnbürste – *четка за зъби*   130, 172
Zähne putzen – *мия си зъбите*   147
Zahnpasta – *паста за зъби*   130, 172
Zeitunglesen – *четене на вестник*   202
Zeitung – *вестник*   20
Zentimeter – *сантиметър*   37
ziehend – *разкъсващи болки*   81
ziehen – *тегля, дърпам*   233
Zitrone – *лимон*   169
Zudecke – *завивка*   139
Zufriedenheit – *задоволство*   65
zu Fuß gehen / laufen – *вървя пеш*   176
Zug – *влак*   176
zurück – *назад / обратно*   65
zuverlässig – *надежден*   58
zweites Frühstück – *втора закуска*   153
Zwetschge – *джанки*   169
Zwieback – *Сухар*   166
Zwiebelsuppe – *лучена супа / от кромид лук*   161
Zwiebel – *кромид лук*   170
zwingen – *принуждавам*   233

индекс

A

август – August   39
автобус – der Bus   176
автомобилно състезание / рали – das Autorennen   19
агнешко месо – das Lammfleisch   162
агресия – die Aggression   63, 101
адрес – die Adresse   12
алергия – die Allergie   82
алчност – die Gier   63
ананас – die Ananas   169
антре / коридор – der Flur   120
анурак / яке – der Anorak / die Jacke   151
апартамент – die Wohnung   120
април – April   39
арогантност – die Arroganz   63
асансьор – der Aufzug   120
атеизъм – der Atheismus   31
атеист – ohne Religion   31
атрактивен – attraktiv   53
атрибути за баня – das Bademittel   129

Б

баба / стара майка – die Oma / Großmutter   14
бавен – langsam   49
багета – das Baguette   158
балкон – der Balkon   120
балсам за коса – die Haarspülung   171
банан – die Banane   169
баня – das Badezimmer   133
баща / татко – der Vater / Papa   14
беден, горък – arm   48
бежов / а / о – beige   48
безвкусно – fad   155
бекон / сланина – der Speck   167
биде – das Bidet   130
билков чай – der Kräutertee   172
бира – das Bier   172
бисквити – die Kekse   166
бистра супа с кнедли от черен дроб – die Leber-
    knödelsuppe   161
бия / удрям – schlagen   232
благодарност – die Dankbarkeit   63
блокче шоколад – der Riegel   171
блуза – die Bluse   150
богат – reich   50
боде – stechen   233
бокс – das Boxen   19
болки – die Schmerzen   79
болногледачка – die Pflegerin   17
бонбон – das Bonbon   170
боровинка черна – die Heidelbeere   169
ботуши – die Stiefel   151

брачна халка – der Ehering   152
брашно – das Mehl   170
брашно от картофи – das Kartoffelmehl   170
брецел / геврек – die Brezel   158
бродиране – das Sticken   18
броколи – der Brokkoli   169
брошка – die Brosche   152
брутален – brutal   54
брюкселско зеле – der Rosenkohl   170
будизъм – der Buddhismus   31
бульон – die Bouillon   161
бутам – stoßen   102
бъбреци – die Nieren   96
бърз – schnell   50
бърза помощ – der Notarzt   190
бъркани яйца – das Rührei   158
бърсане на прах – Abstauben / Staub wischen   134
бърсане на прах – Staubwedel benutzen   181
бърсане на съдове – Geschirr abtrocknen   181
бягам – fliehen   229
бял / а / о – weiß   47
бял дроб – die Lunge   83
бяло зеле – der Weißkohl   170
бял хляб – das Weißbrot   158

B

вана – die Badewanne   129
варена шунка – der gekochte Schinken   167
вафли – die Waffeln   171
ввиенски кремвирши – die Wiener Würstchen / Wie-
    ner   157
вежди – die Augenbrauen   145
весел – fröhlich   54
весени ядки – die Haferflocken   157, 163
вестник – die Zeitung   20
вечеря – das Abendessen   154
вземам – nehmen   232
викам – rufen   232
вила – die Villa   120
вилица – die Gabel   128
вилица за десерт / сладкиш – die Kuchengabel   128
вино – der Wein   172
виолетов / а / о – violett   47
виси – hängen   232
висок – hoch   49
влак – der Zug   176
внучка / внук – die Enkelin / der Enkel   14
вратовръзка – die Krawatte   151
връзки за обувки – der Schnürsenkel   153
втора закуска – das zweite Frühstück   153
възглавница – das Kopfkissen   139
възглавница за диван – das Sofakissen   139

възраст – das Alter   12
вървя – gehen   229, 232
вървя пеш – zu Fuß gehen / laufen   176
вяра – der Glaube   63

Г

газирана вода – das Wasser mit Kohlensäure   172
гимнастика – die Gymnastik   203
гимнастика – Gymnastik   181
глава – der Kopf   72
главоболие – die Kopfschmerzen   79
глад / гладен – der Hunger, hungrig   155
гладене – Bügeln   134
гладене с преса – Mangeln   134
гледам – sehen   233
гледам телевизия – fernsehen   178
гледане на телевизия – das Fernsehen   19
глупав – dumm   54
говежди бульон – die Rinderbrühe   161
говеждо месо – das Rindfleisch   167
говоря – sprechen   233
голф – das Golf   19
голям – groß   49
голяма / дървена / за ядене лъжица / черпак – der große Löffel / Esslöffel / Suppenlöffel   128
голяма чиния за основно ядене – der große Teller / Essteller   128
горе – oben   65
горещ – heiß   49
горещо – heiß   38
горни чаршави – der Deckenbezug   139
горнище на пижама – der Schlafrock   152
горчиво – bitter   155
горчица – der Senf   170
готварска лъжица – der Kochlöffel   128
готварска престилка – die Küchenschürze   128
готвачка – die Köchin   17
готвя – kochen   227
градинарка – die Gärtnerin   17
градушка – der Hagel   30
гражданство – die Staatsangehörigkeit   12
грам – das Gramm   37
грах – die Erbsen   169
гребен – der Kamm   171
грис – der Grieß   170
грис с компот – der Grießbrei mit Kompott   163
грозде – die Weintrauben   169
грозен – hässlich   49
губя – verlieren   233
гулаш – das Gulasch   162
гулаш супа – die Gulaschsuppe   161
гумени ботуши – die Gummistiefel   151
гъба – der Schwamm   126, 130
гъба за вана – der Schwamm   171
гъби / култивирани – die Champignons   169
гъбичка за миене на съдове – der Spüllappen   128
гъвкавост – die Flexibilität   63

Д

давам – geben   232
дамска чанта – die Handtasche   151
дата на раждане – das Geburtsdatum   12
дебел – dick   49, 54
дезодорант – das Deo   171
декември – Dezember   39
деменция – die Demenz   93
десерт – der Nachtisch   154
джанки – die Zwetschge   169
джоб на панталон – die Hosentasche   153
див чесън – der Schnittlauch   170
диня – die Wassermelone   169
дневен крем за лице – die Tagescreme   171
дните на седмицата – die Wochentage   39
добре дошли – Herzlich willkommen   10
добродушен – gutmütig   55
добро утро – Guten Morgen   10
добър апетит – Mahlzeit   10
добър вечер – Guten Abend   10
доверие – das Vertrauen   65
доверчив – vertrauenswürdig   58
до виждане – Auf Wiedersehen   10
долен чаршав – das Bettlaken   139
долни гащи – die Unterhose   151
долу – unten   65
домакиня – die Hausfrau   17
доматена супа – die Tomatensuppe   161
домати – die Tomate(n)   170
домашен лекар – der Hausarzt   190
домашни обувки / пантофи – die Hausschuhe / Pantoffeln   151
до него, нея / при – neben / daneben / bei   65
до следващия път – bis zum nächsten Mal   10
до утре – bis morgen   10
... други ден – bis übermorgen   10
душ – das Duschbad   129
душ – die Dusche   129
душ / розетка за душ – die Duschbrause   129
дъга – der Regenbogen   30
дъжд – der Regen   30
дълбоката чиния / чиния за супа – der tiefe Teller / Suppenteller   128
дълги долни гащи – die lange Unterhose   151
дълъг – lang   49
държа – halten   232
дъщеря / син – die Tochter / der Sohn   14
дядо / стар татко – der Opa / Großvater   14
дясно – rechts   65

Е

евреин / еврейски – der Jude / jüdisch   31
еднофамилна къща – das Einfamilienhaus   120
експлодирам – explodieren   229
елегантен – schlank   56
елек – die Weste   150

електрическа кана за топла вода – der Wasserkocher   128
електрическа самобръсначка – der Rasierapparat   171
есен – der Herbst   39
жажда / жаден – der Durst, durstig   155
жилищен блок – das Hochhaus   120
жълт / а / о – gelb   48

З

забавен – lustig   56
забравям – vergessen   233
завеса пред душа – der Duschvorhang   130
завивам – abbiegen   229
завивка – die Zudecke   139
завивка / Дневна завивка – die Decke / die Tagesdecke   139
завист – der Neid   64
завистлив – neidisch   56
задоволство – die Zufriedenheit   65
зад / отзад – hinten   65
зад / отзад – hinter / dahinter   65
заек – der Hase   136
зайче – das Kaninchen   136
за какво? – wofür?   26
за какво? – wozu?   27
закуска – das Frühstück   153, 202
заплатата – das Gehalt   241
започвам – beginnen   231
заспивам – einschlafen   229
защо / как така? – warum / wieso?   26
здравейте – Hallo   10
зеле – der Kohl   169
зелеви сърми – die Kohlrouladen   162
зелен / а / о – grün   48
зеленчукова супа(от различни зеленчуци) – der Gemüseeintopf (verschiedenes Gemüse)   161
зеленчуци – das Gemüse   162
зеленчуци за супа – das Suppengrün   170
земел / малко хлебче / питка – das Brötchen   158
зехтин – das Olivenöl   170
зима – der Winter   39
златен – gold   48
злобен – bösartig   53
злополука – der Unfall   188
зная – wissen   233
зрял фасул / боб – die Bohne   169

И

игла – die Nadel   153
игри / игра на карти – das Spielen / Kartenspielen   18
идвам – kommen   229, 232
идвам с – mitkommen   229
извара – der Quark   158, 168
изкуство – die Kunst   19

измерване на кръвно налягане – die Blutdruckmessung   203
изплаквам си устата – Mund ausspülen   147
използвам вода за устна кухина – Mundwasser benutzen   147
изчезвам – verschwinden   229
имам – haben   232
име / презиме – Name / Nachname   12
интелигентен – intelligent   55
интересен – interessant   55
инфекциозни болести – die Infektionskrankheiten   91
искам – wollen   233
ислям – der Islam   31
история – die Geschichte   19

Й

йога – das Yoga   19

К

кадифен – sanft   56
казанче за тоалетната – die Spülung   130
казвам – sagen   227
каишка за врата – das Halsband   136
кайзершмарн / дебела палачинка – der Kaiserschmarren   163
какво? – was?   26
калъфка за възглавница – der Kopfkissenbezug   139
кана за чай – die Teekanne   128
канарче – der Kanarienvogel   136
капак за тенджера – der Topfdeckel   128
капак за тоалетната чиния – der Toilettensitz / die Toilettenbrille   130
капки – der Tropfen   37
капки за очи – die Augentropfen   145
каране на ски – das Skifahren   19
каре – die Lende   167
картофена супа – die Kartoffelsuppe   161
картофени кюфтета с ябълков мус / пюре – die Kartoffelpuffer mit Apfelmus   162
картофи – die Kartoffel   169
картофи с извара – die Kartoffeln mit Quark   162
католичка / евангелистка / източноправославна – katholisch / evangelisch / orthodox   31
кафез – der Käfig   136
кафемашина – die Kaffeemaschine   128
кафяв / а / о – braun   47
качвам се – einsteigen   229
качвам / се – steigen   229
каша от грис – der Grießbrei   157
кервиз – der Sellerie   170
кесия за баня – der Waschlappen   130, 172
кетчуп – der Ketchup   170
кефир – der Kefir   168
киви – die Kiwi   169
килограм – das Kilogramm   37

километър – der Kilometer   37
кино – das Kino   19
кисело – sauer   155
кисело мляко – der Joghurt   158, 168
клещи за рязане на нокти – die Nagelzange   148
кмеджет. – die Schublade   111
кнедли със сос – der Kloß mit Soße   162
кога? – wann?   26
кого? – wen?   26
кожни болести – die Hauterkrankungen   86
козметичка – die Kosmetikerin   17
кой? – wer?   26
кой / коя / кое? – welcher / welche / welches?   26
колан – der Gürtel   151
колбас / нарязан колбас – die Wurst / der Wurstaufschnitt   167
колело / велосипед – das Fahrrad   176
колко дълго? – wie lange?   26
колоездене – das Radfahren   19
конец – der Faden   153
концерти – die Konzerte   19
копче – der Knopf   153
копър – der Dill   169
корали – die Korallen   152
коридора / антре – der Flur   133
корсаж / потник – das Unterhemd   151
костюм – der Anzug   150
котка – die Katze   136
котлет – das Kotelett   167
кофа за разтвор за чистене – der Putzeimer   126
кош за дрехи за пране – der Wäschekorb   130
крайници – die Gliedmaßen   75
крак – der Fuß   75
красив – schön   50
краставица – die Gurke   169
крем за бръснене – die Rasiercreme   171
крем за лице – die Gesichtscreme   171
крем за ръце – die Handcreme   171
крещя – schreien   102
кромид лук – die Zwiebel   170
круша – die Birne   169
кръстословици – das Kreuzworträtsel   19
купа – die Schüssel   128
купувам – kaufen   227
кухненска хартия / ролка – das Küchenpapier   171
кухненски робот – die Küchenmaschine   128
кухня – die Küche   133
куче – der Hund   136
къде? – wo?   26
кърпа за около врата – das Halstuch   151
кърпа за ръце – das Handtuch   130
къс – kurz   49
къси / мъжки чорапи / чорапи дълги – die Socken / Strümpfe   151
късно – spät   50
къща – das Haus   120
къща за повече семейства – das Mehrfamilienhaus   120

кюфтета – die Fleischküchle / Bouletten / Frikadellen   162

Л

лак за нокти – der Nagellack   148
лакочистител – der Nagellackentferner   148
ланец / синджир – die Kette   152
лед / сладолед – das Eis   30
лежа – liegen   232
лека кола / кола – das Auto / der Wagen   176
лека нощ – Gute Nacht   10
лекарства – die Medikamente   109
лекомислен – leichtsinnig   55
леля / чичо – die Tante / der Onkel   14
летя – fliegen   229
лимон – die Zitrone   169
лимонада – die Limo(nade)   172
линейка – der Krankenwagen   188
липса на въображение – fantasielos   54
литература – die Literatur   19
литър – der Liter   37
лопата / лопатка – die Schippe / Kehrschaufel   126
лоялност – die Loyalität   64
лучена супа / от кромид лук – die Zwiebelsuppe   161
лъжа – lügen   232
любезен – freundlich   54
любов – die Liebe   64
люто / пикантно – scharf   155
ляво – links   65
лятно – sommerlich   38
лято – der Sommer   39

М

магданоз – die Petersilie   169
май – Mai   39
майка / мама – die Mutter / Mama   14
майонеза – die Mayonnaise   170
майсторлък – das Basteln   18
макаронени изделия – die Nudel(n)   170
макаронени изделия със сос – die Nudeln mit Soße   162
макарони на фурна със сирене – die Käsespätzle   162
малина – die Himbeere   169
малка / за кафе / за чай лъжичка – der kleine Löffel / Kaffeelöffel / Teelöffel   128
малка чиния / чиния за закуска – der kleine Teller / Frühstücksteller   128
малко хлебче / земел – das Brötchen   166
малотрайни колбаси / салами – die Wurst   157
малък – klein   49
мандарина – die Mandarine   169
маникюр / грижа за ръцете – die Maniküre / die Handpflege   148
маратонки / спортни обувки – die Turnschuhe   151
маргарин – die Margarine   158, 168
мармалад – die Marmelade   158, 171

март – März   39
маруля за салата – der Salat   170
масло – die Butter   158, 168
матрак – die Matratze   139
мащерка – der Thymian   170
мед – der Honig   158
меденка – der Lebkuchen   171
медицинска сестра – die Krankenschwester   17
мек – weich   50
месеци – die Monate   40
месо за супа – das Suppenfleisch   167
местонахождение – die Positionen   65
метвурст – die Mettwurst   157, 167
метла – der Besen   126
метро – die U-Bahn   176
метър – der Meter   37
мигли – die Wimpern   145
миене – das Waschen   202
миене на пода – Boden wischen   134
миене на съдове – Spülen   134
миксер – der Mixer   128
мил – nett   56
милиметър – der Millimeter   37
минерална вода – das stille Wasser   172
мирише – riechen   232
мисля – denken   232
мия, пера – waschen   233
мия си зъбите – Zähne putzen   147
млад – jung   55
млечна каша – der Milchbrei   157
млечна супа – die Milchsuppe   157
мляко за кафе – die Kaffeemilch   158
мляко с ориз – der Milchreis   157
мога, умея – können   232
могъщ – stark   56
модерен – modern   56
мозък – das Gehirn   93
мокри кърпички – die Feuchttücher   130, 171
моркови – die Möhren   169
морско свинче – das Meerschweinchen   136
мръзна – frieren   232
мръсен – dreckig   49
музей – das Museum   19
музика – die Musik   19
музициране – das Musizieren   18
мъгла – der Nebel   30
мълча – schweigen   233
мътеница – die Buttermilch   158, 168
мюсюлманин / мюсюлмански – der Moslem / muslimisch   31
място на живеене – der Wohnort   12
място на раждане – der Geburtsort   12

Н

на / върху – auf / darauf   65
над / върху – über / darüber   65
надежден – zuverlässig   58
назад / обратно – nach hinten / rückwärts   65
назад / обратно – zurück   65
на кого / кому? – wem?   26
накъде? – wohin?   27
намазване с крем – eincremen   148
намирам – finden   232
направо / напред – geradeaus   65
напрегнат – angespannt   53
напръстник – der Fingerhut   153
наспете се добре – Schlafen Sie gut   10
недоволство – die Unzufriedenheit   64
недоразумения – die Missverständnisse   211
незначителен – unbedeutend   57
нелюбезен – unfreundlich   57
неподържан – ungepflegt   57
неприятен – unangenehm   50, 57
несимпатичен – unsympathisch   57
несправедлив – ungerecht   57
неточен – unpünktlich   57
неуверен – selbstlos   56
неудобен – unbequem   50
нехаресван – unbeliebt   57
нечестен – unehrlich   57
нещастен – unglücklich   57
нисисер – der Kulturbeutel   171
нисък – niedrig   50
нов – neu   50
новини – die Nachrichten   19
ноември – November   39
нож – das Messer   128
ножичка за нокти – die Nagelschere   148
ножче за бръснене – das Rasiermesser   171
номер на задграничния паспорт – die Reisepassnummer   12
номер на личната карта – die Personalausweisnummer   12
нормално хранене / щадящо / диетично хранене – die Vollkost / Schonkost / Diät   154
нос – die Nase   84
носна кърпичка – das Taschentuch   151
носни кърпички – die Taschentücher   171
нося – tragen   233
нощен крем за лице – die Nachtcreme   171
нощница – das Nachthemd   152

О

обеци – die Ohrringe   152
обичам – mögen   232
обичан – beliebt   53
облак (облаци) – die Wolke(n)   30
общителен – gesellig   54
обяд – das Mittagessen   153, 203

огледало – der Spiegel   171
октомври – Oktober   39
олимпиада – die Olympiade   19
олио за баня – das Badeöl   129
омекотител – der Weichspüler   130
омлет – das Omelett   158
опасен – gefährlich   49
опера – die Oper   19
оптимизъм – der Optimismus   64
оранжев / а / о – orange   48
ориз – der Reis   170
оризова каша – der Reisbrei   157
ортопедични обувки – die orthopädischen Schuhe   151
осигурителна карта – die Versicherungskarte   111
основно ястие – das Hauptgericht   153
оставам – bleiben   229, 231
остри – akut   81
отвращение – der Abscheu   63
отглеждане на цветя / поливане – Blumen pflegen / Blumen gießen   181
от ... до – von ... bis   65
отиване на ресторант / готвене – das Essengehen / das Kochen   18
от кога? – seit wann?   26
откъде? – woher?   26
отлита – abfliegen   229
отпред – vorne   65
отпътувам – abfahren   229
отпътуване – die Abreise   210
официални обувки / женски – die Pumps   151
оцет – der Essig   170
очила – die Brille   145

П

падам – fallen   229, 232
палачинки – der Pfannkuchen   163
палто – der Mantel   151
панталони – die Hose   150
папагал – der Wellensittich   136
партер – das Erdgeschoss   120
парцал – der Putzlappen   126
паста за зъби – die Zahnpasta   130, 172
пастет – die Leberwurst   157
пастърва – die Forelle   168
педикюр / подържане на стъпалата – die Pediküre / die Fußpflege   148
пека – backen   231
перли – die Perlen   152
пестелив – sparsam   56
печеля – gewinnen   232
печено месо – der Braten   167
пея – singen   233
пижама – der Schlafanzug   152
пила за нокти – die Nagelfeile   148, 171
пилене на нокти – Nägel feilen   148
пилета – das Hähnchen   162

пилешка супа – die Hühnersuppe   161
пилешки бутчета – der Hähnchenschenkel   167
пилешко месо – das Hähnchenfleisch   167
пилешко фрикасе с ориз – das Hühnerfrikassee mit Reis   162
пиша – schreiben   232
пия – trinken   233
племенница / племенник – die Nichte / der Neffe   14
плетена жилетка – die Strickjacke   150
плетене – das Stricken   18
плетене на една кука – das Häkeln   18
плодова дъвка – der Fruchtgummi   170
плосък – flach   49
плувам – schwimmen   229
плуване – das Schwimmen   19
поддържан – gepflegt   54
поддържане на чистота в кухнята – Küche sauber halten   134
подкрепа – die Unterstützung   241
подложка против подхлъзване под душа – die Duschmatte   130
под / отдолу – unter / darunter   65
подплата – der Unterrock   151
подпорка за повдигане на главата – die Kopfstütze   139
подувам се – schwellen   229
пожарна – die Feuerwehr   190
познавам – kennen   232
поилка – der Wassertrog   136
покрив – das Dach   120
покривка за маса – die Tischdecke   128
пол – das Geschlecht   12
пола – der Rock   150
полезен – hilfsbereit   55
политика – die Politik   19
полиция – die Polizei   190
половинки – die Halbschuhe   151
помагам – helfen   232
помадрачна рамка – der Lattenrost   139
порастрам – wachsen   229
портмонет – der Geldbeutel   111
портокал – die Orange   169
портфейл – der Geldbeutel   111
порцеланова чаша – die Tasse   128
пособия за шиене – die Nähutensilien   153
посредник – die Kontaktpersonen   241
посредническа фирма – die Vermittlungsagentur   238
поставям си / свалям зъбната протеза – Prothese einsetzen / herausnehmen   147
почиствам си зъбната протеза – Prothese reinigen   147
почистване на раните – die Wundversorgung   203
почистване с прахосмукачка – Staub saugen   134
пощенска кутия – der Briefkasten   120
правя – machen   227
правя – tun   233
праз – der Lauch   169
пране – die Wäsche waschen   134

праскова – der Pfirsich   169
прах за пране – das Waschmittel   130
прахосмукачка – der Staubsauger   126
пред – vor   65
пред / отпред – vor / davor   65
пренасям се – umziehen   229
препарат за миене на съдове – das Spülmittel   128
пресметлив – berechnend   53
прибор за мачкане на варени картофи – der Kartoffel-
    stampfer   128
принуждавам – zwingen   233
пристигам – ankommen   229
приятен – angenehm   48, 53
пробождащи – stechend   81
продавачка – die Verkäuferin   17
пролет – der Frühling   39
промъквам се – schleichen   229
простуда – die Erkältung   85
прошка – die Vergebung   64
пръстен – der Ring   152
прясно мляко – die Milch   158, 168
прясно сирене – der Frischkäse   158
прясно сирене на зърна – der körnige Frischkäse   168
пуешко месо – das Putenfleisch   167
пуловер – der Pullover   150
пфунд – das Pfund   37
първи етаж – der erste Stock   120
пържени картофи със сланина / бекон – die Bratkar-
    toffeln mit Speck   162
пържени наденички с кисело зеле – die Bratwürste mit
    Kraut   162
пътувам – fahren   229, 232
пътуване – das Reisen   18
пяна за вната – das Schaumbad   171

Р

радлер / астер, смес от лимонада и бира – das Radler
    / Alster, eine Mischung aus Limo und Bier   172
радост – die Freude   63
разбиране – das Verständnis   64
разговорлив – gesprächig   55
раздразнителен – reizbar   56
разкъсвам – reißen   232
разкъсващи болки – ziehend   81
разточителен – verschwenderisch   57
разходка – der Spaziergang   202
разхождане по планини – das Wandern   19
рано – früh   49
ревнив – eifersüchtig   54
ревност – die Eifersucht   63
режа – schneiden   232
религия – die Religion   12
ренде – das Reibeisen / die Reibe   128
репички – das Radieschen   169
решаване на кръстословици, гатанки, судоку – Kreuz-
    worträtsel lösen, Ratespiele, Sudoku   180
риган – der Majoran   170

риза – das Hemd   150
рисуване с бои, графика, фигури – Malen, Zeichnen,
    Mandalas   180
рожден ден – der Geburtstag   40
розов / а / о – rosa   48
рокля – das Kleid   150
ррохкосварено яйце – das weichgekochte Ei   158
ругая – fluchen   102
ръка – die Hand   75
ръкавици – die Handschuhe   151
ръкавици за чистене – die Putzhandschuhe   126
ръмеж, лек дъжд – der Nieselregen   30
рязане на нокти – Nägel schneiden   148

С

салата – der Salat   163
салфетка – die Serviette   128
самоувереност – die Selbstsicherheit   64
самочувствие – das Befinden   78
сандали – die Sandalen   151
сантиметър – der Zentimeter   37
сапун – die Seife   130, 171
сарми от месо – die Roulade   167
свежо – frisch   38
светъл / а / о – hell   48
свидлив – geizig   54
свинско месо – das Schweinefleisch   167
свинско печено – der Schweinebraten   162
с вкус на месо – umami (fleischiger Geschmack)   155
свобода – die Freiheit   63
сграда – das Gebäude   120
седя – sitzen   233
семейно положение – der Familienstand   12
септември – September   39
сериозен – ernst   54
сестра / брат – die Schwester / der Bruder   14
сив / а / о – grau   48
сигурен – sicher   50
силен – laut   49
силно – laut   178
симпатичен – sympathisch   57
синьо зеле – das Blaukraut   169
сирене – der Käse   158, 168
сирене камамберт – der Camembert   168
сито – das Sieb   128
скачам – springen   229
с кого? – mit wem?   26
... скоро – bis bald   10
скоропоговорки – der Zungenbrecher   220
скука – die Langeweile   64
скучая – langweile   178
скучен – langweilig   55
слаб – schwach   56
сладкиш – der Kuchen   166
сладко – süß   155
сладолед – das Eis   170
сламка – der Strohhalm   128

следващата седмица – bis nächste Woche   10
следобеден сън – der Mittagsschlaf   203
следобедна закуска – die Vesper   154
слива – die Pflaume   169
слизам – aussteigen   229
служител в бюро – die Büroangestellte   17
случва се – geschehen   232
слънчева светлина – der Sonnenschein   30
слънчеви очила – die Sonnenbrille   145
смес от сок и вода – die Saftschorle, eine Mischung aus Saft und Wasser   172
сметана – die Sahne   158, 168
смущения на съня – die Schlafstörungen   103
смърди – stinken   233
смърт – der Tod   214
снаха / зет – die Schwiegertochter / der Schwiegersohn   14
сняг – der Schnee   30
собствено име – der Vorname   12
сок от портокал – der Orangensaft   172
сок от ябълки – der Apfelsaft   172
сол – das Salz   170
солено – salzig   155
сортиране на прането – Wäsche sortieren   181
спагети – die Spaghetti   163, 170
спално бельо – die Bettwäsche   139
спалня – das Schlafzimmer   133
спанак с яйца – Spinat und Ei   163
спори – streiten   233
спя – schlafen   232
сребрист / а / о – silbern   48
срещам – treffen   233
срещам се с приятелите – die Freunde treffen   18
сръдлив – bösartig   53
ставам – aufstehen   229
ставам / професия – werden   229
ставане – das Aufstehen   201
стар – alt   48, 53
стелки за обувки – die Schuhsohle   153
стиснат – geizig   54
стоя – stehen   233
страдам – leiden   232
странствам – wandern   229
страх – die Angst   63, 189
студен – kalt   49
студена вода – das kalte Wasser   130
студено – kalt   38
стъклена чаша – das Glas   128
судоку – das Sudoku   20
супа – die Suppe   153
супа от аспержи – die Spargelsuppe   161
супа от грах – die Erbsensuppe   161
супа с кнедли от грис – die Grießklößchensuppe   161
супа с нудели – die Nudelsuppe   161
сутиен – der Büstenhalter   151
сухар – der Zwieback   166
сушена шунка – der rohe Schinken   167
събличам се – ausziehen   229

събуждам се – aufwachen   229
съд за храна – der Napf   136
сълзи – die Tränen   145
съпруга / съпруг – die Ehefrau / der Ehemann   14
сърми(от говеждо месо) – die Rouladen   162
сърце – das Herz   90
сърцебиене – das Herzklopfen   90
сьомга – der Lachs   168
сянка – der Schatten   30

Т

табуретка за под душ – der Duschhocker   129
тампон за почистване на лицето – die Wattepads   171
танцуване / излизане – das Tanzen / das Ausgehen   18
твърд – hart   49
твърдосварено яйце – das hartgekochte Ei   158
театър – das Theater   20
тегля, дърпам – ziehen   233
тежи, меря – wiegen   233
телешко месо с ориз – das Kalbfleisch mit Reis   162
тел за разбиване – der Schneebesen   128
тенджера – der Topf   128
тенис – das Tennis   19
тераса – die Terrasse   120
термометър – dasThermometer   38
тесен – schmal   50
тиган – die Pfanne   128
тиранти – die Hosenträger   151
тих – leise   50
тихо – leise   178
тичам – laufen   229, 232
тичам – rennen   229, 232
тичане / джогинг – das Laufen / das Joggen   19
тоалетна – das WC   133
тоалетна вода за лице – das Gesichtswasser   171
тоалетна вода след бръснене – das Rasierwasser   171
тоалетна хартия – das Toilettenpapier   130, 171
тоалетна чиния / клозетна чиния – die Toilettenschüssel / die Kloschüssel   130
тоалетно почистващо мляко – die Reinigungsmilch   171
токче – der Absatz   153
толерантен – tolerant   57
толерантност – die Toleranz   64
тон – die Tonne   37
топла вода – das warme Wasser   130
топло – warm   38, 50
торбички за прахосмукачка – der Staubsaugerbeutel   126
торта – die Torte   166
тост / хляб за препичане – der Toast   158, 166
точен – pünktlich   56
трамвай – die Straßenbahn   176
трябва – müssen   232
тъжен – traurig   57
тъмен / а / о – dunkel   47

индекс

тънък – dünn   49
тъпи – dumpf   81
търкам – reiben   232
тяло – der Körper   73

У

удава ми се – gelingen   232
удобен – bequem   48
умен – klug   55
умира – sterben   229, 233
умора – die Müdigkeit   64
уплашвам – erschrecken   232
ухо – das Ohr   108
учителка – die Lehrerin   17

Ф

февруари – Februar   39
форма за сладкиш – die Kuchenform   128
фризьорка – die Friseurin   17
футбол – der Fußball   19

Х

хавлия / халат – der Bademantel   152
хапя – beißen   102
хвърлям – werfen   233
херинга – der Hering   168
хиндуизъм – der Hinduismus   31
хладно – kühl   38, 49
хладък – lauwarm   49
хлъзгав лед – das Glatteis   30
хляб – das Brot   158, 166
хол / детска стая – das Wohn- / Kinderzimmer   133
храна – das Futter   136
храна / ядене / ям – das Essen, das Gericht, essen   155
християнин / християнски – der Christ / christlich   31
християнство – das Christentum   31
хронични / продължителни – chronisch / Dauer-schmerz   81
хрян – der Meerrettich   170
хубав – hübsch   49
хумор – humorvoll   55

Ц

царевична каша / качамак – der Maisbrei   157
цветно зеле / карфиол – der Blumenkohl   169
цветове – die Farben   48
цип – der Klettverschluss   153
цип – der Reißverschluss   153
чай от лайка – der Kamillentee   172
чай от шипка – der Hagebuttentee   172
чай от ябълки – der Apfeltee   172
чай пт мента – der Pfefferminztee   172
чанта – die Tasche   111
чао – Tschüss   10

часовник – die Uhr   152
червен / а / о – rot   48
червено зеле – der Rotkohl   170
червило – der Lippenstift   171
черен / а / о – schwarz   48
черен пипер – der Pfeffer   170
черен хляб – das Schwarzbrot   158
черен чай – der schwarze Tee   172
череша – die Kirsche   169
честен – ehrlich   54
чести трикове на измамници – Häufige Tricks von Betrügern   185
четене – das Lesen   19
четене на вестник – das Zeitunglesen   202
четка за зъби – die Zahnbürste   130, 172
четка за коса – die Haarbürste   171
четка за миене на съдове – die Spülbürste   128
четка за нокти – die Nagelbürste   148
четка за ръце – die Handbürste   130
четка с пера за бърсане на прах – der Staubwe-del   126
четка / четка за тоалетната – die Bürste / die Klo-bürste   126
чешмяна вода – das Leitungswasser   172
чист – sauber   50
човешки качества – menschliche Eigenschaften   58
чорапки за сън – die Schlafsocken   152
чорапогащник – die Strumpfhose   151
чуждо тяло в окото – ein Fremdkörper im Auge   145
чупя – brechen   231
чушки – die Paprika   169

Ш

шал – der Schal   151
шампоан – das Shampoo   171
шапка за къпане – die Badekappe   129
шапка-каскет – die Mütze   151
шапка-мека – der Hut   151
шаран – der Karpfen   168
шивачка – die Schneiderin   17
шиене – das Nähen   18
широк – breit   48
шницел – das Schnitzel   167
шницел / котлет – das Schnitzel / das Kotelett   162
шницел от пуешко месо – das Putenschnitzel   167
шоколад – die Schokolade   171
шоколадов бонбон – die Praline   171
шунка – der Schinken   157

Щ

щастлив – glücklich   55
щедър – großzügig   55
щука – der Hecht   168

Ю

юдейска религия – das Judentum   31
юли – Juli   39
юни – Juni   39

Я

ябълка / ябълки – der Apfel / die Äpfel   169
ябълков пай / пюре – das Apfelmus   163
ягода – die Erdbeere   169
яд – der Ärger   63
яйце – das Ei   168
яке – die Jacke   150
ям, храня се – essen   232
януари – Januar   39
яхния / гъста супа – der Eintopf   161
яхния от зрял фасул / боб – der Bohneneintopf   161
яхния от леща – der Linseneintopf   161
яяйца на очи – das Spiegelei   158